新编皮肤病
临床诊疗精要

姚战非 著

XINBIAN PIFUBING
LINCHUANG ZHENLIAO JINGYAO

黑龙江科学技术出版社

图书在版编目（CIP）数据

新编皮肤病临床诊疗精要 / 姚战非著. -- 哈尔滨：
黑龙江科学技术出版社, 2018.2
ISBN 978-7-5388-9760-9

Ⅰ.①新… Ⅱ.①姚… Ⅲ.①皮肤病—诊疗 Ⅳ.
①R751

中国版本图书馆CIP数据核字(2018)第115005号

新编皮肤病临床诊疗精要
XINBIAN PIFUBING LINCHUANG ZHENLIAO JINGYAO

著　　者	姚战非	
责任编辑	李欣育	
装帧设计	雅卓图书	
出　　版	黑龙江科学技术出版社	
	地址：哈尔滨市南岗区建设街41号　邮编：150001	
	电话：（0451）53642106　传真：（0451）53642143	
	网址：www.lkcbs.cn www.lkpub.cn	
发　　行	全国新华书店	
印　　刷	济南大地图文快印有限公司	
开　　本	787 mm×1 092 mm　1/16	
印　　张	11	
字　　数	268 千字	
版　　次	2018年2月第1版	
印　　次	2018年2月第1次印刷	
书　　号	ISBN 978-7-5388-9760-9	
定　　价	88.00元	

前　言

　　近年来，皮肤病学的发展日新月异，新理论和新技术层出不穷。随着我国经济的发展和人民生活水平不断提高，人们对皮肤病治疗和皮肤美容的要求也越来越高。现今临床医师的使命不断外延，他们不仅要做到传统意义上的治病救人，而且还要做到以预防为主、提升生活质量为目标，用美学为皮肤呵护。

　　本书首先简要介绍了皮肤的基本结构与功能，然后重点阐述了临床常见皮肤病的诊断和治疗，涉及细菌性皮肤病、病毒性皮肤病、真菌性皮肤病、色素障碍性皮肤病、变态反应性疾病、红斑、丘疹、鳞屑性疾病、遗传性皮肤病、性传播疾病等疾病，内容丰富，实用性强，可为各基层医院的住院医生、主治医生及医学院校本科生、研究生提供参考使用。

　　虽然众编委已反复校对、多次审核，但书中难免有疏漏或错误之处，殷切希望使用本书的广大皮肤病专科医师和相关科室的同仁提出宝贵意见和建议，以便再版时进一步完善。

编　者
2018 年 2 月

目 录

第一章

皮肤的解剖和功能

第一节　皮肤的解剖学

皮肤似一件无缝的紧身衣覆盖身体表面，在口、鼻、眼、肛门、外生殖器及尿道口等处与黏膜相移行，是人体最大的器官。成人的皮肤面积 $1.5 \sim 2.0 m^2$，新生儿约 $0.21 m^2$。皮肤的平均厚度为 $0.5 \sim 4.0 mm$（不包括皮下脂肪组织），眼睑部最薄，掌（跖）最厚，其重量占体重的 16%。

皮肤表面有很多纤细的皮沟（grooves）将皮肤划分为细长略隆起的皮嵴（ridges），其中有很多凹陷的斑点即为汗孔的开口。一些较深的皮沟将皮肤表面划分成三角形或菱形的皮野（skin field）。皮嵴以指端屈面最为明显，呈涡纹状，形成指纹，其形态终身不变。在法医方面可用于鉴别人体，在遗传病研究中也有价值。

皮肤颜色因人种、年龄、性别及部位不同而有差异，人体肛门周围、外阴部及乳晕部皮肤颜色较深。

掌（跖）、唇红、乳头、龟头及阴蒂等处无毛发，称无毛皮肤，有较丰富的被囊神经末梢。其他部位有长短不一的毛发，称有毛皮肤，被囊神经末梢较少。硬毛粗硬有髓质，色深；毳毛细软无髓质，色淡。指（趾）伸侧末端有坚实的指（趾）甲。

皮肤的腺体有大、小汗腺和皮脂腺。人体有 200 万 ~ 500 万个小汗腺，几乎遍布全身，以画部及掌（跖）部最多；成人期顶泌汗腺（大汗腺）见于腋、乳晕、脐、生殖器和肛门等处。除掌（跖）与指（趾）屈面外，皮脂腺也分布于全身，但头皮、前额、鼻翼、躯干中部、腋窝、外阴部等处异常丰富，因此称为皮脂溢出区。大部分皮脂腺开口于毛囊，与毛囊、毛发共同构成毛 - 皮脂单位（pilosebaceous unit）。眼睑（睑板腺）、唇红及颊黏膜、包皮、乳晕等处皮脂腺直接开口于皮肤，称为游离皮脂腺。

第二节　皮肤的组织学

皮肤由表皮、真皮和皮下组织构成，并与其下组织相连。

一、表皮

表皮（epidermis）由外胚层分化而来，属于复层鳞状上皮（stratified squamous epithelium）。表皮主要由两类细胞组成，即角质形成细胞（keratinocytes）和树枝状细胞（dendritic cell）。

（一）角质形成细胞

其特点为可产生角蛋白（keratin），胞内含有张力原纤维（tonofibril），有桥粒结构。因最终形成角蛋白，故称角质形成细胞，是表皮的主要细胞，占表皮细胞的80%以上。由深层至浅层，角质形成细胞又分为5层，即基底层、棘层、颗粒层、透明层和角质层。

1. 基底层　基底层（basal cell layer）位于角质形成细胞最下层，呈矮柱状或立方状，共长轴与表皮下基底膜垂直。胞质内游离核糖体较丰富，苏木精-伊红（HE）染色呈嗜碱性。核卵圆形、偏下，核仁明显。基底细胞常含有黑素颗粒，呈帽状分布于核上方。基底细胞具有活跃的增殖能力，核分裂象常见，产生新的角质形成细胞向表层演变。因此，该层又称生发层。

表皮下基底膜带（subepidermal basement membrane zone，BMZ），基底细胞与真皮交界而呈波浪状，是由向真皮伸入的表皮脚和向表皮突入的真皮乳头互相镶嵌而成的。用过碘酸-雪夫染色（PAS染色），该处可见0.5~1.0μm厚的紫红染色带，提示含有中性黏多糖。在HE染色中很难辨认，此带称表皮下基底膜带。在电子显微镜（简称电镜）下，此带可分4层：①胞膜层（plasmamembrane），由基底细胞的胞质膜组成。②透明层（lamina lucida），宽20~40nm，其中含有板层素、大疱性类天疱疮抗原等。③基板层（basal lamina），宽30~60cm，是上皮细胞的产物，含Ⅳ型胶原的较致密的细丝状或颗粒状物质，电子束不能透过，故亦称致密层（lamina densa）。④网状层（reticularlamina），是成纤维细胞的产物，由Ⅶ型（亦为获得性大疱表皮松解症抗原）、Ⅰ型和Ⅲ型胶原构成的网状纤维交织形成。基底膜带的功能除使表皮、真皮紧密连接外，还有渗透屏障作用。表皮内没有血管，营养物质交换可通过此膜进行。

一般情况下，基底膜带不能通过相对分子质是大于40 000的大分子。只有当损伤时，炎症细胞、肿瘤细胞及大分子物质可通过基底膜带进入表皮。基底膜带结构异常或破坏可导致表皮、真皮分离，形成表皮下大疱。

基底细胞与相邻的基底细胞或棘细胞之间通过桥粒（desmosome）相连接。在电镜下，相邻细胞连接处，细胞膜内侧有板状致密结构，即附着板（attachment plague）。胞质中张力细丝（tonofilament）呈放射状附着于附着板上，并似发夹状折回胞质，起支持和固定作用。附着板处细胞间宽20~30nm的缝隙内有低密度的丝状物，并有较致密的跨膜连接。基底细胞向表面移动时，桥粒会发生相应的解离和重建。

桥粒由两组蛋白质构成，一组是跨膜蛋白，位于桥粒芯（desmosomal core），主要由桥粒芯糖蛋白（desmuglein，Dsg）和桥粒芯胶蛋白（desmocollin，Dsc）构成，形成桥粒间电子透过的细胞间接触区；另一组是胞质内的桥粒斑（desmosomal plaque）蛋白，主要由桥粒斑蛋白（desmoplakin，Dp）和桥粒斑珠蛋白（plakogloubin，PG）构成，是盘状附着板的组成部分。桥粒结构破坏使角质形成细胞间分离，形成表皮内水疱。

基底细胞基底面的膜内侧有一增厚的斑，称为半桥粒（hemidesmosome），其为桥粒结构的一半，半桥粒与基板层间有7~9nm基底层下致密板，许多锚细丝（anchoring filament）由基底穿过。基底层下致密板连接于半桥粒附着斑，把半桥粒与基板层连接起来。在这一半桥粒结构中含有类天疱疮抗原-1和抗原-2（BPAg1和BPAg2）、整合素（integrin）等蛋白。这一结构破坏即形成表皮下大疱。网状层中的锚原纤维（anchoring fibril）含Ⅶ、Ⅰ和Ⅲ型胶原纤维，从基板层伸向真皮，与弹力纤维紧密连接，使表皮和真皮的结合非常牢固。

表皮基底细胞的分裂周期约19d，正常情况下约30%的基底层细胞处于核分裂期，部分基底细胞可停于DNA合成前期而不进入分裂周期，只有当表皮受到刺激时才回复至分裂周期。新生基底细胞进入棘细胞层，然后到颗粒层的最上层，约需14d，再通过角质层脱落又需14d，共为28d，这即为表皮细胞的更替时间（tum over time）。

2. 棘细胞层　棘细胞层（prickle cell layer）位于基底细胞层上方，一般由4～10层细胞组成。细胞为多边形，核圆、较大，细胞间有许多短小的胞质突起似棘状，因此称棘细胞。越向表面细胞趋向扁平，分化越好。相邻棘细胞的突起以桥粒相连，胞质内有较多张力细丝，成束分布，附着于桥粒上。浅部的棘细胞胞质内散在分布直径为100～300nm的包膜颗粒，称角质小体或Odland小体。

3. 颗粒层　颗粒层（stratum granulosum）位于棘细胞层上方，由3～5层梭形细胞组成。其特征是细胞内可见不规则的透明角质颗粒（keratohyahne granules），在HE染色中呈强嗜碱性。胞质内板层颗粒增多，且迁移至细胞边缘，渐与胞膜融合，以胞吐方式释放酸性黏多糖和疏水磷脂，形成多层膜状结构，增强细胞间的粘连，阻止下层细胞间隙内的组织液外渗。

4. 透明层　透明层（stratum lucidum）仅见于掌（跖）部表皮，位于颗粒层上方。为几层扁平细胞，核与细胞器均已消失，呈嗜酸性。胞质中透明角质层颗粒液化成角母蛋白（eleidin）与张力细丝融合在一起，有防止组织液外渗的屏障作用。

5. 角质层　角质层（stratum corneum）由数层至十数层扁平角质细胞组成，核及细胞器均已消失，HE染成伊红色。胞质中充满由张力细丝和匀质状物质结合而成的角蛋白（keratin）。细胞膜增厚、皱褶，邻近细胞边缘相互重叠，胞间充满板层颗粒释放的脂类物质。角质层的形成与脱落保持均衡状态。角质层细胞虽已角化死亡，但对皮肤具有重要的保护作用。

（二）树枝状细胞

细胞的形态相似，按其功能和结构不同可分4类。

1. 黑素细胞　黑素细胞（melanocyte）有合成黑素的功能。在胚胎期从神经鞘发生，移至皮肤，分散在基底层细胞间（约占1/10）、毛发和真皮结缔组织中，HE染色很难辨认。因硝酸银染色呈阳性，多巴（3，4-二羟苯丙氨酸）反应阳性。黑素细胞有细长树枝状突起，一个黑素细胞通过树状突起可与大约36个角质形成细胞接触，形成表皮黑素单位（epidermal melanin unit）。电镜下，胞核圆形，因无张力细丝而胞质清亮，无桥粒。能合成黑素的膜性细胞器称为黑素小体（melanosome）。黑素小体内富含酪氨酸酶，能使酪氨酸转化为黑素（melanin）。充满黑素的黑素小体又称黑素颗粒，其成熟后移入黑素细胞的突起中，通过胞吐方式释放，邻近角朊细胞以吞噬方式将黑素颗粒摄入胞内。日照可促进黑素细胞生成。黑素能吸收紫外线，使角朊细胞、朗格汉斯细胞等免受辐射的损伤。

2. 朗格汉斯细胞　朗格汉斯细胞（langerhans cell）来源于骨髓，HE染色表现为透明细胞，氯化金染色显示树枝状突起。ATP酶染色阳性，DOPA反应阴性。细胞表面有C3受体，IgG和IgE的Fc受体，具有Ⅱ类主要组织相容性复合体抗原（MHc-Ⅱ）及CD4、CD45、S-100等抗原。正常皮肤内朗格汉斯细胞是唯一能与CD1a结合的细胞。电镜下，胞核有深切迹，胞质清亮，无张力细丝、黑素小体和桥粒结构，有特征性的 Birbeck 颗粒，其剖面呈杆状或网球拍状。目前认为 Birbeck 颗粒是由朗格汉斯细胞吞噬外来抗原时，胞膜内陷形成的。它主要分布于表皮中上部，亦存在于真皮、口腔黏膜、食管、淋巴结、胸腺及脾脏等处，数量占表皮细胞的 3%～5%。主要功能为摄取、处理和传递抗原给皮肤或局部淋巴结内的 T 淋巴细胞（简称 T 细胞），参与免疫反应，故又称表皮内的巨噬细胞，并且对体内的突变细胞及肿瘤抗原进行免疫监视，使机体保持稳定的内环境。局部或全身应用皮质类固醇激素和紫外线照射可使朗格汉斯细胞减少，功能受损。

3. 麦克尔细胞　麦克尔细胞（Merkel cell）的来源有认为来自神经嵴，另有认为是变异的角质形成细胞。它具有短指状突起，分布于毛囊附近的表皮基底层细胞之间。麦克尔细胞与角质形成细胞间有桥粒相连，核不规则，胞质中有许多电子密度高的有包膜颗粒，直径 $50～100\mu m$，多集中在靠近神经末梢一侧，推测其可能是一种感觉细胞，感受触觉或其他机械性刺激。

4. 未定型细胞　未定型细胞（indeterminate cell）位于表皮最下层，仅能通过电镜识别，来源及功能尚不明了。

二、真皮

真皮（dermis）从中胚层分化而来，由胶原纤维、网状纤维、弹力纤维、细胞和基质组成。真皮浅层为乳头层，较薄，形成乳头状隆起突向表皮，其有丰富的毛细血管、毛细淋巴管及游离的神经末梢、触觉小体等。真皮深层为网状层，浅深层相互移行，无明显界限。网状层内除有较大的血管、淋巴管、神经外，还有肌肉和皮肤附属器等结构。真皮除物质交换，参与代谢外，还有感觉、抗拉力等保护作用。

（一）胶原纤维

胶原纤维（collagen fibers）为真皮结缔组织的主要成分。在乳头层，胶原纤维较细，排列疏松，方向不一。而网状层的胶原纤维较粗，相互交织成网。其成分为 I 和 III 型胶原蛋白，HE 染色呈浅红色。胶原纤维由胶原纤维（fibrils）和微原纤维（microfibrils）组成，后者平行排列形成节段性横纹。胶原纤维韧性大，抗拉力强，但无弹性。

（二）网状纤维

网状纤维（reticular fibers）的纤维细小，有较多分枝，交织成网。主要由 III 型胶原蛋白构成，表面有较多的酸性黏多糖，分布于乳头层、皮肤附属器、血管、神经周围及基底膜带的网板层等处。HE 染色中不能分辨，用银染呈黑色，又称嗜银纤维。电镜下，纤维上可见横纹。

（三）弹力纤维

弹力纤维（elsatic fibers）比胶原纤维细，折光性强，由弹力蛋白（elastin）和微原纤维（microfibril）构成。分布于真皮和皮下组织中，使皮肤具有弹性，对皮肤附属器和神经末梢起支架作用。HE 染色很难识别，用醛品红染色可为紫色。

（四）细胞

真皮内常驻细胞有成纤维细胞、吞噬细胞、肥大细胞、真皮树枝状细胞、朗格汉斯细胞，还有黑素细胞和来自血液的细胞。成纤维细胞可产生纤维和基质。

（五）基质

基质（ground substance）是无定形匀质状物质，充填于上述纤维和细胞间。主要成分为蛋白多糖（proteoglycans），它以透明质酸长链的支架，通过连接蛋白结合许多蛋白质分子形成支链，这些支链又与许多硫酸软骨素等多糖形成侧链，使基质形成分子筛主体构型，具有许多微孔隙，有利于水、电解质、营养成分和代谢产物的交换，而较大分子物质，如细菌等被限制在局部，有利吞噬细胞消灭。

三、皮下组织

皮下组织（subcutancous tissue）位于真皮下方，其间无明显的分界。主要由疏松结缔组织和脂肪小叶构成。皮下组织内含有汗腺、毛根、血管、淋巴管和神经等。

由表皮衍生的皮肤附属器（cutaneous appendages）包括毛发，皮脂腺，大、小汗腺和指（趾）甲等，由外胚层分化而来。

1. 毛发　由角化的表皮细胞构成杆状物，可分长毛、短毛和毳毛3种。

毛发（hair）露出皮面的部分称毛干。在毛囊内的部分称毛根（hair root）。毛根末端膨大呈球状，称毛球（hair bulb）。位于毛球向内凹入部分为毛乳头（papilla），它含结缔组织、血管和神经末梢，为毛球提供营养。毛母质是围绕毛乳头周围的上皮细胞团块，是毛根和内根鞘的发源地。

毛发的横断面可分3层：中心为毛髓质（medulla），是毛的主轴，由2~3层皱缩的立方形角化细胞构成，毛发末端及毳毛无髓质；其外为毛皮质（cortex），由几层梭形角化细胞构成，胞质中含有黑素颗粒及较多纵行纤维，有抗拉力作用；最外层为毛小皮（cuticle），为一层鳞状角化上皮细胞，排列成叠瓦状，游离缘向表面。

毛囊由表皮下陷而成，由内、外根鞘和结缔组织鞘三部分组成：①内根鞘自内向外分为鞘小皮、赫胥黎层（Huxley layer）和亨利层（Henle layer），鞘小皮与毛小皮互相锯齿状交叉镶嵌，使毛发固若在皮肤内。②外根鞘由数层细胞组成，含有糖原，胞质透明。③结缔组织鞘内层为玻璃膜，相当于表皮的基底膜。中层为较致密的结缔组织，外层为疏松结缔组织，与真皮结缔组织无明显分界线。

自毛囊口至皮脂腺开口部称漏斗部，皮脂腺开口部至立毛肌附着部称为峡部，立毛肌附着处以下称为下部。立毛肌附着的毛囊壁肥厚称毛隆起。

毛发的生长分生长期和休止期相互交替，退化期为这两期的过渡期。不同部位的毛发各期长短不一，头发生长期平均为2~6年，休止期约4个月，退行期为数周，且头发的生长是不同步的。头发有10万根以上，90%处于生长期。正常人每日可脱落50~100根头发，同时有等量头发再生，生长速度每天0.27~0.40mm。毛发与表皮呈钝角，有一束平滑肌连接毛囊和真皮乳头，称为立毛肌。它受交感神经支配，收缩时使毛竖起，形成"鸡皮疙瘩"。毛发生长受神经及内分泌控制和调节，肾上腺皮质激素增多，可引起多毛；睾酮能使躯干、四肢、颈部和阴部毛发生长；甲状腺素缺乏使毛发干燥，甲状腺素过剩时毛发细软。

2. 皮脂腺　皮脂腺（debaceous gland）位于毛囊与立毛肌之间，立毛肌收缩可促进皮脂的分泌。皮脂腺由腺泡和导管构成，导管为复层鳞状上皮，大多开口于毛囊漏斗部，主要分布在颊黏膜，唇红部，妇女乳晕，大、小阴唇，眼睑，包皮内侧等。皮脂腺不与毛囊相连，导管直接开口于皮肤表面。腺泡外层是一层较小的幼稚细胞，它不断增殖、分化、成熟，胞质中充满脂滴，形成分泌细胞。皮脂腺是全浆分泌腺。皮脂（sebum）含有角鲨烯和蜡酯，皮脂中的部分三酰甘油在毛囊腔中被细菌分解成非酯化脂肪酸（游离脂肪酸）。新生儿期前额部皮脂分泌较多，儿童期分泌减少，青春期又增多，女性 20 岁左右，男性 30～40 岁达高峰。

皮脂腺的发育和分泌受内分泌系统控制，雄激素或长期应用皮质类固醇激素可使皮脂腺肥大、增大、分泌增加，雌激素可降低皮脂腺的活性。摄入过多的糖和淀粉类食物可使皮脂分泌增多。皮肤表面的皮脂对皮脂腺有一种压力，抑制皮脂腺的分泌。因此，过勤的洗涤，反使皮脂分泌过多。

表皮和毛囊常栖息表皮葡萄球菌、痤疮丙酸杆菌、糠秕孢子菌和蠕形螨，这与皮脂分泌较多的患者产生痤疮有很大的关系。

3. 小汗腺 小汗腺（eccrine gland）为单管状腺体，由分泌部和导管部组成。分泌部盘曲成丝球状，由单层矮柱状细胞组成，分泌部外方围绕一层肌上皮细胞，呈梭形。导管部，即汗管由真皮深部上行，螺旋状上升，直接开口于乳头之间的表皮汗孔，又称外泌汗腺。掌、跖、腋、额部分布较多，背部较少。

4. 顶泌汗腺 顶泌汗腺（apocrine gland）为大管状腺体，分泌部位于皮下脂肪层，腺腔大，由单层立方形上皮细胞构成，分泌时连同细胞部分顶部胞质一起脱落，故它属顶质分泌腺，又称顶泌汗腺。顶泌汗腺导管由 2 层细胞构成，多开口于毛囊的皮脂腺入口上方，少数直接开口于皮肤表面，主要分布在腋窝、乳晕、脐周、肛周、包皮、阴阜和小阴唇。分泌活动主要受性激素影响，青春期分泌旺盛。

5. 指（趾）甲 由多层紧密的角化细胞构成，外露部分称甲板，覆盖甲板周围皮肤称甲皱襞，伸入近端皮肤中的部分称甲根，甲板下皮肤称甲床，甲根下的甲床称甲母质，是甲的生长区。指甲（nail）每日生长约 0.1mm，趾甲生长速度为指甲的 1/3～1/4。

6. 皮肤血管（blood vessels of the skin） 深在性动脉分支穿过肌层形成细动脉，通过皮下脂肪组织和真皮，直达真皮乳头层。途中形成 3 个主要血管丛：①皮下血管丛，位于皮下组织的深部，水平走向，分支营养周围组织，该丛为皮肤内最大的血管丛，分支最多，动脉多而静脉少。②真皮下部血管丛，位于皮下组织上部，营养汗腺、汗管、毛乳头和皮脂腺等。③乳头下血管丛，位于乳头下部，水平走向，营养真皮内皮肤附属器，此处血管较多，具有储血功能。真皮下血管丛与乳头下血管丛之间有垂直走向的血管相连通，形成丰富的吻合支。

指（趾）、耳郭和鼻尖等处皮肤中有较多的动静脉吻合，亦称血管球，有丰富的交感神经分布，有调节体温的作用。

7. 皮肤淋巴管 皮肤淋巴管（lymphatics of the skin）起源于真皮毛细淋巴管，起端为盲端，由一层内皮细胞和少量网状纤维构成。在乳头下层和真皮深部分别汇集成浅、深淋巴管。

8. 皮肤肌肉（muscles of the skin） 皮肤的平滑肌有立毛肌、动静脉肌层、血管球细胞、阴囊内膜、乳晕部肌肉等，而表情肌和颈阔肌属横纹肌。

9. 皮肤神经 皮肤有丰富的感觉神经和运动神经，分别来自脑脊神经和交感神经的节后纤维。皮肤神经支配呈节段性。

感觉神经末梢按结构分 3 类：①末端变细的游离神经末梢，分布于皮肤浅层和毛囊周围，能感觉痛、温、触和震动感，有多种功能。②末端膨大的游离神经末梢，如麦克尔触盘感受触觉等。③有被囊的神经末梢，种类较多，外面有结缔组织被囊包裹，如触觉小体、环层小体、克劳泽小体和梭形小体等。

皮肤的感觉呈点状分布，可分别找到触点、冷点、热点和痛点，推测不同的感觉可能由不同的神经末梢完成的。如环层小体感觉压觉、克劳泽小体为冷觉、游离神经末梢为痛觉和温觉等。近年来发现在不同性质感觉点下，有同样的游离神经末梢，因而提出多觉型感受器的概念，即多觉型感受器能接受不同性质的刺激，引起不同类型的感觉。也有学者认为皮肤神经（noves of the skin）分布呈网状，同一皮区接受不同神经末梢的分支，相互间通过一定形式联系。当不同刺激作用于该皮区时，神经末梢进行初步分析，产生时空上不同组合的神经冲动，传入中枢，引起不同的感觉。

神经纤维粗细与有无髓鞘可影响神经传导功能，直径为 $1 \sim 5 \mu m$ 有髓细纤维，传导速度为 $5 \sim 30 m/s$，主要传导痛、冷和部分痒觉；直径 $0.2 \sim 1.5 \mu m$ 的无髓细纤维传导速度为 $0.2 \sim 2.0 m/s$，主要传导温、灼痛和部分痒觉。

皮肤的运动神经由不同的神经和介质所支配，如面神经支配面部横纹肌；肾上腺素能纤维支配立毛肌，血管，血管球和大、小汗腺的肌上皮；胆碱能纤维支配小汗腺分泌细胞等。

第三节　皮肤的功能

皮肤除有防护、吸收、分泌、排泄、感觉和调节体温等生理功能外，还参与各种物质的代谢。目前，还发现皮肤是一个重要的免疫器官，除积极参与免疫反应外，还具有免疫监视的功能，使机体有一个稳定的内环境，能更好地适应外环境的各种变化。

一、皮肤的防护作用

皮肤是人体最大的器官，它完整地覆盖于身体表面，一方面防止体内水分、电解质和营养物质的丧失；另一方面可阻抑外界有害的或不需要的物质侵入，可使机体免受机械性、物理性、化学性和生物性等因素的侵袭，达到有效的防护，保持机体内环境的稳定。

1. 机械性损伤的防护　皮肤的屏障主要是角质层，它柔韧而致密，保持完整性，有效地防护机械性损伤。经常摩擦和受压的部位，角质层增厚，甚至形成脱胀，增强对机械性刺激的耐受，如掌、跖部。真皮部位的胶原纤维、弹力纤维和网状纤维交织如网，使皮肤具有一定的弹性和伸展性，抗拉能力增强。皮下脂肪具有软垫、缓冲作用，能抵抗冲击和挤压。皮肤的创伤通过再生而修复，保持皮肤的完整性，完成抗摩擦、受压、牵拉、冲撞、挤压等机械性损伤的作用。

2. 物理性损害的防护　皮肤角质层含水量少，电阻较大，对低电压电流有一定的阻抗能力。潮湿的皮肤电阻下降，只有干燥皮肤电阻值的 $1/3$，易受电击伤。皮肤对光线有反射和吸收作用，角质层的角化细胞有反射光线和吸收较短波长紫外线（波长 $180 \sim 280nm$）的作用。棘细胞和基底细胞可吸收较长波长紫外线（波长为 $320 \sim 400nm$），黑素细胞对紫外线的吸收作用特强。黑素细胞受紫外线照射后可产生更多的黑素，并传递给角质形成细胞，增强皮肤对紫外线照射的防护能力。所以，有色人种对日光照射的耐受性比白种人高。

3. 化学性刺激的防护　皮肤的角质层是防止外来化学物质进入体内的第 1 道防线。角质细胞具有完整的脂质膜，胞质富含角蛋白，细胞间有丰富的酸性糖胺聚糖，能抗弱酸、弱碱的作用。但这种屏障能力是相对的，有些化学物质仍可通过皮肤进入体内，其弥散速度与化学物质的性质、浓度、在角质层的溶解度及角质层的厚度等因素有关，角质层的厚薄与对化学物质的屏障作用成正比。

正常皮肤表面有脂膜，pH 值为 5.5~7.0，偏酸性。但不同部位的皮肤 pH 值亦不同，pH 值自 4.0~9.6 不等。皮肤对酸和碱有一定的缓冲能力，可以防护一些弱酸或弱碱性物质对机体的伤害。

皮肤长期浸泡浸渍、皮肤缺损引起的糜烂或溃疡、药物外用时间较长和用量较大，均能促使化学物质的吸收，甚至引起中毒。

4. 微生物的防御作用　角质层的致密和角质形成细胞间通过桥粒结构互相镶嵌状排列，能机械地防护一些微生物的侵入。角质层的代谢脱落，同时也清除一些微生物的寄居。皮肤表面干燥和弱酸性环境对微生物生长繁殖不利。正常皮肤表面寄居的细菌，如痤疮杆菌和马拉色菌可产生酯酶，进一步将皮脂中的三酰甘油分解成非酯化脂肪酸，对葡萄球菌、链球菌和白假丝酵母（白念珠菌）等有一定的抑制作用。青春期后，皮脂腺分泌某些不饱和脂肪酸，如十一烯酸增多，可抑制真菌的繁殖，所以，白癣到青春期后会自愈。真皮成分组成分子筛结构能将进入的细菌限于局部，有利于白细胞的吞噬消灭。

5. 防止体液过度丢失　致密的角质层，皮肤多层的结构和表面的脂质膜可防止体液过度蒸发。但角质层深层含水量多，浅层含水量少，一些液体可通过浓度梯度的弥散而丢失。成人 24h 内通过皮肤丢失的水分为 240~480ml（不显性出汗）。如角质层全部丧失，水分经皮肤外渗丢失将增加 10 倍或更多。

二、皮肤的吸收作用

皮肤虽有上述的防护功能，但皮肤还是可以通透一些物质。事实上，皮肤具有吸收外界物质的能力，如长期外用糖皮质激素除局部产生萎缩和毛细血管扩张外，还可产生全身性影响。这一吸收功能在皮肤病外用药物治疗作用上有着重要的意义。皮肤的吸收作用主要通过以下 3 条途径：①透过角质层细胞。②角质层细胞间隙和毛囊。③皮脂腺或汗管。如果角质层，甚至全表皮丧失，通过真皮则几乎完全可通透性，吸收更完全。影响皮肤吸收的因素主要如下。

1. 皮肤的结构和部位　由于角质层厚薄不一，不同部位的皮肤吸收能力有很大差异。一般，吸收能力阴囊＞前额＞大腿屈侧＞上臂屈侧＞前臂＞掌（跖）。黏膜无角质层，吸收能力较强。婴儿皮肤角质层较薄，吸收作用较成人强。因此，在外用药时，应多加留意。

皮肤的损伤、糜烂或溃疡等可降低屏障机制，经皮吸收增加。尤其当损伤面积较大时，可因大量吸收而造成严重后果。如硼酸溶液长期大面积湿敷，可因大量吸收而导致患者死亡。

2. 皮肤角质层水合程度　皮肤浸质时可增加吸收，塑料薄膜封包用药比单纯搽药的吸收系数高出 100 倍，这种方法可以提高疗效，但也增加中毒的可能。这与封包后局部温度升高，汗液和水分蒸发减少，角质层含水量增加，使吸收增加有关。因此，封包式湿敷、外用软膏或塑料薄膜封包用药可以增加吸收，提高疗效，但要警惕不良反应的产生。

3. 物质的理化性质　完整的皮肤只吸收很少的水分和微量的气体。水溶性物质，如维生素 C、B 族维生素、葡萄糖、蔗糖等不易被皮肤吸收，电解质吸收也很少。脂溶性物质如维生素 A、维生素 D、维生素 K、性激素及大部分糖皮质激素可经毛囊、皮脂腺吸收。对油脂类物质吸收也较好，对油脂类吸收的规律一般为羊毛脂＞凡士林＞植物油＞液状石蜡。某些物质，如汞、铅、砷等的化合物可能与皮脂中的脂肪酸结合变成脂溶性，被皮肤吸收。增加皮肤渗透胜的物质，如二甲基亚砜、丙二醇、氮酮、乙醚、氯仿等有机溶剂可增加皮肤的吸收作用。表面活性剂能使皮肤湿润、乳化和增溶，使物质与皮肤紧密接触，增加吸收率。药物的剂型也影响皮肤的吸收，软膏及硬膏可促进药物吸收，霜剂次之，粉剂和水粉剂很少吸收。物质的相对分子质量与皮肤吸收率之间无明显关系，某些大分子的物质，如汞、葡萄糖等也可透过皮肤吸收。物质浓度与皮肤吸收率成正比，但某些物质，如碳酸浓度高时引起角蛋白凝固，继而使皮肤通透性降低。

4. 外界环境　环境温度升高使皮肤血管扩张、血流加速，加快物质弥散，使皮肤吸收能力增强。环境湿度增大时，角质层水合程度增加，皮肤对水分的吸收增强。

三、皮肤的感觉作用

皮肤的感觉可以分为两类：一类是单一感觉，皮肤内的多种感觉神经末梢将不同的刺激转换成具有一定时空的神经动作电位，沿相应的神经纤维传入中枢，产生不同性质的感觉，如触觉、压觉、痛觉、冷觉和温觉；另一类是复合感觉，即皮肤中不同类型感觉神经末梢共同感受的刺激传入中枢后，由大脑综合分析形成的感觉，如干、湿、光、糙、硬、软等。另外有形体觉、两点辨别觉、定位觉、图形觉等。这些感觉经大脑分析判断，作出有益于机体的反应；有的产生非意识反应，如手触到烫物的回缩反应，免使机体进一步受到伤害。借助皮肤感觉作用，使人类能积极地参与各项生产劳动。

瘙痒是皮肤或黏膜的一种引起搔抓欲望的不愉快的感觉。瘙痒产生的机制尚不完全清楚，有人认为痒与痛由同一神经传导，或痛的阈下刺激产生瘙痒，搔抓至疼痛，可减轻或抑制瘙痒。临床上应用拍打局部来解除瘙痒，也是一个例证。但也有矛盾的情况，某些化学物质如吗啡可使疼痛消失，但可诱发或使瘙痒加剧。中枢神经系统的功能状态对瘙痒有一定的影响，精神安定或转移注意力，可使瘙痒减轻；但焦虑、烦恼或对痒过度注意时，瘙痒加重。

目前已发现许多因素与瘙痒有关，如机械性刺激、电刺激、酸、碱、植物的细刺、动物的纤毛及毒刺、皮肤的微细裂隙、代谢异常（如糖尿病、黄疸等）、变态反应和炎症反应的化学介质（如组胺、蛋白酶、多肽等）均可引起瘙痒。为解除瘙痒感觉，必须避免上述各种刺激。

四、皮肤的分泌和排泄作用

皮肤的分泌和排泄功能主要通过汗腺和皮脂腺完成的。

1. 小汗腺的分泌和排泄　小汗腺周围分布着丰富的节后无髓交感神经纤维，支配小汗腺分泌和排泄活动，神经末梢释放神经介质主要是乙酰胆碱，后者作用于腺体透明细胞分泌出类似血浆的超滤液，再通过导管对 Na^+ 的重吸收，变成低渗性汗液排出体外。在室温下，只有少数小汗腺处于分泌活动状态，无出汗的感觉（又称不显性出汗）。当气温高于 30℃时，分泌性小汗腺增多，排汗明显，称为显性出汗。大脑皮质活动，如恐慌、兴奋等可引起掌、趾、额、颈等部位出汗，称为精神性出汗。进食辛辣、热烫食物可使口周、鼻、面、颈、背等处出汗，称为味觉性出汗。

正常情况下，汗液呈酸性（pH值为4.5~5.5），大量出汗时，pH值可达7.0左右。汗液为无色透明，水分占99.0%~99.5%，其他为无机物，如氯化钠、氯化钾、乳酸和尿素等，与肾脏排泄物部分相似，因此，汗液的分泌和排泄可部分代替肾脏功能。此外，部分药物如灰黄霉素、酮康唑亦可通过汗液分泌，发挥局部抗真菌作用。排出的汗液与皮脂形成乳状脂膜，对皮肤有保护作用。汗液使皮肤表面偏酸性，可抑制某些细菌的生长。通过汗液排泄可有效地散热降温，以维持体温衡定。

2. 顶泌汗腺的分泌和排泄　感情冲动时顶泌汗腺的分泌和排泄有所增加，肾上腺素能类药物能刺激它的分泌，于晨间分泌稍高，夜间较低。顶泌汗腺液中除水外，还有脂肪酸、中性脂肪、胆固醇等。有些人的顶泌汗腺可分泌一些有色物质，呈黄、绿、红或黑色，使局部皮肤或衣服染色，故称为色汗症。顶泌汗腺分泌在许多动物中有性吸引及标记其活动范围的作用，在人类的意义尚不清楚。

3. 皮脂腺的分泌和排泄　皮脂腺是全浆分泌，即整个皮脂腺细胞破裂，胞内物全部排入管腔，然后分布于皮肤表面，形成皮面脂质，润滑皮肤；另一方面脂膜中的非酯化脂肪酸对某些病原微生物生长起抑制作用。皮脂腺分泌直接受内分泌系统的调控，雄激素、长期大量应用糖皮质激素可使皮脂腺增生肥大，分泌活动增加。雌激素可抑制皮脂腺的分泌活动。此外，药物 β-顺维 A 酸等亦可抑制皮脂分泌，用于痤疮等治疗。皮脂腺的分泌活动受人种、年龄、性别、营养、气候及皮肤部位等因素影响。

皮脂腺分泌的产物称皮脂，它含多种脂类混合物，如三酰甘油、蜡酯、角鲨烯、胆固醇脂、胆固醇和非酯化脂肪酸等，其中非酯化脂肪酸是由毛囊中痤疮丙酸杆菌、马拉色菌等微生物所产生的脂酶将三酰甘油分解而成的。禁食可使皮脂分泌减少及皮脂成分改变，其中蜡酯和三酰甘油明显减少。

五、皮肤的体温调节作用

皮肤对体温的调节作用，一是作为外周感受器，向体温调节中枢提供环境温度的信息；二是作为效应器，是物理性体温调节的重要方式，使机体温度保持恒定。皮肤中的温度感受器细胞以点状分布于全身，可分热敏感受器和冷敏感受器，感受环境温度的变化，向下丘脑发送信息，使机体产生的血管扩张或收缩、寒战或出汗等反应。皮肤表面面积很大，成人可达 $2m^2$，为吸收和散发热量提供有利条件。皮肤血管的分布也有利于体温的调节，在真皮乳头下层形成动脉网，皮肤毛细血管异常弯曲，形成丰富的静脉丛，手、足、鼻、唇和耳部等皮肤有丰富的血管球。这些血管结构的特点使皮肤的血流量变动很大，一般情况下，皮肤血流量仅占全身血流量的 8.5%（约450ml/min），但在热应激或血管完全扩张的情况下，皮肤血流量可增加 10 倍；在冷应激时，交感神经功能加强，血管收缩，皮肤血流暂时中断。皮下脂肪层广泛分布静脉丛，在收缩与完全扩张时血流量可相差 40~100 倍。另外，动脉与静脉丛之间由动静脉吻合相连。在热应激时，动静脉吻合开通，皮肤血流量增加而散热随之增多，有效地调节体温。

体表热量的扩散主要通过皮肤表面的热辐射、空气对流、传导和汗液的蒸发。皮肤含有丰富的小汗腺，汗液蒸发可带走较多热量，每蒸发 1g 水可带走 580cal 热量。在热应激时，大量出汗可达 3~4L/h，散热的量为平时的 10 倍。在外界温度高于或等于皮肤温度时，辐射、传导和对流等方式散热不起作用，则出汗是机体散热的唯一途径。另外，在寒冷环境中，减少出汗和皮下脂肪组织的隔热作用，能减少热量散失，保持恒定的体温。

六、皮肤的代谢作用

（一）糖代谢

皮肤中糖类物质主要为糖原、葡萄糖和黏多糖等。皮肤含葡萄糖的量为 60mg%~81mg%，为血、糖浓度的 2/3，表皮中含量最高。在糖尿病时，皮肤中糖含量更高，易被真菌和细菌感染。人体表皮细胞具有合成糖原的能力，在表皮细胞的滑面内质网中存在合成糖原所需的酶，主要通过单糖缩合及糖醛途径合成。人体皮肤的糖原含量在胎儿期最高，成人后达低值。它们主要分布于表皮颗粒层及以下的角质形成细胞、外毛根梢细胞、皮脂腺边缘的基底细胞和汗管的上皮细胞等处。

皮肤中的糖主要是提供能量所需，此外，可作为黏多糖、脂质、糖原、核酸和蛋白质等生物合成的底物。皮肤的葡萄糖分解提供能量通过有氧氧化及无氧糖酵解两条途径。在皮肤中，无氧糖酵解是人体各组织中最快的，这与表皮无血管而气含量相对较低有关。

皮肤内黏多糖属于多糖，以单纯形式，或与多肽、脂肪、其他糖类结合呈复合物形式存在。其性质不稳定，易被水解。在真皮内黏多糖最丰富，角质形成细胞间、基底膜带、毛囊玻璃样膜、小汗腺分泌细胞等亦含较多黏多糖。真皮基质中的黏多糖主要为透明质酸、硫酸软骨素 B 和 C 等，多与蛋白质结合形成蛋白多糖（或称黏蛋白）。后者与胶原纤维静电结合形成网状结构，对真皮及皮下起支持、固定的作用。这些蛋白多糖属多阴离子性巨分子，对水、盐代谢平衡有重要作用。黏多糖的合成及降解主要通过酶催化完成，但某些非酶类物质亦有作用，如氢醌、维生素 B_2（核黄素）、维生素 C（抗坏血酸）等可降解透明质酸。某些内分泌因素亦可影响黏多糖代谢，如甲状腺功能亢进使透明质酸和硫酸软骨素含量在局部皮肤中增加，产生胫前黏液水肿。

（二）蛋白质代谢

表皮蛋白质一般分两种，即纤维性和非纤维性蛋白质。纤维性蛋白质包括角蛋白、胶原蛋白和弹力蛋白等。角蛋白（keratin）是皮肤角质形成细胞和毛发上皮细胞的代谢产物和主要构成成分，至少有 30 种，包括 20 种上皮角蛋白和 10 种毛发角蛋白。皮肤内的胶原蛋白（collagen）主要为 I、Ⅲ、Ⅳ、Ⅴ型。真皮内胶原纤维主要成分为 I 型和Ⅲ型胶原蛋白；网状纤维主要为Ⅲ型胶原蛋白，基底膜带主要为Ⅳ型和Ⅴ型胶原蛋白。弹力蛋白（elastin）是真皮结缔组织内弹力纤维的主要结构成分。

皮肤内非纤维性蛋白质常与黏多糖类物质结合成粘蛋白（mucoprotein），主要分布在真皮基质和基底膜带。多种细胞内的核蛋白和细胞外各种酶，均属于非纤维蛋白质。

蛋白质水解酶参与蛋白质的分解，其可能的作用有两个方面：一是参与表皮和真皮细胞内外蛋白质的正常分解代谢，如细胞内蛋白质消化、表皮角化过程中的蛋白质分解和细胞外胶原纤维的降解等；其二是参与某些皮肤病理情况，如炎症中的趋化性肽的释放、血管通透性增高、结构蛋白的降解等。

（三）脂类代谢

皮肤脂类包括脂肪和类脂质（磷脂、糖脂、胆固醇和固醇酯等），前者主要存在于皮下组织，通过 β - 氧化降解提供能量；后者是构成生物膜的主要成分。表皮细胞在分化不同阶段，其类脂质组成有明显差异，由基底层到角质层，胆固醇、脂肪酸、神经酰胺含量逐渐增多，而磷脂则逐渐减少。皮肤内的 7 - 脱氢胆固醇经紫外线照射后合成维生素 D，可防治软骨病、血液脂类代谢异常，如高脂蛋白血症可使脂质在真皮局限性沉积，导致皮肤黄瘤损害。

表皮中最丰富的必需脂肪酸是亚油酸和花生四烯酸，它们主要功能有二：一是参与正常皮肤屏障功能的形成；二是作为一些主要活性物质的前体，如花生四烯酸是合成前列腺素的前体物质。

（四）水和电解质代谢

皮肤是人体内的一个主要贮水库，大部分水分贮存于真皮内。65kg 体重的人，皮肤中含水约 7.5kg。儿童皮肤含水是更高些，一般情况下，女子皮肤含水量略高于男子。皮肤的水分主要贮存于真皮内，皮肤内水分代谢受全身水分代谢活动的影响，如脱水时，皮肤可提供部分水分以补充血容量。

皮肤也是电解质的重要贮存库之一，大部分贮存在皮下组织内，包括钠、氯、钾、钙、镁、磷、铜、锌等。其中，氯和钠是含量较高的成分，主要存在于细胞间液中，对维持渗透压和酸碱平衡起着重要的作用。在某些炎症性皮肤病中，局部 Na^+，Cl^- 及水含量增高，因此、适当限制食盐有利于炎症性皮肤病的康复。

钾、钙、镁主要分布于细胞内，钾是调节细胞内渗透压及酸碱平衡的主要物质，是某些酶的激活剂，且能拮抗 Ca^{2+} 的作用；钙对维持细胞膜的通透性及胞间黏着性有一定作用；镁与某些酶的活性有关；铜在皮肤中的含量很少，但与黑素形成、角蛋白形成起重要的作用。铜缺乏时，可出现角化不全或毛发卷曲。

许多酶含有微量锌，与蛋白质、糖类（碳水化合物）、脂质和核酸代谢有关。锌缺乏时可导致多种物质代谢障碍，如婴儿的肠病性肢端皮炎等。

（五）黑素代谢

人类皮肤可呈红、黄、棕及黑色，主要与黑素有关。黑素小体的数目、大小、形状、分布和降解方式的不同决定种族的肤色及部位的差异。

黑素细胞主要位于表皮的基底层，其树状突起可伸入马尔匹基层，并与角质形成细胞广泛联系。每个黑素细胞可将黑素小体转运至附近的 36 个角质形成细胞。不同部位的皮肤，其表皮黑素单元的活性是不同的。黑素小体被输送至角质形成细胞后，经被膜包裹形成次级溶酶体。黑种人皮肤及黑色、棕色毛发中，黑素小体较大，长 $0.7 \sim 10.0 \mu m$，直径 $0.3 \mu m$，在角质形成细胞不聚集，胞核上的帽状结构很少见，不易被酸性水解酶降解，因此色素较深。相反，白种人皮肤黑素小体相对较小，多成群，并与次级溶酶体融合形成黑素小体复合物（melanosomocomplex）。在角质形成细胞核上形成帽状结构，这样易被酸性水解酶降解。黑素细胞具有合成酪氨酸酶的活性，酪氨酸酶进入黑素小体后，可启动黑素的合成和贮存。黑素细胞胞浆中可见一种直径约 10nm 的细丝，这种细丝与黑素细胞的树突及黑素小体的移动和转运有一定关系。

黑素细胞进行黑素合成的场所是黑素小体，按其分化程度可分为四期：Ⅰ期黑素小体含有无定形蛋白及一些微泡；Ⅱ期黑素小体变圆，含有许多黑素细丝和板层状物质，该两期黑素小体均无酪氨酸酶活性；Ⅲ期黑素小体为酪氨酸酶阳性，在板层上有黑素合成，黑素沉积较多使结构模糊不清；Ⅳ期黑素小体已充满黑素，电子密度较高。

黑素分真黑素（eumelanin）和褐黑素（phaeomelanin）。真黑素呈黑褐色，不溶于水，经 5，6 - 二羟吲哚氧化、聚合而成；褐黑素呈黄色或红褐色，溶于碱性溶液，由半胱氨酰 - S 多巴，经一些中间反应而成，含有氮、硫。

七、皮肤免疫系统

免疫学飞速发展，也给皮肤性病学增加了许多新的认识、新的观点和新的检测方法，皮肤在免疫系统中的作用也有了全新的观念。1970 年 Fichtelium 提出皮肤是"初级淋巴组织"，前体淋巴细胞通过皮肤分化成熟为有免疫活性淋巴细胞；1975 年 Streilein 提出"皮肤相关淋巴样组织"，初步提出了皮肤内的角质形成细胞、淋巴细胞、朗格汉斯细胞和血管内皮细胞在皮肤免疫中发挥不同的作用；1986 年 Bos 提出"皮肤免疫系统"（skiniunmune system，SIS）；1993 年 Niokoloff 提出"真皮免疫系统"，进一步补充了 Bos 的观点。现就皮肤免疫系统概述如下。

皮肤免疫系统由两部分组成，即细胞成分及分子成分。

（一）皮肤免疫系统的细胞成分

1. 角质形成细胞 在表皮中，角质形成细胞数量最多，它能表达 MHC - Ⅱ类抗原，在 T 细胞介导的免疫反应中起辅助效应。角质形成细胞能产生许多细胞因子，如白细胞介素 IL - 1、IL - 6、IL - 8、IL - 10、肿瘤坏死因子 α（TNF - α）等参与局部免疫反应。此外，角质形成细胞有吞噬功能，能粗加工抗原物质，有利于朗格汉斯细胞摄取和呈递抗原。最近，发现角质形成细胞分泌 IL - 10 和 IL - 12，在皮肤免疫应答中起很大作用。IL - 12 促进 Th1 细胞发育成熟，而 IL - 10 通过干扰抗原呈递细胞抑制 Th1 细胞发育，角质形成细胞通过选择性分泌 IL - 10 或 IL - 12 使皮肤局部 Th1 或 Th2 细胞占优势。Th1 细胞与 Th2 细胞的平衡失调，导致病理改变如遗传过敏性皮炎（Th2 细胞占优势）或银屑病（Th1 细胞占优势）。

2. 淋巴细胞 在皮肤内的淋巴细胞主要为 CD4[+]T 细胞，其次为 CD8[+]T 细胞，主要分布于真皮乳头内的毛细血管后小静脉丛周围。T 细胞具有亲表皮特性，且能再循环，可在血循环和皮肤器官间进行交换，传递不同的信息。T 细胞在皮肤中，通过角质形成细胞产生的 IL - 1 等作用，分化成熟，并介导免疫反应。

3. 朗格汉斯细胞 它来源于骨髓的树枝突细胞，分布在表皮基底层上方及附属器上皮，占表皮细胞 3% ~8% 。朗格汉斯细胞表而具有 CDI、HLA - DR 抗原、Fc 受体和 C3b 受体。朗格汉斯细胞除参与角质形成细胞角化过程外，还是参与免疫反应的主要细胞，在表皮内能摄取、处理和呈递抗原，为表皮内主要的抗原呈递细胞。朗格汉斯细胞分泌许多 T 细胞反应过程中所需要的细胞因子，如 IL - 1 等，并能控制 T 细胞迁移。此外，它还参与免疫调节、免疫监视、免疫耐受、皮肤移植物排斥反应和接触性变态反应等。

4. 内皮细胞 血管内大分子成分及血细胞与血管壁外物质交换及细胞外渗等均需内皮细胞积极参与。除外，血管内皮细胞还积极参与合成、分泌、炎症、修复和免疫等过程。内皮细胞形成的内皮转移通道在内吞、外排和物质交换中起重要作用。内皮细胞直接与血流接触，可受激素作用而改变功能；与循环抗体、抗原或免疫复合物接触，调节这些物质进入血管外组织，因此，内皮细胞涉及免疫反应的起始阶段。如受某些病毒感染后，内皮细胞可产生 Fc 或 C3b 受体，使免疫复合物黏附而发动免疫反应。细胞因子可诱导内皮细胞活化，后者使白细胞的黏附增加。一般，内皮细胞活化是积极和有益的现象，但在少数情况下，也可引起功能障碍，导致疾病。

另外，内皮细胞还具有很多生物合成等活性，如纤连蛋白、凝血因子、内皮素合成等，内皮细胞功能异常可导致许多合成物质的活性和功能异常，导致疾病。

5. 肥大细胞　真皮乳头血管周围，每平方毫米有 7 000 个肥大细胞，密度较高。肥大细胞表面有 IgE Fc 受体，能与 IgE 结合，与 I 型变态反应关系密切。通过免疫和非免疫机制活化肥大细胞，使它产生和释放多种生物活性介质，如血管活性物质、趋化因子、活性酶和结构糖蛋白等，参与机体的生理或病理过程。肥大细胞不仅参与 I 型变态反应，也参与迟发性变态反应。

6. 巨噬细胞　巨噬细胞主要位于真皮浅层，它参与免疫反应，处理、调节和呈递抗原，产生和分泌 IL-1、干扰素（IFN）、各种酶、补体、花生四烯酸及其他产物。巨噬细胞对外来微生物的非特异性和特异性免疫反应和在炎症创伤修复中具有核心作用。

7. 真皮成纤维细胞　真皮成纤维细胞在初级细胞因子刺激下可产生大量次级细胞因子，成纤维细胞还是角质形成细胞生长因子的主要产生细胞之一，在创伤修复及 IL-1 存在情况下产生角质形成细胞生长因子明显增加。紫外线照射后皮肤中大部分 TNF-α 由成纤维细胞产生，因此，成纤维细胞在角质形成细胞分泌细胞因子间的相互作用对维持皮肤免疫系统的自稳状态非常重要。

（二）皮肤免疫系统的分子

1. 细胞因子　细胞因子是一群具有免疫调节功能的异源性蛋白质总称。表皮内许多细胞因子主要由角质形成细胞产生，其次为朗格汉斯细胞、T 细胞等。细胞因子在细胞分化、增殖和活化等方面起很大作用，不但在局部，而且产生系统性作用，以激素样形式影响全身。

（1）IL-1：除 IL-1 的一般作用外，在皮肤局部可促进角质形成细胞、成纤维细胞增殖，IL-1 使内皮细胞和成纤维细胞产生 IL-1、IL-6、IL-8，使角质形成细胞释放 IL-6、IL-8 等，产生旁分泌和自身分泌的效应。

（2）IL-6：具有刺激表皮增殖作用，与银屑病发病机制关系较密切。

（3）IL-8：具有加强中性粒细胞趋化活性、促进 T 细胞亲表皮性等作用，与银屑病及皮肤 T 细胞淋巴瘤的发病有关。

（4）胸腺生成素：由角质形成细胞产生的胸腺生成素使表皮内的 T 细胞进一步分化成熟。

（5）TNF：角质形成细胞释放 TNF-α 可维持朗格汉斯细胞的生长。

2. 黏附分子　黏附分子（adhesion molecules）是介导细胞与细胞间或细胞与基质间相互接触或结合的一类分子，大多为糖蛋白，少数为糖脂。按结构特点可分为 4 类：整合素家族（integrin family）、免疫球蛋白超家族（immunoglobulin super family）、选择素家族（selectin family）和钙黏素家族（cadherin farnily）。在某些病理情况下，内皮细胞的黏附分子表达增高，促使炎性细胞黏附，并游走至病变局部；同时，可使血清中可溶性黏附分子，如可溶性 E-选择素、P-选择素等水平升高，这可作为监测某些疾病活动的指标。

3. 免疫球蛋白 皮肤表面和腺体分泌的免疫球蛋白（Ig）与其他部位的表面 Ig 相似，在清除微生物侵入中起很大作用。在病理情况下，皮肤表面可存在 IgG、IgM 和 IgE 等 Ig，其中分泌型 IgA 是较重要的成分，在皮肤局部的特异性防御作用中非常重要。上皮细胞参与合成分泌型 IgA 的分泌片，在皮肤局部免疫中通过阻抑黏附、溶解、调理吞噬、中和等参与抗感染及抗过敏作用。

4. 补体 皮肤中的补体成分通过溶解细胞、免疫吸附、杀菌和过敏毒素及促介质释放等发挥非特异性和特异性免疫作用。

5. 神经肽 皮肤神经末梢受外界有害刺激后释放感觉神经肽，在损伤局部产生风团和红斑反应。神经肽包括降钙素基因相关肽（CGRP）、P 物质（SP）、神经激酶 A 等。CGRP 可使中性粒细胞聚集；SP 有趋化中性粒细胞和巨噬细胞作用，并黏附于内皮细胞，参与免疫反应。SP 还有 T 细胞丝裂原作用，刺激 β 细胞产生 Ig 等。

综上所述，皮肤组织内含有免疫相关细胞，如角质形成细胞、朗格汉斯细胞、淋巴细胞、肥大细胞等，这些细胞分泌多种细胞因子组成网络系统。皮肤为免疫活性细胞的分化、成熟提供良好的微环境，并对免疫反应起调节作用，保持 Th1 细胞与 Th2 细胞的平衡，使机体对外界异物产生适度的免疫反应，也对内部突变细胞进行免疫监视，防止癌肿发生，以达到免疫的自稳性。因此，皮肤应被看作是免疫系统的一个部分，即皮肤免疫系统。

第二章

细菌性皮肤病

第一节　脓疱疮

一、概述

脓疱疮（impetigo）又称"黄水疮"，是经接触传染的化脓性球菌感染性皮肤病，很常见。主要见于儿童，好发于夏秋季。脓疱疮的致病菌主要是金黄色葡萄球菌、溶血性链球菌，也可以是白色葡萄球菌。脓疱疮主要分为两种。传染性脓疱疮（impetigo contagiosa），又称非大疱性脓疱疮（non bullous impetigo），通常由链球菌引起；大疱性脓疱疮（bullous impetigo）通常由金黄色葡萄球菌引起。

二、诊断思路

脓疱疮主要发生在暴露部位，如头面部、小儿臀部、四肢伸侧。有三种类型：大疱型脓疱疮、寻常型脓疱疮、新生儿脓疱疮。

（一）病史特点

1. 大疱型脓疱疮　①皮疹群集，好发于面部、四肢等暴露部位。②初为散在的水疱，常无红色基底，疱液清澈略呈黄色；1～2d 后水疱迅速扩大到指头大小或更大，疱液变浑浊。③典型的脓疱疱壁松弛、很薄，浑浊的脓液沉积在疱底，呈半月形袋状的积脓现象。④脓疱常破溃、糜烂、干燥后结痂。⑤痂下积脓时，脓液可向四周溢出，形成新的脓疱，并常排列成为环状。⑥患者常自觉局部瘙痒，一般无全身症状。

2. 寻常型脓疱疮　①皮疹群集，好发于面部尤其口角、口鼻周围，四肢等暴露部位。②在红斑基底上发生壁薄的水疱，并迅速转为脓疱，周围有红晕。③典型的皮损是脓疱溃破后脓液干燥结成黄色厚痂，向周围扩展并与周围皮损相互融合。④患者常因瘙痒、搔抓而造成细菌接种到其他部位。⑤重症患者可并发发热等全身症状，或发生淋巴结炎。⑥陈旧的结痂一般经一周左右自动脱落，不留瘢痕。

3. 新生儿脓疱疮　①多发生在出生后一周左右的新生儿。②起病急骤，面部、躯干、四肢突然发生大疱。③疱液初期澄清，后浑浊，大疱周围绕有红晕。④疱壁很薄而易破溃、糜烂。⑤本病发展迅速，1～2d 甚或数小时即可波及全身大部分皮肤，黏膜亦可受累。⑥可有发热等全身症状，严重者病情凶险，可伴发败血症、肺炎、肾炎、脑膜炎等重要脏器感染，甚至死亡。⑦可以在新生儿室、哺乳室等处造成流行，传染性强。

（二）检查要点

1. 大疱型脓疱疮　脓疱呈半月形袋状的积脓现象。
2. 寻常型脓疱疮　黄色厚痂并与周围皮损相互融合。
3. 新生儿脓疱疮　起病急骤，发展迅速，水疱脓疱后全身大面积皮肤受累糜烂及全身症状。

（三）辅助检查

1. 常规检查

（1）疱液涂片革兰染色（Gram stain）：取患者疱液涂片后做革兰染色，可以观察到革兰阳性球菌，是简便易行的常规检查方法，有助于确诊。

（2）血常规检查：一般正常。对于有全身症状的脓疱疮，血常规检查有助于指导用药。对于有全身感染、血常规检查对是否全身给药、如何给药等有参考价值。

2. 特殊检查细菌培养加药物敏感试验

（1）疱液细菌培养：大疱型脓疱疮患者疱液中可以查到金黄色葡萄球菌或白色葡萄球菌，其中部分是产青霉素酶的金黄色葡萄球菌；寻常型脓疱疮患者疱液中可以查到链球菌或金黄色葡萄球菌；新生儿脓疱疮亦可查出前两种细菌，更重要的是注意从医护人员和家长身上分离培养同种细菌以确定传染源及切断传播途径。

（2）血培养：对于疑有败血症等全身受累的重症新生儿脓疱疮患者应同时做血培养及药物敏感试验，以尽快地、准确地控制病情。血培养的阳性结果如果与疱液细菌培养一致应能有助于诊断治疗。

3. 其他　赞克涂片（Zancky's smear）及吉姆萨染色（Giemsas stain）。

（四）鉴别诊断

1. 丘疹性荨麻疹　红斑、风团样丘疹为主，继发感染时在上述皮损基础上出现脓疱，往往伴有搔痕、结痂、剧痒。

2. 水痘　皮疹多形性，有红斑、丘疹、水疱、脓疱，呈向心性分布。往往伴发热，多数患者有接触史。

三、治疗措施

（一）局部外用治疗

多数患者经局部外用治疗即可痊愈。

1. 局部消毒清洁剂　1：8 000 高锰酸钾溶液、1%～3% 硼酸溶液、0.5% 碘伏局部清洗有效，也可以用于对痂下积脓者的湿敷去痂。

2. 抗菌药物　包括莫匹罗星软膏、金霉素软膏、呋喃西林软膏、雷氟奴尔氧化锌油、雷氟奴尔炉甘石洗剂、5% 过氧化苯甲酰凝胶、1% 新霉素软膏、0.5% 新霉素溶液。一般去痂时用软膏，湿敷时用溶液，急性糜烂的皮损可用雷氟奴尔氧化锌油。

（二）系统治疗

一般情况下只要外用治疗即可奏效，但对于起病急、受累面积大、发展迅速的病例需要系统治疗。此时选用对细菌敏感的抗菌药物，如青霉素、头孢菌素、喹诺酮类、四环素类抗生素。应用时注意适用年龄和药物在皮肤的分布特点。

四、预后评价

该病一般预后良好，无后遗症。少数患者可有炎症后色素沉着和色素减退，浅表瘢痕。对于病情进展迅速者应警惕金葡菌烫伤样综合征的发生。遇新生儿脓疱疮应警惕并积极治疗，以免全身播散造成败血症。

对患儿所在的公共场所要积极清洗消毒，预防传染。

第二节　毛囊炎、疖、痈

一、概述

毛囊炎、疖、痈是三种常见的感染性皮肤病，都可以表现为红肿热痛及破溃排脓，主要的病原菌都是金黄色葡萄球菌。毛囊炎（folliculitis）又称急性浅表性毛囊炎（acute superficial folliculitis）、Bockhart 脓疱疮（impetigo Bockhan），是单个毛囊的细菌感染。疖（furuncle）又称急性深部毛囊炎（acute deep folliculitis），是一种急性化脓性毛囊炎和毛囊周围的感染，由葡萄球菌侵入毛囊及皮脂腺引起。多发而反复发作者称疖病。痈（carbuncle）为多数相邻近的毛囊、毛囊周围组织及皮下组织（多个毛囊及其附属皮脂腺或汗腺感染）的急性化脓性炎症，是病菌侵入毛囊和皮脂腺后，向皮下深入并向四周蔓延所致。故其皮损面积较疖要大，全身症状显著（中医称痈为"对口疮""搭背"）。不讲究卫生习惯和皮肤创伤为主要诱因。营养不良、贫血、糖尿病、长期使用皮质类固醇激素以及免疫缺陷者，容易发生毛囊炎、疖、痈。

二、诊断思路

毛囊炎、疖、痈都是化脓性皮肤感染，但其病损严重程度和浸润范围都不一样。

（一）病史特点

1. 毛囊炎　①初期为与毛囊口一致的红色充实性丘疹。②以后迅速发展为脓疱，中央贯穿毛发。③继而干燥结痂，并脱落；历时一周左右。局部可有疼痛、烧灼感，脓疱破溃后立即减轻。④有时红色结节渐渐自行吸收既不化脓也不溃破。

2. 疖　①初期为毛囊性炎症性丘疹。②渐增大，呈疼痛的半球形红色硬结节。③后结节中央化脓坏死，溃破，排出脓液和坏死组织。④破溃排脓后，由肉芽组织修复，纤维机化可留瘢痕。⑤有疼痛及压痛。⑥好发于头、面、颈、臀等部位，夏秋季多见，患者可有不适、发热、头痛等症状。

3. 痈　①常由几个疖相互融合或数个邻近的毛囊或皮脂腺化脓感染所致。②初起为弥漫浸润的紫红色或暗红色斑块，硬，紧张发亮。③化脓后出现多个脓头，脓液和坏死组织从多个溃孔中排出。④坏死组织可以全部脱落，形成深在性溃疡，愈后留瘢痕。⑤好发于颈部背部、臀部及大腿等皮下组织致密部位。⑥患处有搏动性疼痛，常有局部淋巴结肿大，一开始即有发热、头痛、食欲不振等全身症状。

（二）检查要点

1. 毛囊炎　与毛囊口一致的红色丘疹或脓疱。

2. 疖　半球形红色痛性结节，化脓、溃破、排出脓液后好转。

3. 痈　暗红色硬痛斑块上多个脓头或流脓的溃疡孔；伴全身症状。

（三）辅助检查

1. 常规检查

（1）血常规检查：一般正常，对于反复发作的疖病患者和有全身症状的痈患者，血常规检查对判断全身状况有帮助。痈患者白细胞总数和中性粒细胞可明显升高。

（2）脓液细菌培养加药物敏感试验：毛囊炎患者一般不需此检查。对于反复发作的疖病患者和有全身症状的痈患者，脓液细菌培养加药物敏感试验对指导用药有帮助，对判断是否耐青霉素酶金葡菌感染也有帮助。

（3）尿常规检查：对反复发作的疖病患者，检查尿常规和尿糖，有助于排除潜在的糖尿病、慢性肾病等导致全身抵抗力下降的疾病。

2. 特殊检查普通病理检查

（1）毛囊炎：位于毛囊口的角层下脓疱，毛囊上部周围有以中性粒细胞为主的炎性浸润。

（2）疖：毛囊周围密集的中性粒细胞浸润。毛囊的正常组织结构破坏，病变累及附属器，在病变深部、皮下组织可见脓栓、脓肿。病变处，由大量的脓细胞、中性粒细胞和坏死组织形成的脓汁内含有病原菌。

（3）痈：镜下可见弥漫的中性粒细胞为主的炎细胞浸润，多房性脓肿，后者被结缔组织隔开或在纤维组织增生的皮肤下方互相通连；皮肤表面有多个排脓的溃孔。

（四）鉴别诊断

1. 毛囊炎、疖、痈之间的鉴别诊断　如前所述。

2. 蜂窝织炎　为范围广泛的皮肤和皮下组织化脓性炎症。化脓发生在皮下组织或深部疏松组织里（因其结构像蜂窝一样，故称为疏松结缔组织炎）。表现为局部大片红肿，境界不清，疼痛显著，伴恶寒、发热等全身症状。化脓后破溃，形成溃疡，或经吸收而消退。

3. 多发性汗腺脓肿　多见于婴幼儿及体弱产妇的头、额等处，多在夏季发病。皮损为多发性皮下脓肿。表面压痛、炎症较轻，无脓栓，遗留瘢痕。通常伴有很多痱子。一般人称为痱毒。也有人称为假性疖病（pseudo furunculosis）。

4. 化脓性汗腺炎　多见于青年尤其女性，皮损为皮下硬结，皮下脓肿。表皮红、肿、热、痛、破溃结疤。好发于腋下、腹股沟、生殖器及肛周、脐周等。

三、治疗措施

（一）一般治疗

患者应注意休息，讲究皮肤卫生，不要用挤捏的方法去排脓，尤其对面部和上唇的病损。对于反复发作的疖病，要寻找、消除体内的潜在因素，检查有无贫血和糖尿病等情况。

（二）局部疗法

1. 毛囊炎　一般局部应用2%碘酊、75%乙醇、碘伏即可。也可以应用抗菌乳膏，一般不主张外用软膏，以免封堵毛囊。

2. 疖与疖病　未成脓者或初成脓者，可每日外用鱼石脂软膏，以促进炎症消退。早期的疖子不能切开引流，成熟的疖已化脓变软者，可切开排脓。但面部和上唇的疖不要随意切开。局部短波紫外线照射或超短波等物理疗法有助于促进炎症消退。

3. 痈　用 1∶8 000 高锰酸钾溶液或 50% 硫酸镁局部湿敷，然后外用 10% 鱼石脂软膏。已化脓波动者，应切开引流。也可应用局部短波紫外线照射、红外线照射或超短波理疗。早期给足量有效的抗生素治疗。

（三）全身疗法

（1）抗菌治疗：对疖与疖病患者、痈患者，要早期给予足量高效抗生素。首选青霉素 480 万 ~800 万 U/d 静脉滴注，过敏者可用红霉素 1.0 ~1.5g/d 静脉滴注，或选用环丙沙星 0.2g/次，每日 2 次静脉滴注。口服氧氟沙星 0.2g/次，每日 2 次。一般疗程 1 ~2 周，在皮损消退后应维持一段时间。对严重或顽固病例，应根据细菌培养及药敏试验结果选用抗生素。

（2）对症处理与支持疗法：给予解热镇痛药以解除疼痛、退烧。治疗潜在的糖尿病等疾病。

四、预后评价

毛囊炎、疖、痈预后良好。讲究卫生，不去挤压（尤其对于头面部的病损），及时治疗，一般无全身后遗结果。

第三节　化脓性汗腺炎

一、概述

化脓性汗腺炎是一种顶泌汗腺慢性化脓性炎症，皮疹多出现于腋窝、腹股沟、乳晕，外生殖器及肛周等富含顶泌汗腺的部位。以疼痛性红色结节、化脓、窦道、瘘管形成为特征。致病菌为金黄色葡萄球菌和链球菌。病程迁延，反复发作，常导致硬化和瘢痕形成。该病青春期起病，多见于中青年女性。化脓性汗腺炎的病因不明，有人认为是痤疮的一种严重形式，因其常有黑头存在，可累及皮肤深部的皮脂腺和毛囊。

二、诊断思路

（一）病史特点

（1）多在青春期后出现症状，常发生在身体肥胖多汗的人，女多于男，月经前多病情加重。

（2）发病部位多在顶泌汗腺分布区，如腋下、肛门、生殖器、臀部、股部、腹股沟、乳晕、脐部和外耳道，发生于肛门周围者称为肛周化脓性汗腺炎。在中医学中属蜂窝漏、串臀瘘的范畴。

（3）多数患者起病时表现为疼痛性坚实结节，愈合缓慢，一般为 10 ~30d，留或不留引流口。

（4）结节可每年发作数次。

（5）发生在肛周的可形成肛瘘。

（6）自觉疼痛明显，有时伴发热等全身症状。常有发热、全身不适、淋巴结疼痛肿大及肛周出现肛瘘。晚期可出现消瘦、贫血，或并发内分泌和脂肪代谢紊乱等症状。

（二）检查要点

（1）在骶会阴、阴囊区单发或多发的、皮下或皮内大小不等、与汗腺毛囊一致的炎性条索状硬结、脓疱或疖肿。或于皮肤顶泌汗腺部位可见长期反复发作多发性结节，持续时间最少3个月，不一定排脓或有波动感。

（2）化脓后，可以有周围蜂窝织炎，以后发生溃疡，并造成皮下可触性瘘道或形成瘘管，红肿明显，自觉疼痛，溃后排出恶臭的糊状脓性分泌物。

（3）病变仅位于皮下，不深入内括约肌。

（4）随着第一个窦道形成，许多窦道相继形成，融合成片。皮下发生广泛坏死，皮肤溃烂，可扩展到肛门周围、阴囊、阴唇、骶尾部、臀部、腰部和股部，愈合后常导致硬化和瘢痕形成。

（5）瘘管和肛管常无明显联系，肛管直肠一般无病变，无肛瘘内口，但有条索状融合的倾向。

（6）有人认为耳后（非顶泌汗腺部位）有黑头粉刺存在，是本病早期诊断的标志。

（7）有人认为本病分为三个阶段。

第一阶段：孤立的或多发的而分割的脓肿形成，不留瘢痕或窦道。

第二阶段：复发性脓肿，单个或多个分离的病损，伴窦道形成。

第三阶段：弥漫或广泛地受累，有多个相互延续的窦道和脓肿。

（三）辅助检查

1. 常规检查 脓液细菌培养加药物敏感试验对指导用药有帮助，对判断是否耐青霉素酶金葡菌感染也有帮助。

2. 特殊检查 普通病理检查：早期在顶泌汗腺及其导管周围中性粒细胞、淋巴样细胞、组织细胞浸润，腺体及真皮内有大量细菌，也可表现为毛囊周围炎；以后汗腺腺体，毛囊皮脂腺结构均被破坏，形成脓肿，肉芽组织中含浆细胞、异物巨细胞浸润，随着脓肿向皮下组织延伸，可见窦道形成，愈合区域可见广泛的纤维化。

（四）鉴别诊断

1. 疖 毛囊性浸润明显，呈圆锥形，破溃后顶部有脓栓，病程短，无一定好发部位。

2. 淋巴结炎 结节较大、坚实，炎性浸润较深，附近有感染病灶。

3. 复杂性肛瘘 管道较深，内有肉芽组织，常有内口，多有肛门直肠脓肿史。

4. 潜毛囊窦道 几乎总位于会阴缝的后部，且在许多病例中，脓性分泌物中可见毛发。

5. 畸胎瘤 瘘管很深，常通入明显的脓腔。

其他少见的应该鉴别的疾病有：皮肤结核、放线菌病、腹股沟肉芽肿，根据临床表现和病史不难区别。

三、治疗措施

(一) 全身治疗

1. 抗感染治疗　急性期可酌情应用抗生素，一般可根据细菌培养和药敏试验，决定选用抗生素的种类。但可能因病灶常因反复发作而出现纤维化，抗生素不易透入，故临床效果未必像药敏试验一样理想。早期及时足量应用很重要。对早期急性炎症状性皮疹，可采用短程抗生素治疗，对于严重的和慢性难治的患者，可较长期地使用抗生素。早期应用应持续7~10d，长期应用者可达两个月。常选用的药物有β内酰胺类（青霉素、头孢菌素）、大环内酯类（红霉素）、四环素类（多西环素）、林可霉素、万古霉素等。口服方法为：diclox-acillin 125~500mg，4次/d，7~10d。红霉素0.5g，4次/d。四环素0.25~0.5g，4次/d。多西环素或米诺环素0.1g，2次/d。林可霉素0.6g，2次/d。

2. 维A酸治疗　一些患者用异维A酸2mg/（kg·d）口服有效，但常有复发。阿维A酯（每日0.7~1.5mg/kg口服）也可能有效，但停止治疗会很快复发，这些药物必须慎用。

3. 肾上腺皮质激素的应用　口服或局部皮损内注射泼尼松龙、地塞米松等皮质类固醇激素，短时间可能见效，最好与抗生素联合应用。可控制炎症，但不宜久用。顽固病例与抗生素合并应用泼尼松20mg/d，疗程一周，有助于控制病情。异维A酸40~60mg/d，口服4个月。

4. 抗雄性激素治疗　近年来研究应用雄性激素药物环丙氯地孕酮（CPA）治疗化脓性汗腺炎取得了较好的效果，环丙氯地孕酮（CPA），100mg/d。

(二) 局部治疗

（1）局部应保持清洁卫生，可用0.1%雷夫奴尔溶液、0.5%新霉素溶液或马齿苋煎剂等，清洗患处，每天2~3次。

（2）早期损害可用热敷或用鱼石脂涂擦，以促进炎症吸收，减轻症状。

（3）林可霉素霜局部外用对早期病损有效。

（4）对已成熟的脓肿，应切开排脓，并外用抗菌药物。

（5）对急性病例可用物理疗法，如紫外线、红外线、超短波；对慢性病例可使用CO_2激光、浅层X线治疗，有助于去除肉芽组织、促进新生组织修复。

（6）手术治疗，已成熟的脓肿可行切开引流。根据病变情况，手术可一期或分期进行：①病灶小者，可敞开病灶基底部换药。②病灶广泛，深达正常筋膜者可广泛切除感染灶，伤口二期愈合或植皮。

(三) 其他

（1）对于肥胖的患者，应适当采取措施，减轻体重。

（2）难愈及复发的患者可注射菌苗以增强免疫力。

（3）中医药疗法：①清热解毒、活血化瘀方剂如硝矾洗剂、葱硝汤等水煎熏洗。②外敷拔毒祛腐生新方剂，如黑布药膏、黑布化毒膏等拔毒去脓，后用收干生肌散促进创口愈合。

四、预后评价

本病可能迁延不愈，但早期诊治有助于控制病情、防止新病损发生。长期病损可能有恶变，大多发生在病后 10～20 年。Jackman 报道，125 例肛周化脓性汗腺炎中有 4 例恶变为鳞癌，发生率为 3.2%。

第四节　丹毒

一、概述

丹毒（erysipelas）是皮肤及其局部引流淋巴管的浅表细菌感染，好发于下肢和面部。是一种主要由 A 组 β - 溶血性链球菌侵入皮肤、黏膜的细小伤口所致的急性真皮炎症，国外也称之为 "St Anthony's Fire"，中医又称之为火丹、流火。局部因素，如静脉机能不全、淤积性溃疡、局部炎症性皮肤病、真菌感染、昆虫叮咬、外科手术创口等都可以是细菌入侵的途径。面部丹毒的致病菌常来自鼻、咽、耳部炎症如鼻窦炎。糖尿病、肾病、酗酒、HIV 感染等免疫低下状况可以成为丹毒的全身易感因素。丹毒的特点是起病急，蔓延很快，很少有组织坏死或化脓；局部表现为鲜红色斑片，中心色泽较淡，边界清晰并略隆起；或呈 "红线状"；局部瘙痒或烧灼样疼痛，引流淋巴结肿痛。患者常有畏寒、发热、头痛等全身症状，处理不当可导致淋巴水肿，严重时发展为象皮肿。需要早期正确诊断与治疗。

二、诊断思路

（一）病史特点

（1）好发部位是颜面部和小腿，并常有复发倾向。面部损害发病前常存鼻前庭炎或外耳道炎，小腿损害常与脚癣有关。

（2）起病急，常有寒战、高热、头痛等全身症状。常伴白细胞增高。

（3）初期为局部鲜红色斑片，压之可褪色，有烧灼感。

（4）进展为境界清楚、光泽明显、水肿隆起、表面发热、紧张有触痛的斑块，可有水疱或大疱。

（5）区域淋巴结肿大，伴疼痛及压痛。

（6）炎症消退时有色素改变，伴脱屑。

（二）检查要点

（1）局部水肿性红斑，边缘隆起，境界清，在下肢多呈条束状，疼痛与触痛明显。

（2）伴全身症状如发热等。

（三）辅助检查

1. 常规检查　外周血白细胞总数增高、中性粒细胞增高。

2. 特殊检查　一般不需要。鉴别诊断需要时可见丹毒的典型病理变化是真皮高度水肿，血管及淋巴管扩张，真皮中有广泛的脓性白细胞浸润，可深达皮下组织。

（四）鉴别诊断

1. 接触性皮炎　接触性皮炎有接触外界刺激物或过敏物质历史，无全身症状，有瘙痒。

2. 蜂窝织炎　蜂窝织炎呈境界不清的浸润潮红，显著凹陷性水肿，不软化破溃，愈后结痂。

三、治疗措施

（1）卧床休息，积极治疗局部病灶如足癣、鼻炎等，发生于下肢者应抬高患肢。

（2）早期给予足量抗生素。首选青霉素，多数病例口服或肌内注射足矣，一般应用药10～20d，或直到局部病变消失后，继续用5～7d，防止复发。如普鲁卡因青霉素 G 60 万～120 万 U 肌内注射，2 次/d，连续10d，或青霉素 VK 250～500mg，口服，4 次/d，10～14d。少数严重病例可给予静脉注射或静脉滴注，青霉素 G 480 万～800 万 U/d。对青霉素过敏者可用头孢菌素类、大环内酯类（如红霉素、阿奇霉索）或磺胺类药物。头孢菌素类可能与青霉素有交叉过敏，应做皮试后再用。

（3）局部治疗：急性期呋喃西林液湿敷，或用醋酸铝溶液、雷夫奴尔溶液湿敷。亚急性期可以外用炉甘石洗剂。一般不主张外用抗生素类软膏，除非是适用于原发病灶。因为丹毒的急性期以消除水肿为主，再者抗生素类软膏局部应用对淋巴管并无直接作用。

局部物理疗法：紫外照射、音频电疗、超短波、红外线等，顽固病例还可用小剂量 X 线照射，每次 50～100rad（0.5～1Gy），每 2 周 1 次，共 3～4 次。

（4）中药治疗：局部可用清热解毒之中药外敷。初期用仙人掌、马齿苋、芙蓉叶、绿豆或蒲公英叶等，任选一种，捣烂外敷，干则换之，可减轻充血程度及疼痛。中后期红肿稍退，可改用金黄膏或如意金黄散，蜜水调敷。

（5）治疗基础病：应教育复发型丹毒患者治疗基础病，消除诱发因素，如足癣、淤积性溃疡等。对于有静脉曲张者可建议使用弹力绷带。

四、预后评价

丹毒一般预后良好，大多数患者在抗生素治疗后不留后遗症。复发性丹毒引起慢性淋巴水肿，下肢反复发作可导致象皮肿。

第五节　类丹毒

一、概述

类丹毒（erysipeloid）是由猪丹毒杆菌（又称红斑丹毒丝菌 E thusiopathiae）经皮肤伤口感染皮肤引起类似丹毒样损害的急性而进展缓慢的感染性皮肤病。类丹毒是一种职业性疾病，多发生于从事畜牧业、屠宰业、炊事业和渔业的工人或农民，经皮肤外伤、因接触而受感染，发生类似丹毒的损害。好发于夏季与初秋。本病的病原是猪红斑丹毒丝菌，或称猪丹毒杆菌，是一种革兰阳性的微嗜氧杆菌，无荚膜，不形成芽孢，不活动，多存在于病畜生肉上（特别是病猪或病鱼），对外界环境抵抗力很强。感染后一周内出现局部隆起的紫红色斑块、瘙痒、疼痛，患手活动受限。但本病是自限性的，一般无区域淋巴结受累，极少发展为全身性疾病。罕见菌血症，罕见脓毒性关节炎或感染性心内膜炎。

二、诊断思路

（一）病史特点

1. 临床类型　人类患类丹毒有 3 种临床类型：局限皮肤型（localized cutaneous form）、泛发皮肤型（diffuse cutaneous form）、全身型或系统型（genoralized form or systemic infection）。在前两种类型，患者表现为病损部位肿痛，可以有或无发热、乏力和其他症状。在第三种类型，有菌血症，常有、但可无心内膜炎；患者有头痛、寒战、发热、体重减轻及其他症状如关节痛、咳嗽等，可伴发骨膜炎或关节炎，依受累器官而异。常见的是局限皮肤型。

2. 皮肤型特点
（1）诱因：发病前有外伤史，接触肉类、鱼类史。
（2）潜伏期：1～5d，一般为 3d。
（3）好发部位：损害多局限，好发于手部尤其手指。
（4）自觉症状：轻，痒感、烧灼感或疼感。
（5）皮损特点：红色、暗红色水肿性斑块，境界清，不化脓，不破溃，偶可发生水疱。
（6）全身症状：一般无；泛发型可伴有发热、关节痛等全身症状。
（7）病程：有自限性，一般 3 周左右可痊愈。

（二）检查要点

1. 局限皮肤型　病损主要位于手部、尤其手指侧方，为境界清楚的红色至紫色斑块，表面光滑发亮，肿胀触痛有时可见水疱。

2. 泛发皮肤型　多发性皮损位于身体不同部位。为境界清楚的紫红色斑块，边缘扩张而中央消退。

3. 全身型或系统型　皮损可以不存在，或表现为如同皮肤型中所见，可见心内膜炎。

（三）辅助检查

1. 常规检查　泛发皮肤型和全身型可以有外周血白细胞增高。

2. 特殊检查
（1）细菌培养：活检取皮或组织液做细菌培养分离红斑丹毒丝菌有助于诊断。
（2）PCR 扩增试验：有助于快速诊断。为诊断类丹毒关节炎或心内膜炎，可以从血液或累及关节的滑膜液检测红斑丹毒丝菌的 16srRNA 的序列，有助于快速诊断。

（四）鉴别诊断

1. 丹毒　好发于小腿及面部，常有全身不适的前驱症状。局部为鲜红色水肿性斑片，表面光滑，边缘清楚，可有水疱。全身症状明显。有条件者可取材做细菌培养。

2. 蜂窝织炎　患处呈弥漫性红肿痛，境界不清，可化脓、破溃和坏死。常有寒战、高热等全身症状，白细胞升高。

三、治疗措施

（一）系统治疗

（1）主要是抗生素治疗：首选青霉素。皮损局限者治疗以大剂量青霉素肌内注射，猪丹毒杆菌对青霉素 G 很敏感，肌内注射每日 2 次、每次 80 万 U，连用 1 周。或者苄星青霉素 120 万 U 肌内注射（每侧臀部各 60 万 U 1 次注射）。对青霉素过敏者可改用大环内酯类、四环素类或磺胺类抗菌药物，例如可选用红霉素，250 ~ 500mg/次，每天 4 次，连用 1 周。

（2）泛发型或全身型患者，可以同时应用青霉素与磺胺类药物，或注射免疫血清。

（3）患有类丹毒心内膜炎、类丹毒关节炎的患者，予以青霉素 G 2.5 万 ~ 3.0 万 U/kg 静脉注射每 4h 1 次，或者予以头孢唑啉 15 ~ 20mg/kg 静脉注射每 6h 1 次，共 4 周。

（二）局部治疗

（1）3% 硼酸溶液或 0.5% 呋喃西林溶液皮损局部湿敷，外用鱼石脂软膏、金霉素软膏或其他抗生素软膏。

（2）皮损局部紫外线照射。

（3）针刺抽吸引流受累关节的关节积液。

四、预后评价

一般预后良好。本病有自限性，一般病程 2 ~ 3 周。对易感职业人群应加强个人防护，防止外伤，

第六节　皮肤结核

一、概述

皮肤结核病（cutaneous tuberculosis）是由结核杆菌感染引起的皮肤病。结核杆菌可以直接侵犯皮肤（外源性、接触感染），可以从其他脏器的结核灶经血行播散或淋巴播散到皮肤（内源性、体内病灶播散）；可以是初次感染，也可以是再次感染。现在通常把皮肤结核分为两类：①结核杆菌直接导致的皮肤病损，即原发性皮肤结核与再感染性皮肤结核；包括原发性皮肤结核综合征（结核性下疳）、寻常狼疮、疣状皮肤结核、瘰疬性皮肤结核、播散性粟粒性皮肤结核、溃疡性皮肤结核或腔口皮肤结核。②由结核杆菌超敏反应所致的皮肤病损，又称结核疹。包括丘疹坏死性结核疹、硬红斑、瘰疬性苔藓及颜面播散性粟粒狼疮。

二、诊断思路

（一）病史特点

1. 结核杆菌直接导致的皮肤病损

（1）原发性皮肤结核综合征：少见。见于未接受卡介苗接种者。病损位于面部或其他暴露部位。为丘疹，无触痛，后形成潜行性溃疡伴肉芽肿性基底。局部淋巴结肿大、不痛。可形成瘘管。

（2）寻常狼疮：通常为小的边界清楚的红棕色丘疹或结节（果酱样结节）。边缘逐步扩大，中央萎缩，形成斑块。有时中央溃疡，边缘又有新的结节产生。迁延不愈，有四种临床类型：斑块型、溃疡型、增殖型和结节型。

（3）疣状皮肤结核：常见于手部、下肢。为单侧、疣状斑块，边缘生长缓慢而不规则，

可以相互融合成乳头状、中央萎缩，可以从病损中挤出脓液。可持续数年，也可自愈。

（4）瘰疬性皮肤结核：坚实的无痛性皮下结节，逐渐增大、化脓形成溃疡和窦道，溃疡呈潜行性边缘与肉芽肿基底。可排出有干酪样物的稀薄脓液。

（5）播散性粟粒性皮肤结核：少见，主要见于免疫低下宿主。针头到粟粒大小的红色斑疹或丘疹，常见疱疹、紫癜和中央坏死。

（6）溃疡性皮肤结核或腔口皮肤结核：主要见于口腔、口周、肛周、外阴。病损初为红色丘疹，发展成为疼痛性、软的、浅溃疡。

2. 结核疹

（1）丘疹坏死性结核疹：慢性、复发性、坏死性的双侧皮肤丘疹。愈后留瘢痕。通常位于肢体伸侧，成串分布。皮损呈无症状的、铁锈色小丘疹，中央结痂。

（2）硬红斑：多见于青年女性，好发于小腿屈侧，触痛性结节或斑块，可以破溃、形成瘢痕。

（3）瘰疬性苔藓：儿童多见，好发于躯干，多突然发生，无自觉症状。为粟粒大小的丘疹，上覆细小鳞屑，可呈肤色、淡红色或、黄红色或黄褐色。群集分布，呈苔藓样外观。

3. 颜面播散性粟粒狼疮　皮损好发于眼睑、颊部及鼻附近。1~2mm大小的半透明状结节，淡红、紫红或淡褐色。表面光滑，质地柔软，玻片压诊呈苹果酱色。

（二）检查要点

皮肤结核的皮损有下列特点，且多无自觉症状，检查时可得到提示：

（1）粟粒大小的丘疹主要见于全身性粟粒性皮肤结核、颜面播散性粟粒性狼疮、瘰疬性苔藓，也可以见于丘疹坏死性结核疹。

（2）半透明"果酱样"结节，质软主要见于寻常狼疮、颜面播散性粟粒性狼疮。

（3）溃疡与瘢痕交错发生主要见于溃疡性皮肤结核、瘰疬性皮肤结核、硬红斑；其中前两者溃疡底部多为肉芽组织。

（4）疣状增生主要见于疣状皮肤结核。

（三）辅助检查

1. 结核杆菌直接导致的皮肤病损

（1）寻常狼疮：最显著的特征是典型的结核性肉芽肿，伴上皮样细胞、朗汉斯巨细胞、单核细胞浸润。干酪样坏死极少见，抗酸杆菌极少。

（2）疣状皮肤结核：呈假上皮瘤样增生，伴角化过度和致密的炎细胞浸润，以中性粒细胞和淋巴细胞为主。上皮样巨细胞可见，但很少见到典型的结核样结节及抗酸杆菌。

（3）瘰疬性皮肤结核：在真皮深部可见典型的结核样结节与抗酸杆菌。

（4）播散性粟粒性皮肤结核：组织学上，呈微脓疡伴组织坏死及非特异性炎细胞浸润。并见大量结核杆菌。

（5）溃疡性皮肤结核或腔口皮肤结核：真皮深部和溃疡壁可见结核结节伴抗酸杆菌。

2. 结核疹

（1）丘疹坏死性结核疹：组织学上，病损呈真皮上部至表皮楔形坏死。上皮样细胞与朗汉斯巨细胞可见。闭塞性肉芽肿性血管炎伴核尘可见。

（2）硬红斑：呈间隔性脂膜炎，血管周围炎性浸润，脂肪坏死，异物巨细胞肉芽肿纤维化及萎缩可见。

（3）瘰疬性苔藓：可见毛囊周围和汗管周围结核样肉芽肿。通常无干酪样坏死，无抗酸杆菌。

（4）颜面播散性粟粒性狼疮：真皮结核性浸润，伴干酪样坏死。可见血管栓塞，无抗酸杆菌。

（5）其他辅助检查包括：旧结核菌素试验（OT）、胸部 X 线检查、皮损处脓液（干酪样物）直接涂片或培养等。

（四）鉴别诊断

1. 结核杆菌直接导致的皮肤病损

（1）寻常狼疮应与盘状红斑狼疮相鉴别：后者起病慢，多无溃疡，组织病理学可资区别。

（2）疣状皮肤结核应与皮肤着色芽生菌病相鉴别：后者多有外伤史，病情进展慢，组织病理学与病原学检查可资区别。

（3）瘰疬性皮肤结核应与孢子丝菌病、放菌病相鉴别：主要借助于病史、组织病理学与病原学检查以区别。

2. 结核疹

（1）瘰疬性苔藓应与毛发苔藓、扁平苔藓、光泽苔藓等相鉴别：后几种疾病组织学上没有结核样肉芽肿，并有各自的特点。

（2）颜面播散性粟粒性狼疮应与寻常痤疮和扁平疣相鉴别：后两者不呈果酱样改变。组织病理学也迥异。

（3）硬红斑应与结节性红斑相鉴别：后者多位于小腿伸侧而不是屈侧，多无溃疡。组织病理学表现也不同。

三、治疗措施

（一）结核杆菌直接导致的皮肤病损

1. 结核药物全身治疗

（1）异烟肼为首选药物，0.3g/d，顿服。也可用异烟腙，1.5g/d，顿服。异烟肼的不良反应为肝损害和神经炎。链霉素：成人 0.75~1.00g/d 肌内注射，小儿 15~20mg/（kg·d），不良反应为听神经损害及肾损害。

（2）对氨基水杨酸钠（PAS-Na）：成人 8~12g/d，分 4 次口服；儿童 0.2~0.3g/（kg·d）。不良反应为胃肠道反应与肝肾功能损害。

（3）利福平：成人 450~600mg/d，顿服，不良反应有肝损害及外周血白细胞降低等。

（4）乙胺丁醇：25mg/（kg·d），分 2~3 次口服，维持量 15mg/（kg·d）。不良反应有球后视神经炎、胃肠反应等。

现主张联合用药，疗程至少在半年以上，以保证疗效与防止细菌耐药。如异烟肼、利福平、乙胺丁醇联合应用，异烟肼、利福平、链霉素联合应用，异烟肼、链霉素、对氨基水杨酸钠联合应用等。三种药联合应用联合治疗 1~3 个月后改用两种药物联合治疗，6~9 个月后再用异烟肼维持治疗一段时间。

2. 局部外用药物　可外用15%对氨基水杨酸钠软膏、5%异烟肼软膏或利福定软膏，以及对症处理。

3. 手术清除瘘管　应在病情停止活动后进行。

（二）结核疹

（1）常用异烟肼或利福平，以抑制细菌抗原的产生。

（2）加用其他抑制变态反应、抑制炎症介质或抑制增生的药物，如雷公藤、维A酸等。

（3）对症处理。

四、预后

由于生活水平的提高，皮肤结核现已少见且预后良好。经过早期、足量、规则、联合治疗，患者能够完全康复。但须警惕在流动人口及免疫低下宿主中的疾病状况。

第七节　麻风病

一、概述

麻风病又称汉森病（Hansen's disease），是有史以来就有记载的一种慢性传染病，以皮肤变形、外周神经受损和畸残为特点。麻风病是由感染引起的，潜伏期很长，难以早期诊断。麻风杆菌是一种细胞内、抗酸、革兰染色阳性杆菌。麻风病的潜伏期为6个月至40年不等，结核样型麻风（TT）平均为4年，瘤型麻风（LL）平均为10年。麻风病有三种类型：结核样型、瘤型和界线类，后者又有亚型。现在认为麻风病是一种病谱性疾病，患者病情随着其免疫力变化而变化。尚不清楚麻风病究竟是如何传播的，目前认为麻风杆菌是通过飞沫、痰液，通过呼吸传播或接触传播，经过破损的黏膜或皮肤进入未感染者。偶尔或短期接触并不传播此病。绝大多数接触麻风杆菌的人并不患病，因为其免疫系统成功抵抗了感染。

二、诊断思路

（一）病史特点

麻风病的症状主要有三：皮肤损害、感觉麻木、肌肉无力。

1. 皮肤损害　皮损区域肤色比患者的正常肤色浅，皮损区域的热觉、触觉、痛觉减低。

2. 感觉麻木　手、上肢、脚或下肢感觉麻木或缺如。

3. 肌无力　因为麻风杆菌繁殖很慢，患者的症状往往在感染至少1年后，平均为5～7年才出现。患者的症状常常很轻，以至于往往到皮损出现后才意识到。90%的患者常常在皮损出现前几年就开始有麻木感了。麻风病主要影响皮肤和周围神经。皮肤受累产生皮疹和bumps，周围神经受累造成支配区域的皮肤感觉麻木和肌肉无力。首先是肢端温觉丧失，其次是触觉丧失，再次是痛觉，最后是深压觉丧失。在手、足特别明显。症状开始出现后，疾病缓慢进展。

麻风病根据皮损的类型和数目分为两种类型：结核样型（tuberculoid）、瘤型（lepromatous）和界线类（borderline）。

在结核样型麻风，皮疹出现，组成一个或扁平的、有点白色的区域，该区域感觉麻木，因为细菌损害了下面的神经。

在瘤型麻风，出现许多小的丘疹或较大的、大小不一、形态不一的高起的皮损。比结核样型麻风有更多的区域呈现麻木感，某些肌群可出现无力。

界线类麻风兼有结核样型麻风和瘤型麻风的特点。如果不治疗，界线类麻风可能好转为像结核样型麻风那样，或恶化为瘤型麻风那样。

麻风病最严重的症状是周围神经被感染所致。它引起患者触觉退化、痛温觉丧失。周围神经受损者对烧灼、切割等伤害无意识痛楚。周围神经受损可能最终导致手指、脚趾残缺。周围神经受损也可以引起肌无力，造成"爪形手"和垂足畸形。皮肤感染可以造成局部肿胀，后者可能导致面部毁形。

麻风病患者可以有足跖疼痛、慢性鼻塞乃至鼻塌陷或鼻毁形。眼损害可致盲。男性瘤型麻风患者有勃起障碍和不育，因为睾丸感染可以减少精子数目。

在未经治疗甚至经过治疗的患者，机体免疫应答可以产生炎症反应，后者包括发热，皮肤、周围神经的炎症，以及较少见的淋巴结、关节、肾脏、肝脏、眼、睾丸的炎症。

（二）检查要点

主要检查三个区域的体征：皮肤损害、神经损害和眼损害。

1. 皮肤损害　判断皮损的数目和分布。常见的最初皮损是色素减退性斑片，边缘稍隆起。也常见斑块。皮损可以伴或不伴感觉减退。界线类皮损常常位于臀部。

2. 神经损害　评估感觉减退的区域（温觉、轻触觉、针刺痛觉和无汗区域），尤其是支配躯干神经的区域和皮神经区域。最常见受累的神经是胫后神经、尺神经、正中神经、眶上神经等。除了感觉丧失外，可以有僵硬和运动受限。

3. 眼损害　是最常见的面部损害。兔眼（眼睑不能闭合）常见于瘤型麻风晚期，是由于第七对颅神经受累所致。第二对颅神经（三叉神经）的眼支受累可以造成眼睑外翻、眼干燥和不能眨眼。

（三）辅助检查

因为麻风杆菌不能在实验室培养基里生长，组织培养和血培养对诊断没用。感染皮肤组织活检镜下观察有助于诊断。

1. 皮肤活检及组织学检查　皮损中见到发炎的神经可以视为诊断标准。活检标本可以见到麻风病的特征表现和抗酸杆菌的存在。活检对确定细菌指数（BI）和细菌形态指数（MI）有用，后者可以用于评估病情和治疗效果。

组织学表现在各型不同：

（1）未定类麻风（IL）：没有特异性组织学表现。可见散在的组织细胞和淋巴细胞，部分集中在皮肤附属器和神经周围。有时，可在神经束中见到抗酸杆菌。真皮肥大细胞的数目可能增多。

（2）结核样型麻风（TT）：可以在真皮乳头层见到完整地的上皮样肉芽肿，常围绕着神经血管结构。肉芽肿周围有淋巴细胞，后者可以伸入表皮。朗汉斯巨细胞常见，真皮神经毁损或肿胀。观察不到抗酸杆菌。S-100在鉴定神经片断及与其他肉芽肿鉴别时有用。

（3）界线类偏结核样型（BT）：明显的和弥漫的上皮样肉芽肿，但很少或看不见朗汉斯巨细胞。表皮中很少有淋巴细胞。细菌很少或看不到，但可以在皮神经和竖毛肌中看到。神经中度肿胀。

（4）中间界线型（BB）。

（5）弥漫的上皮样肉芽肿，缺乏朗汉斯巨细胞。表皮下可以见到未浸润的真皮乳头层即境界带或无浸润带。神经轻度肿胀，可见中等数量的抗酸杆菌。

（6）界线类偏瘤型（BL）较小的肉芽肿，伴一定的泡沫样改变。大量淋巴细胞可见。神经常呈洋葱皮状外观。可见少数上皮样细胞。

（7）瘤型（LL）：真皮无浸润带下方可见大量泡沫样巨噬细胞，其中有大量抗酸杆菌。淋巴细胞稀少。瘤型麻风的结节或皮肤纤维瘤样损害，称为组织瘤样麻风。

2. 麻风菌素试验　该试验指示标志着宿主对麻风杆菌的抵抗力。它的结果并不能确诊麻风病，但它对确定麻风的类型有帮助，可以区别结核样型麻风和瘤型麻风。阳性结果指示细胞介导的免疫，可以在结核样型麻风中见到。阴性结果提示缺乏对疾病的抵抗，可以在瘤型麻风中见到。阴性结果也提示预后不好。麻风菌素试验的评估：细菌注射进前臂，48h 后评估反应（femandez reaction），它代表对麻风杆菌的迟发型变态反应或者是对分歧杆菌与麻风杆菌交叉的迟发型变态反应。3~4 周后观察到的反应称 Mitsuda reaction，代表免疫系统能够发生有效的细胞介导的免疫反应。

3. 血清学检测　尽管它们用于多菌性疾病，但是在麻风病中并未广泛开展，因为它们不能稳定地探测早期麻风或轻微的麻风。血清学检查可以检测针对麻风杆菌的特异性 PGL－Ⅰ抗体。这在未经治疗的瘤型麻风患者中很有用，因为这类患者的 80% 以上有抗体。然而，在少菌型麻风只有 40%~50% 的患者存在抗体。

4. 聚合酶链反应（PCR）　也并未在麻风病中广泛开展。PCR 分析可以用于鉴定麻风杆菌，一般在检测到了抗酸杆菌而临床和组织学表现又不典型时采用。一步法逆转录聚合酶链反应（RT－PCR）在组织液涂片标本和活检标本中敏感性较高，在治疗过程中监测细菌清除情况时有用。

（四）麻风病的诊断标准

主要根据临床，可以根据下列 3 项中的一项或一项以上。

（1）色素减退性斑片或红色斑片，伴有明确的感觉丧失。

（2）周围神经粗大。

（3）皮损组织液涂片或活检呈查见抗酸杆菌：麻风病可以分为多菌型麻风和少菌型麻风。少菌型麻风包括未定类、结核样型、界线类偏结核样型，皮肤组织液涂片查菌阴性。多菌型麻风包括瘤型、界线类偏瘤型、中间界线类，皮肤组织液涂片查菌阳性。

（五）鉴别诊断

应该与结节病、皮肤结核、环状肉芽肿等鉴别。

1. 结节病　患者没有感觉障碍，没有神经粗大，病理学结节边缘淋巴细胞较少、呈"裸结节"。

2. 皮肤结核　患者没有感觉障碍，没有神经粗大，病理学上呈"结核性肉芽肿"、有干酪性坏死。

3. 环状肉芽肿　患者没有感觉障碍，没有神经粗大，病理学上呈"栅栏样肉芽肿"。

三、治疗措施

（一）药物治疗

1. 抗生素治疗　抗生素治疗应于早期进行，抗生素能够阻止麻风进展但不能逆转患者的神经损害与畸形。因此，早期诊断和早期治疗极为重要。抗生素治疗的目标是阻止感染、减少死亡、预防并发症、消灭疾病。常用的第一线抗生素有氨苯砜、利福平类（包括利福定等）、氯苯酚嗪。第二线抗生素有喹诺酮类（包括氧氟沙星、环丙沙星等）、米诺环素、克拉霉素等。

由于麻风杆菌可以对某些抗生素产生耐药，故自 1981 年起，WHO 推荐联合化疗（MDT）。MDT 为可以预防氨苯砜耐药，快速减退传染性，减少复发、麻风反应和畸残。疗程一般是 6 个月 ~2 年。少菌型麻风是两种药联合，多菌型麻风是三种药联合。

少菌型麻风：氨苯砜加利福平 600mg，每月 1 次，服 6 个月。

多菌型麻风：氨苯砜加利福平 600mg，每月 1 次；加氯苯酚嗪 300mg 每月 1 次及 50mg/d，服用 1 年。

2. 免疫调节剂　主要包括泼尼松、沙利度胺。泼尼松 40 ~ 60mg/d 口服 ［最多 1mg/（kg·d）］治疗Ⅰ型和Ⅱ型麻风反应，至消退后减药，每 2 ~ 4 周减 5mg。沙利度胺 300 ~ 400mg/d 直到Ⅱ型麻风反应被控制；然后减量为 100mg/d 维持一段时间。

（二）物理疗法、手术与纠正畸残

对于晚期患者，必须给予物理治疗以防止畸残。对于有畸残的患者如兔眼等必要时进行手术治疗。

（三）社会学与心理治疗

对于麻风患者给予关爱，不主张与社会隔离，同时让他们做一些力所能及的工作。

四、预后评价

预后取决于病期与类型。严重的后果为永久的神经损坏，畸残。早期诊断与治疗可以减少损害，阻断传染，防止畸残，使患者回归正常生活。

第三章

病毒性皮肤病

第一节　单纯疱疹

单纯疱疹病毒（herpes simplex virus，HSV）能够引起多种感染，如黏膜皮肤感染、中枢神经系统感染及偶见的内脏感染。人疱疹病毒分 1 型和 2 型，HSV - 1 主要经过呼吸道、消化道或皮肤黏膜直接与感染性分泌物密切接触而传播，HSV - 2 则主要经过性接触导致生殖道传播，新生儿可经产道感染。

一、病因与发病机制

1. 病原特性　HSV - 1 型主要侵犯面部、脑及腰以上部位；HSV - 2 型主要侵犯生殖器及腰以下部位，但并非所有病例都如此分布。

2. 感染 - 潜伏 - 激活　病毒侵犯表皮、真皮细胞及神经节，并在其中复制，局部出现病变；病毒侵入后沿局部神经末梢上行进入神经节，经过 2 ~ 3d 的复制后进入潜伏状态，在机体受到刺激（如外伤、免疫功能下降），病毒被激活，开始重新复制，并沿该神经节的神经分支下行播散到外周支配的表皮细胞、真皮细胞等，而发生疱疹。

3. 传染源及传播途径　急性期患者及慢性带毒者均为传染源。可通过黏膜或皮肤微小损伤部位直接接触感染；HSV - 1 型主要通过空气飞沫传播，HSV - 2 型传播主要通过性交及接吻传播。HSV 也可经消化道、母婴垂直传播。

二、临床表现

临床上可分两型：①原发型，可有发热（体温高达 39℃ 左右），周身不适，局部淋巴结肿大病程为 7 ~ 10d。②复发型，临床症状较轻，病程短。

潜伏期 2 ~ 12d，平均 6d，几乎所有的内脏或黏膜表皮部位都可分离到 HSV。

1. 皮肤疱疹　好发于皮肤和黏膜交界处，以唇缘、口角、鼻孔周围等处多见。初起局部皮肤发痒、灼热或刺痛、充血、红晕，出现成簇米粒大小水疱，可发 2 ~ 3 簇。疱液清，壁薄易破。2 ~ 10d 后干燥结痂，脱痂不留瘢痕。

2. 疱疹性齿龈口腔炎　多发于 1 ~ 5 岁儿童。口腔、牙龈上出现成群水疱，破溃、溃疡，剧痛，易出血，在唇红部和口周围常发生水疱，可有发热、咽喉疼痛及局部淋巴结肿大、压痛，经 3 ~ 5d 溃疡愈合，发热消退。病程约为 2 周。口腔疱疹还有溃疡性咽炎、口腔或面部疱疹或浅溃疡。

3. 疱疹性瘭疽（herpetic whitlow）　手指的 HSV 感染是原发性口或生殖器疱疹的一种并发症，病毒可经手指上皮破损处进入或由于职业及其他原因而直接进入手内。临床表现为感染的手指突发水肿、红斑、局部压痛、水疱和脓疱，常出现发热、肘窝和腋窝淋巴结炎。

4. 眼疱疹　表现为一种急性角膜结膜炎，多为单侧性，初起眼睑红肿、疼痛、视觉模糊，继则出现小疱（滤泡性结膜炎），约 2/3 侵犯角膜，表现树枝状或葡萄状角膜溃疡。

5. 中枢及外周神经系统的 HSV 感染　如下所述。

（1）急性脑炎：95% 以上由 HSV - 1 引起，临床表现多呈暴发性或急性发作，发热、头痛、呕吐、意识障碍和抽搐，常有颞叶受损表现，如性格改变、行为异常、幻觉和失语等。病死率 30% ~ 50%。

（2）急性脑膜炎、脊髓炎和神经根炎：亦可因原发性或复发性 HSV 感染引起。HSV 脑膜炎是一种急性自限性疾病，表现为头痛、发热及轻度畏光，持续 2 ~ 7d。

6. 播散性感染　播散性 HSV 感染常见于免疫功能缺陷者，妊娠妇女或新生儿，播散性感染可累及皮肤黏膜和内脏。内脏 HSV 感染通常由病毒血症所致。

（1）肺炎：疱疹性气管支气管炎扩散到肺实质则引起 HSV 肺炎，通常是局灶性坏死性肺炎。病毒也可经血播散到肺而导致双侧间质性肺炎。

（2）肝 HSV 感染：可表现为肝炎，也可出现播散性血管内凝集。

（3）其他：包括单关节的关节炎、肾上腺坏死、特发性血小板减少及肾小球肾炎。免疫受抑制可波及其他内脏器官，孕妇的 HSV 感染能引起播散并可能与母亲和胎儿的死亡有关。

7. 新生儿 HSV 感染　新生儿 HSV 感染中约 70% 由 HSV - 2 所致，皆因出生时接触生殖道分泌液而被感染。但是先天性感染常是原发性 HSV 感染的母亲在孕期传播给胎儿的。新生儿 HSV - 1 感染通常在生后获得，与家庭成员直接接触。

新生儿 HSV 感染包括：①皮肤、眼及口腔疾病。②脑炎。③播散性感染。在出生后 4 ~ 7d 出现发热、咳嗽、气急、黄疸、出血倾向、抽搐、肝大、脾大、皮肤及口腔疱疹、发绀及意识障碍，常在出生后 9 ~ 12d 死亡。抗病毒化疗使新生儿疱疹病死率降到 25%，但其发病率（特别是婴儿中枢神经系统 HSV - 2 感染率）仍很高。

三、实验室检查

1. Tzanck 涂片　自水疱基底取材涂片经吉姆萨染色，见多核巨细胞。

2. 抗原检测　皮损处取材，涂片用 HSV - 1 和 HSV - 2 抗原特异性单抗检测 HSVI - 2 抗原。

3. 病毒培养　受累皮损或组织活检标本 HSV 培养。

4. 血清学检查　糖蛋白（g）GI、（g）GZ 特异性抗体，可区分 HSV - 1 和 HSV - 2 的既往感染。原发 HSV 感染可通过出现血清转化现象得以证实。HSV 抗体血清检查如血清检查阴性可除外复发性疱疹。

5. 组织病理　表皮气球样变性和网状变性、棘层松解，表皮内水疱，水疱内为纤维蛋白、炎性细胞及气球状细胞。PCR 可确定组织、涂片或分泌物中 HSV - DNA 序列。

四、诊断

典型临床表现即可诊断。必要时可做疱液涂片、培养或病毒抗原检查确定。初次发病感染 2 ~ 6 周才出现 IgG1 或 IgG2 抗体，故确诊仍应需用培养法。

五、治疗

1. 局部治疗 如下所述。

（1）皮损处：以 5% 阿昔洛韦霜、1% 喷昔洛韦霜每 2 ~ 3h 1 次外用、3% 酞丁胺霜外用、5% 碘苷溶于 100% 二甲亚砜擦洗，2/d，连用 4 ~ 5d。

（2）眼疱疹：0.1% 阿昔洛韦（ACV）眼液滴眼，涂以 3% 阿糖腺苷（Ara - A）软膏或 0.5% 碘苷眼膏，每 3 ~ 4h 1 次。或者滴入 0.1% 碘苷溶液，每次 1 ~ 2 滴，白天每 1 ~ 2h 1 次；夜间每 2 ~ 3h 1 次。7 ~ 10d 为 1 个疗程。用 1% 三氟胸腺嘧啶核苷（TFT）滴眼，效果更佳。

2. 系统治疗 如下所述：

1）抗病毒治疗

（1）阿昔洛韦（acyclovir）200mg，口服，5/d，共 7 ~ 10d，或每次 5mg/kg，每 8h 1 次，静脉滴注，7d 为 1 个疗程；在局限性 HSV 感染中多数经治疗后皮损 24h 开始愈合，72h 结痂。

（2）伐昔洛韦（valaciclovir）、泛昔洛韦（famcyclair）亦可选用；伐昔洛韦是阿昔洛韦的前体药物，生物利用度更高，口服后约 80% 被吸收。

复发单纯疱疹：阿昔洛韦，400mg 口服，3/d 或 800mg，2/d，伐昔洛韦 0.3g，口服，2/d，皆连用 5d。

长期抑制治疗：阿昔洛韦，400mg 口服，2/d；伐昔洛韦，0.3g，口服，1/d。

（3）新生儿疱疹：阿昔洛韦 20mg/kg，静脉滴注，每 8h 1 次，连用 14 ~ 21d。

2）免疫治疗：可加用 α - 干扰素或白细胞介素 - 2（IL - 2）、转移因子或胸腺素等免疫增强药。

3）耐药病毒株治疗：阿昔洛韦耐药，表现疱疹皮损严重，病毒载量高。HSV 耐药株为胸苷激活酶缺陷型，可用膦甲酸 40mg/kg，静脉滴注，每 8h 1 次，直至皮损消退、西多福韦。外用咪喹莫特霜。

六、预后

口唇疱疹未经治疗自然病程为 1 ~ 2 周。抗病毒治疗不能清除体内潜伏的 HSV，故不能防止复发。

第二节　带状疱疹

带状疱疹是由水痘 - 带状疱疹病毒引起的疱疹性皮肤病。初次感染表现为水痘或隐伏感染，此后病毒潜伏于脊髓后神经根中，在某些诱发因素或机体免疫力下降的情况下病毒被激活而发病。

一、诊断要点

1. **好发年龄** 患者以老年人居多，儿童和青少年少见。部分发生于长期应用糖皮质激素或免疫抑制剂者。

2. **好发部位** 主要发生于肋间神经支配区域的皮肤，其次为三叉神经支配区域，发生于腰段、颈段者临床也不少见。

3. **前驱症状** 皮疹出现前可有低热、全身不适、食欲不振等症状，局部常有刺痛、灼热、神经痛或皮肤感觉过敏，一般持续 2～5d 出现皮疹。部分病例尤其是儿童患者在出疹前可无任何自觉症状。

4. **典型损害** 皮损发生于身体一侧，沿周围神经分布区排列，不超过或略微超过身体中线。基本损害为红斑基础上群集粟粒至绿豆大中央凹陷的水疱，一簇或多簇，簇间皮肤一般正常，疱壁紧张，疱内容物初期清澈或呈淡黄色，不久即变浑浊，病情严重时疱液可为血性，破溃后形成糜烂面，表面结痂。

由于皮疹可同时或先后发生，在同一患者可同时见到红斑、丘疹、丘疱疹、水疱、糜烂、痂皮等不同时期的损害。最后患处逐渐干燥结痂，痂皮脱落后留暂时性色素沉着而愈，若无继发感染一般不留瘢痕。

5. **特殊类型** 临床可见到具有神经痛而无皮损的无疱型带状疱疹、局部组织坏死的坏死型带状疱疹、只有红斑而无水疱的顿挫型带状疱疹、水疱较大的大疱型带状疱疹、水疱为血性的出血型带状疱疹、多神经或双侧发疹的多发型带状疱疹、发生于角膜的眼带状疱疹、带状疱疹性脑膜炎，以及伴有面瘫、耳聋、耳鸣的耳带状疱疹等特殊类型，但均较为少见。

6. **自觉症状** 患处有不同程度的疼痛，年龄越大疼痛越为明显，甚至疼痛剧烈难以忍受。疼痛可发生于皮疹出现前或与皮疹同时出现，轻微牵拉或外物刺激即可诱发或加重疼痛。

通常疼痛持续至皮损完全消退，若皮损消退 1 个月后仍有神经痛，称为带状疱疹后遗神经痛，多发生于 50 岁以上年老体弱者。

7. **病程** 一般 1～2 周，偶可复发，复发率小于 0.2%。局部组织坏死严重、泛发型带状疱疹、免疫缺陷及有潜在恶性病的患者，病程可延长，甚至反复发作。带状疱疹后遗神经痛一般 1～3 月可自行缓解或消失，少数患者的疼痛可持续 1 年以上。

8. **实验室检查** 半数患者在发疹后外周血白细胞总数低于 $5.0 \times 10^9/L$，病情好转或痊愈后恢复至发病前水平。部分患者在发疹期血沉可增快。疱液或创面刮取物涂片镜检可查到多核巨细胞，PCR 病毒检出率高达 97%，直接免疫荧光抗体试验阳性检出率（适用于既往感染 HSV 者，不适用于急性感染者）也较高。

二、治疗

1. **一般治疗** 发病后注意休息，避免食用辛辣刺激性食品，保持消化道通畅；加强创面保护和护理，避免衣物摩擦和刺激，以防止继发感染和加剧疼痛；发病后及时合理诊治，避免带状疱疹后遗神经痛的发生。

2. **全身治疗** 如下所述。

（1）抗病毒药：可给予阿昔洛韦 2～4g/d、伐昔洛韦 600mg/d 或泛昔洛韦 1.5g/d，分次口服；或阿昔洛韦 5 ~ 10mg/kg，每 8h 1 次，静脉滴注；或阿糖胞苷 10mg/（kg·d）配成浓度为 0.5mg/ml 的溶液，静脉滴注 12h 以上，一般疗程 7 ~ 10d。

（2）干扰素：急性发疹期可给予基因工程干扰素 α - 1b 10 ~ 30μg、基因工程干扰素 - γ 100 万 U 或基因干扰素 β - 1a 200 万 U，每日 1 次，肌内注射，连续 5 ~ 7d。

（3）免疫调节剂：麻疹减毒活疫苗 2mg/次，肌内注射，可减轻症状。免疫力低下的患者，可酌情给予转移因子 2 ~ 4ml/d、胸腺肽 10 ~ 20mg，2 ~ 3 次/周、静脉注射人免疫球蛋白 200 ~ 400mg/（kg·d）等。

（4）糖皮质激素：早期与抗病毒药物联合应用可有效控制炎症反应、减轻神经节的炎症后纤维化、降低后遗神经痛的发生率，适用于病情严重、年老体健、无严重糖皮质激素禁忌者，但免疫功能低下或免疫缺陷者应用后有导致病毒扩散的危险，需慎重。临床一般选用醋酸泼尼松 30 ~ 60mg/d，分次口服，疗程 7 ~ 10d。

（5）消炎止痛剂：疼痛明显者可给予阿司匹林 0.9 ~ 1.8g/d、萘普生（首剂 0.5g，以后 1 次 0.25g，每 6 ~ 8h 1 次）、盐酸曲马多 200 ~ 400mg/d、布洛芬 1.2 ~ 1.8g/d、卡马西平 0.6 ~ 1.2g/d、吲哚美辛 50 ~ 100mg/d，分次口服。

（6）抗生素：继发细菌感染者可给予罗红霉素 150 ~ 300mg/d、阿奇霉素 500mg/d、阿莫西林 2 ~ 4g/d、头孢氨苄 1 ~ 4g/d 或阿莫西林 - 克拉维酸钾 0.75g/d（按阿莫西林计算），分次口服。

3. 局部治疗　如下所述：

（1）无继发感染的皮损处可涂搽 5% 阿昔洛韦霜、3% 肽丁胺霜、1% 喷昔洛韦软膏、3% 膦甲酸钠软膏、0.5% 疱疹净软膏、2% 龙胆紫、1% 达克罗宁马妥氧化锌油膏或泥膏、0.9% 利多卡因软膏、0.025% ~ 0.075% 辣椒素软膏、炉甘石洗剂或 1% 樟脑炉甘石洗剂等，每日 3 ~ 5 次。

眼带状疱疹可选用 0.1% 阿昔洛韦滴眼液、3% 阿昔洛韦软膏、0.1% 病毒唑滴眼液、0.1% 疱疹净滴眼液、0.1% 肽丁胺滴眼液或含 10μg/ml 基因工程干扰素 α - 1b 滴眼液，每日 5 ~ 7 次，直至症状完全消退，可与抗生素滴眼液交替使用防止继发感染。角膜形成溃疡者禁用糖皮质激素外用制剂。

（2）急性发疹期或疱疹破溃初期，可涂搽基因工程干扰素 α - 1b 软膏（25 万 U/5g），每日 3 次，直至皮损消退。

（3）有继发感染或渗液较多者，患处可用 0.1% 依沙吖啶溶液或 0.5% 新霉素溶液湿敷后，涂搽 2% 龙胆紫溶液、1% 红霉素软膏、黄连素软膏、0.1% 新霉素软膏、林可霉素利多卡因凝胶、1% 诺氟沙星软膏或 2% 莫匹罗星软膏，每日 3 ~ 5 次。

4. 封闭治疗　急性期发疹期炎症剧烈者，可选用基因工程干扰素 β - 1a 200 万 ~ 300 万 U/次，病灶基底部放射状注射，每日 1 次，连续 5 次；若患处疼痛剧烈，在有效抗病毒药物应用前提下，可选用甲泼尼龙醋酸酯混悬液 20mg 或复方倍他米松混悬液 7mg，与 1% 利多卡因溶液 5ml 混匀后，行皮下浸润注射或神经节阻滞封闭，一般 1 次即可。

5. 物理疗法　局部照射紫外光、CO_2 激光扩束、微波照射、TDP 频谱，以及高频电疗、低频电磁、针灸、穴位照射等，均具有较好消炎止痛和缩短病程的作用。

6. 带状疱疹后遗神经痛的治疗　如下所述：

（1）止痛药：可口服可待因 60mg/d、布洛芬 1.2 ~ 1.8g/d 或尼美舒利 100 ~ 200mg/d，

分次口服；或盐酸曲马多50～100mg，4～6h1次，口服或肌内注射，可重复使用，累计剂量不超过800mg/d。

（2）抗抑郁药：长期剧烈疼痛影响睡眠者，可给予阿米替林，初始剂量为25mg/d，逐渐递增至150～250mg/d，最大剂量不超过300mg/d，维持剂量为50～150mg/d，分次口服；或多塞平25～75mg/d、去甲替林50mg/d或氯米帕明75mg/d，分次口服。此外，氟奋乃静、齐美定、帕罗西汀等也可酌情选用。

（3）抗惊厥药：能缓解神经痛，尤其是三叉神经痛，可选用卡马西平100mg，每日3次，口服；或苯妥英钠200～400mg/d，分次服用。

（4）局部封闭：2%利多卡因3～5ml，加用或不加用糖皮质激素在皮肤疼痛处浸润注射和行神经阻滞封闭，3d1次。

7. 中医治疗　如下所述：

（1）湿热搏结证：患处红斑基础上成簇水疱，疱液浑浊，疱壁破溃后糜烂渗液，伴疼痛，纳呆腹胀，脉滑数；舌质淡红，苔白腻或黄腻。治宜清化湿热，凉血解毒，方选薏仁赤豆汤加减，药用薏苡仁、赤小豆各15g，茯苓皮、地肤子、生地、银花各12g，车前子、马齿苋、车前草、赤芍各10g，藿香、佩兰各9g，甘草6g，每日1剂，水煎取汁分次服。

（2）毒热炽盛证：皮肤红斑、丘疹、丘疱疹、水疱等多形性皮疹，集簇分布，排列呈条带状，疼痛剧烈，伴咽干口苦，溲黄，脉数；舌质红，苔黄。治宜清热泻火，解毒止痛，方选大青连翘汤加减，药用绿豆衣20g，马齿苋15g，连翘、银花、生地各12g，大青叶、黄芩、贯众、玄参各9g，炒丹皮、赤芍各6g，每日1剂，水煎取汁分次服。

（3）气滞血瘀证：皮疹消退后患处仍疼痛不止，常剧烈疼痛难以忍受，伴胸胁胀满，舌质暗红，苔少或薄白。治宜疏肝理气，通络止痛，药用鸡血藤、鬼箭羽、忍冬藤各15g，金瓜蒌、川栀子、桃仁、红花、元胡、香附、陈皮各10g；或川栀子、柴胡、当归、川芎、元胡、乳香、没药、莪术、郁金各10g，每日1剂，水煎取汁分次服。

以上各证加减法：皮损发于颜面者，加杭菊花、野菊花、桑叶；发于眼周者，加谷精珠、炒黄连、银花；发于下肢者，加川牛膝、宣木瓜；发于腰骶者，加炒杜仲、续断；疼痛日久不除者，加金头蜈蚣、全蝎；头晕目眩者，加茺蔚子、蔓荆子、川芎。

（4）外治法：疱疹未破溃时可外涂玉露膏（由芙蓉叶粉2份、凡士林8份组成），或雄黄10g、冰片1g，研细末后凉开水调敷患处。损害为红斑、丘疹、丘疱疹及未破溃的水疱，可外敷金黄散、双柏散。疱疹破溃有渗液时，选用马齿苋、黄连、黄柏、五倍子等水煎汁湿敷患处，创面干燥后外敷冰石散、黄连膏。亦可选用复方地榆氧化锌油（生地榆粉10g、紫草粉5g、冰片粉2g，氧化锌油加至100g）或季德胜蛇药片研末后调成糊状涂搽患处，每日2或3次。

第三节　扁平疣、寻常疣

一、扁平疣

扁平疣（verruca plana）好发于青少年，亦称青年扁平疣。

（一）临床表现

1. 皮肤损害　皮疹为帽针头至绿豆或稍大的扁平光滑丘疹，直径0.1～0.5cm，数目多少不一，呈圆形、椭圆形或多角形，质硬，正常皮色或淡褐色。

2. 发病特征　青少年多见，好发于颜面、手背或前臂，大多骤然发生。一般无自觉症状，偶有微痒，常由搔抓而自体接种，沿抓痕呈串珠状排列，即Koebner现象。慢性病程，若出现剧烈瘙痒和发红，往往为治愈的征兆。

扁平疣可数周或数月后突然消失，但亦可多年不愈。在所有临床型HPV感染中，扁平疣自发性缓解率最高。

（二）治疗

1. 一般治疗　可用液氮冷冻、电灼或激光治疗，维A酸乳膏或他扎罗汀乳膏外涂，5%咪喹莫特乳膏，每日或隔日外用1次有效。亦可用氟尿嘧啶软膏点涂疣面（愈合后常遗留色素沉着），或外用肽丁胺软膏有一定疗效。

2. 顽固难治疗者　西咪替丁或联合左旋咪唑治疗。

3. 中药　板蓝根、大青叶、紫草、薏苡仁、凌霄花、珍珠母各30g，红花、马齿苋、赤芍各15g，水煎口服，每日1剂，连服7～14剂，可加局部搽药，有良效。

二、寻常疣

（一）临床表现

1. 皮肤损害　寻常疣（verruca vulgaris）初起为针尖至豌豆大，半圆形或多角形丘疹，表面粗糙角化，乳头样增殖，呈花蕊或刺状，灰黄、污褐或正常肤色，表面有黑点，黑点为毛细血管血栓所致。

2. 发病特征　初发多为单个，可因自身接种而增多到数个或数十个。偶尔数个损害融合成片。多见于儿童及青少年，无自觉症状，偶有压痛。好发于手、足及足缘等处。多数寻常疣可在2年内自然消退。经治疗后，1年内大约有35%患者复发或出现新的损害。

3. 临床亚型　如下所述：

（1）甲周疣（periungual warts）：发生于甲缘，有触痛，易致皲裂而感染。

（2）丝状疣：好发于颈部、眼睑或颏部等处，为单个细软的丝状突起，呈正常肤色或棕灰色。

（3）指状疣：为在同一柔软基础上发生参差不齐的多个指状突起，尖端为角质样物质，数目多少不等。

（二）治疗

1. 一般治疗　如下所述：

（1）过度角化表面应削除，用液氮冷冻、电烧灼或二氧化碳激光或配合外科手术切除。

（2）刮除法：用外科刀划开疣周围皮肤，再用5号骨科刮匙，套入疣基底部，以30°角用力推除，然后涂2.5%碘酒或聚维酮碘，压迫止血，包扎。

（3）药物法：外用咪喹莫特乳膏，每晚1次，干扰素0.1～0.2ml一次局部注射；用0.1%博来霉素生理盐水或0.05%平阳霉素普鲁卡因液注射于疣基底部至疣表面发白，每次0.2～0.5ml，每周1次，2～3次疣即脱落。

（4）外用药涂贴：涂 5% 氟尿嘧啶软膏，方法同上或三氯醋酸点涂。10% 甲醛溶液、10% 水杨酸软膏。

2. 顽固的甲周疣　试用 40% 碘苷二甲基亚砜溶液，或 5% 氟尿嘧啶、10% 水杨酸火棉胶。

3. 多发性者　应检查有无免疫功能障碍。用中药治疣汤或针灸治疗。

第四节　小儿丘疹性肢端皮炎

一、概述

小儿丘疹性肢端皮炎（papular acrodermatitis of childhood，PAC）是发生于小儿的自限性疾病，主要特征为面、臀、四肢苔藓样丘疹，浅部淋巴结肿大及无黄疸型肝炎。传播途径为通过消化道、皮肤、黏膜，是以皮疹为主要表现的一种乙型肝炎病毒感染。其他病毒，如 EB 病毒、副流感病毒、柯萨奇病毒 A16、肠病毒、巨细胞病毒等也与本病有关。同义名有小儿无痒性肢端皮炎、Gianotti – Crosti 综合征。

二、临床表现

（1）发病年龄 6 个月至 12 岁，主要发生于 2 ~ 6 岁儿童。

（2）患儿一般无前驱症状而突然出现皮疹。

（3）皮疹呈暗红色或葡萄酒样红色苔藓样丘疹，针头至绿豆大小，边界清楚，孤立散在，不融合，无痒感，黏膜一般不受侵犯。对称分布于四肢远端伸侧，3 ~ 4d 内依次向上扩展至臀、股及上肢伸侧，最后延伸到面部，但躯干受累少见。肘膝和足背处因受机械性刺激而呈同形反应出现线状排列。皮损一般 3 ~ 4 周后逐渐消退，可有糠秕样脱屑。

（4）发疹时，全身浅表淋巴结肿大，以腋窝，腹股沟处明显，无痛感，可持续 2 ~ 3 个月。

（5）皮疹出现同时或发疹 1 ~ 2 周后发生急性无黄疸型肝炎，可持续 2 个月至数年。表现为肝脏肿大，肝功能异常，但无自觉症状，少数患者可有低热、倦怠和全身不适。

三、诊断要点

（1）面部和四肢散在、对称分布的扁平实质性丘疹。

（2）浅表淋巴结肿大和无黄疸型肝炎。

（3）血清肝酶可升高，乙型肝炎表面抗原阳性。

四、鉴别诊断

1. 玫瑰糠疹　好发于躯干和四肢近心端，面部一般不受累。皮疹为直径 0.5 ~ 2.0cm 的圆形或卵圆形斑，淡红色或黄褐色，边界清楚，覆有糠秕样鳞屑，皮损长轴与皮纹方向一致。

2. 扁平苔藓　呈紫色、紫红色扁平多角形丘疹，多有黏膜损害，口腔好发，伴阵发性剧痒或微痒。

3. 药疹　皮疹类型多样，可伴发肝损害，有服药史，乙型肝炎表面抗原阴性。

五、治疗方案及原则

（1）本病有一定的自限性，预后好，不复发。尚无特异疗法。

（2）保肝、对症治疗。

（3）局部治疗：可用炉甘石洗剂外搽。

第五节　手足口病

手足口病（hand foot mouth disease，HFMD）是由肠道病毒引起的一种急性传染病，主要通过密切接触或消化道传播，人群普遍易感，以10岁以下的婴幼儿多见。机体感染病毒后，多呈隐性感染或病毒携带状态，少数发病；发病的症状一般轻微，临床表现为发热、咽痛、口腔内疼痛和皮疹，在手、足、臀、膝部出现丘疹、疱疹，可自愈，不留痂，一般仅需对症治疗，预后良好。极少数患者可引起心肌炎、肺水肿和无菌性脑膜脑炎等并发症。手足口病并不是一种新发传染病，该病自1957年新西兰首次报道以来，曾多次流行。在2006年，WHO公布该病在须申报疾病（法定传染病）的发病率中位居第四（每100 000人口中有19.3人发病）。该病常年皆可发病，我国以夏秋季多发。由于该病近几年在我国多个省市散在流行，已经对学龄前儿童的健康和生命造成严重的危害，中华人民共和国卫生部于2008年5月2d起，将之列为丙类传染病管理。

一、病原学

手足口病病原体并非单一，病原体均为单股正链RNA病毒，属小RNA病毒科、肠道病毒属，其中有肠道病毒71型（enterovirus 71，简称EV71）、柯萨奇病毒A组（Coxsackie virus A，简称CoxA）或B组（如CoxA16、A4、A5、A9、A10、B2、B5、B13型）和艾柯（ECHO）病毒的某些血清型（如11型）。

引起手足口病的各型肠道病毒均无包膜，其病毒颗粒均为二十面体立体对称的球形结构，由蛋白衣壳和核酸构成。核酸为RNA，携带遗传信息，决定病毒遗传性状与增殖特性。RNA编码的蛋白包括结构蛋白和非结构蛋白，前者主要包括病毒的衣壳和基质蛋白；后者包括病毒相关的酶和调控蛋白等。病毒的蛋白衣壳由20种常见的氨基酸构成。构成衣壳的32个壳微粒中，每个壳微粒都含有4种壳蛋白，即$VP_1 \sim VP_4$。其中VP_1、VP_2和$VP_3$3个多肽暴露在病毒外壳的表面，而VP_4包埋在病毒外壳的内侧与病毒核心紧密连接，因而抗原决定簇基本上位于$VP_1 \sim VP_3$上。由于这些肠道病毒没有包膜，因此衣壳蛋白除了保护病毒基因组免遭各种理化因子及各种不利因素的破坏外，也作为抗原决定簇与宿主细胞表面的受体蛋白识别、结合，是病毒的吸附蛋白。肠道病毒均为单股正链RNA病毒，基因长度7.4～7.5kb，RNA中碱基（G＋C）含量约为47%。其中柯萨奇病毒分子量为（2.0～2.8）×10^6。目前在引起手足口病的肠道病毒中没有发现其他小RNA病毒具有的5′端富嘧啶区和多聚C区。

病毒对乙醚、脱氧胆酸盐、去污剂、弱酸等有抵抗力，且还能抵抗70%乙醇和5%甲酚皂溶液。但对紫外线及干燥敏感，对多种氧化剂（1%高锰酸钾、1%双氧水、含氯消毒剂等）、甲醛和碘酒等也都比较敏感，病毒很快被灭活。病毒在50℃时可被迅速灭活，但1mol/L浓度二价阳离子环境可提高病毒对热灭活的抵抗力，病毒在4℃可存活1年，-20℃可长期保存。

二、流行病学

1. 传染源　人类肠道病毒在自然界广泛存在，人是其已知的唯一宿主。手足口病的传染源为手足口病患者和隐性感染者。流行期间，患者为主要传染源，散发期间，隐性感染者为主要传染源。该病潜伏期一般为2~10d，常见在3~7d。发病前数天，感染者咽部与粪便就可检出病毒，即具有传染性。发病1~2周内咽部有病毒排出，从粪便中排出病毒一般可持续3~5周。患者疱疹液中含大量病毒，破溃时即溢出病毒，本病以发病后1周内传染性最强，其传染性可持续至症状和体征消失后数周。

2. 传播途径　手足口病的传播方式主要是通过密切接触，急性期患者的粪便、口腔分泌物、皮肤疱疹液中含有大量病毒，接触这些排泄物、分泌物或由其污染的手、毛巾、手绢、牙刷、水杯、玩具、食具、奶具、床上用品、内衣以及医疗器具等均可传播本病。一般通过消化道粪-口途径和呼吸道飞沫途径进入体内。其中污染的手是接触传播中的关键媒介。尚不能明确是否可经水或食物传播。

3. 易感性　人群对引起手足口病的肠道病毒普遍易感，但病毒隐性感染与显性感染之比为100：1，成人大多已通过隐性感染获得相应的抗体，但因肠道病毒各型之间无交叉免疫。感染后产生的某一型特异性免疫，不能阻止其他血清型或亚组的肠道病毒感染。因此，机体可先后或同时感染各种不同血清型或亚组病毒。婴儿出生后6个月内由母亲获得的抗体有保护力，此后随着月龄增长，母传抗体逐渐消退，极大多数婴儿在6个月时已成为易感者。因此，手足口病发病一般以6个月以上至5岁以内的婴幼儿为主，其中又以3岁以下年龄组发病率最高。艾柯病毒（4、6、9、30、33型）和柯萨奇病毒B组在成人和较大儿童仍有较多感染。如果不考虑感染的肠道病毒血清型别，引起中枢神经系统疾病的病例以15岁以下儿童为主，引起呼吸道疾病的以5岁以下儿童居多。显性感染和隐性感染后均可获得特异性免疫力，产生的中和抗体可在体内存留较长时间，对同血清型病毒产生比较牢固的免疫力，但不同血清型间鲜有交叉免疫。

4. 流行特征　手足口病流行形式多样，无明显的地区性，世界各地广泛分布，热带和亚热带地区肠道病毒感染一年四季均可发生，一般5~7月为发病高峰，温带地区在冬季感染较少，夏秋季可有一个明显的感染高峰。肠道病毒传染性强、隐性感染比例大、传播途径复杂、传播速度快，控制难度大，容易出现暴发和短时间内较大范围流行；气候在肠道病毒循环和流行中是一重要因素。在本病流行期间，常可发生幼儿园和托儿所集体感染和家庭聚集发病，有时可在短时间内造成较大范围的流行。

总之，该病流行表现形式多样，与流行有关的病毒血清型别、流行地区的地理区域、气候因素、社会经济卫生状况、暴露的机会、人群免疫水平、宿主的反应性等许多因素相关。

三、发病机制和病理

肠道病毒引起手足口病的病理机制基本相似。通过呼吸道或消化道进入体内，侵入局部黏膜，在该处上皮细胞及周围淋巴细胞中停留和增殖。当增殖到一定程度，病毒侵入局部淋巴结，进入血循环形成第一次病毒血症。此时患者无明显临床症状，但可从各种体液中分离到病毒，具有传染性；病毒经血液循环侵入不同脏器，如网状内皮组织、深层淋巴结、肝、脾、骨髓等处大量繁殖，并再次进入血循环导致第二次病毒血症，此时机体可出现典型的临床症状和体征。一般情况下柯萨奇病毒 A 组不引起细胞病变，故症状多较轻；而柯萨奇病毒 B 组、EV71、艾柯病毒引起细胞病变，可表现为严重病例。如尸体解剖及动物实验的组织病理学研究显示 EV71 具有嗜神经性，应用抗病毒的单克隆抗体做免疫组织化学染色，脑、脊髓神经细胞及其突起与单核炎症细胞内可见 EV71 阳性抗原，而其他内脏内皆为阴性。

手足口病大多数患者症状轻微，以手、足、口腔等部位的皮疹或疱疹为主要特征，组织病理学显示皮肤棘细胞间及细胞内水肿，细胞肿胀，体积增大，胞质苍白，称为气球样变性，并逐步发展导致细胞膜破裂，形成网状变性即表皮内水疱，当表皮内疱达到相当压力，可使基底破裂，真表皮分离，表皮下水疱形成，疱内可含有嗜酸粒细胞和少量的中性粒细胞，并导致表皮细胞坏死，也可能有真皮乳头水肿，真皮浅层淋巴组织细胞浸润，但上皮内无胞内病毒包涵体，亦无多核上皮巨细胞。超微结构显示上皮细胞肿胀核膜溶解，部分胞质内可找到病毒颗粒。

少数危重症 EV71 死亡病例尸检标本病理检查显示：肉眼观察患者脑水肿，个别可出现脑疝，双肺弥漫性淤血水肿，局部肺出血，全身淋巴结可轻度肿大，心室可肥大，其他肝肾胰等脏器常无明显改变。组织学观察以中枢神经系统的炎症为主，常累及额顶叶大脑皮质、下丘脑、小脑齿状核以及脑干和脊髓等，其中以脑干及脊髓灰质炎症最为明显；神经元有变性、坏死或消失；中性粒细胞浸润，局部形成微脓肿；小胶质细胞增生，并侵入神经细胞内，形成嗜神经细胞现象；脑及脊髓内小血管内皮细胞变性、坏死、血栓形成，血管周围可见单核淋巴细胞呈套袖样浸润；无病毒包涵体；软脑膜早期有中性粒细胞，继后为淋巴细胞浸润。肺主要显示伴有多灶性出血的肺淤血水肿，局部可见少量透明膜样结构，一般无明显炎细胞浸润及弥漫性肺泡损害，或仅见轻中度炎细胞浸润、局部肺不张及少量肺泡上皮脱落与增生，无病毒包涵体。心脏基本正常，或表现为心肌肥大，心室肌内少量淋巴浆细胞浸润，个别可见局部心肌坏死，无病毒包涵体。其他脏器如肝可见脂肪变性、瘀血等非特异性改变。淋巴结可肿大，各种淋巴细胞增生，见较多免疫母细胞，淋巴窦闭合，小血管增生，内皮细胞肿胀。应用抗病毒的单克隆抗体做免疫组织化学染色，脑、脊髓神经细胞及其突起与单核炎症细胞内可见 EV71 阳性抗原，而其他内脏内均为阴性。超微结构显示脑干及脊髓神经细胞变性，空泡化及线粒体内膜性小泡形成，部分神经元内见小 RNA 病毒颗粒。尸检和组织病理学表明 EV71 具有嗜神经性。其重症病例在病理上主要为病毒性脑膜脑脊髓炎，由于病毒侵犯脑干的血管调节及呼吸中枢，脑干及脊髓网状结构广泛受损，导致神经性肺水肿的发生。

四、临床表现

手足口病病原体为肠道病毒多型（主要 EV71、CoxA16），其临床表现也不一致。轻症者可无任何临床表现，重症者可引起死亡。病毒潜伏期一般为 3~7d，患者可以没有明显的前驱症状，突然起病。约半数患者于发病前 1~2d 或发病的同时有中低热（38℃左右），伴乏力，可出现喷嚏、咳嗽、流涕等感冒样症状，也可出现食欲减退、恶心、呕吐、腹痛等胃肠道症状。

1. 轻症病例 发病期主要以手、足、臀皮疹及口痛为特征。患者最常见的主诉是咽痛或口痛，影响进食，婴儿可表现为拒食。多数出现口腔溃疡后出现皮疹，也可口腔溃疡和皮疹同时出现。口腔检查可见粟米样斑丘疹、薄壁疱疹、黄灰色溃疡或已经接合的溃疡，周围有红晕；溃疡可发生在口腔的任何地方，多见于硬腭、舌面、颊黏膜或口唇。口痛一般在5～7d内缓解。斑丘疹或疱疹多出现于手、足等远端部位的皮肤，也可能出现在臀部、躯干和四肢，常集簇出现，多无疼感或痒感，斑丘疹在5d左右由红变暗，然后消退；疱疹呈圆形或椭圆形扁平凸起，内有浑浊液体，如黄豆，大小不等，一般在5～10d内结硬皮并逐渐消失，不留瘢痕。病程第7d后，血清特异性抗体水平显著增加，病毒消失，如无严重并发症，则不留痕迹而恢复。绝大多数患者病情温和、病程自限。

2. 重症病例 病毒累及不同系统表现为不同症状。病毒可累及神经系统，主要表现为急性无菌性脑膜炎、脑炎、脑干脑炎、脑脊髓炎、脊髓灰质炎样麻痹、吉兰－巴雷综合征、并发脑疝的坏死性脑炎。中枢神经受累往往出现在皮疹后2～4d。表现为头痛、呕吐、精神差、易激惹、嗜睡、肢体无力、肌阵挛、抽搐、中枢性瘫痪或急性迟缓性瘫痪，或大小便功能障碍，再严重者持续抽搐、昏迷、深度昏迷甚至去皮质状态。颅内高压或脑疝者出现剧烈头痛，脉搏缓慢，血压升高，前囟隆起，呼吸节律不规则或停止、球结膜水肿、瞳孔大小不等，对光反射迟钝或消失。累及呼吸系统，可表现为咳嗽，呼吸浅促、困难，口唇发绀，口吐白色、粉红色或血性泡沫样痰。累及循环系统可表现为面色苍白，出冷汗，咳白色或粉红色血性泡沫样痰，四肢发凉，指（趾）发绀，血压升高或下降，心率增快或缓慢，脉搏浅速、减弱甚至消失，心音低钝，心率不规则或出现奔马律，肝脏增大。呼吸系统和循环系统功能障碍往往同时出现。在原发病的基础上突然出现呼吸急促、面色苍白、发绀、出冷汗、心率快、咳白色或粉红色血性泡沫样痰、肺部啰音增多、血压明显异常、频繁的肌阵挛、惊厥和（或）意识障碍加重等以及高血糖、低氧血症、胸片异常明显加重或肺水肿表现。

3. 隐性感染 患者隐性感染与显性感染之比为100∶1，大多数成年人以隐性感染为主，儿童则多表现为显性感染。从现在掌握的数据看，多数患儿在5岁以下，而重症病例则在7～12个月患儿中多见。非典型体征（包括心动过速、呼吸急促、低血压、高血压、胃肠道出血及神经系统异常）、呕吐、白细胞增高、无口腔溃疡均为死亡病例的预测因素。年龄较小，尤其是年龄在7～12个月的患儿要给予高度关注。结合近两年来我国手足口病疫情，下列情况应视为小儿危重患者的早期表现：年龄<3岁；持续高热不退；末梢循环不良；呼吸、心率明显增快；精神差、呕吐、抽搐、肢体抖动或无力；外周血白细胞计数明显增高；高血糖；高血压或低血压。

五、治疗

1. 一般治疗 如下所述：

（1）注意消毒隔离避免交叉感染：首先应将患儿与健康儿隔离。轻症患儿应留在家中，直到体温正常、皮疹消退及水疱结痂。一般需隔离2周。符合留观指征患者，应立即将其转至县级以上医疗机构。符合住院指征患者，应立即将其转至指定医疗机构。患儿用过的玩具、餐具或其他用品应彻底消毒。一般常用含氯的消毒液浸泡及煮沸消毒，不宜蒸煮或浸泡的物品可置于日光下暴晒。患儿的粪便需经含氯的消毒剂消毒2h后倾倒。

（2）休息及饮食：适当休息，患儿1周内应卧床休息，多饮温开水。患儿因发热、口腔疱疹，胃口较差，不愿进食，故饮食宜清淡、可口、易消化、含丰富维生素，口腔有糜烂时可以吃一些流质食物。食物温度不宜过高，食用过热的食物可以刺激破溃处引起疼痛，不利于溃疡愈合，禁食冰冷、辛辣、咸等刺激性食物。

（3）口咽部疱疹治疗：应保持口腔清洁，预防细菌继发感染。每次餐后应用温水漱口，口腔有糜烂时可涂金霉素、鱼肝油，以减轻疼痛，促使糜烂早日愈合。取西瓜霜、冰硼散、珠黄散等，选用一种吹敷口腔患处，2～3次/d。

（4）手足皮肤疱疹治疗：患儿衣服、被褥要清洁，衣着应宽大、柔软，经常更换。床铺应平整干燥。同时注意看护患者，剪短患儿指甲，必要时包裹患儿双手，防止抓破皮疹，破溃而感染。冰硼散、金黄散、青黛散等，选用一种用蒸馏水稀释溶化后用消毒棉签蘸取涂患处，3～4次/d。臀部有皮疹的婴儿，应随时清理患儿的大小便，保持臀部清洁干燥。疱疹破裂者，局部可涂擦1%龙胆紫或抗生素软膏。

2. 对症治疗　如下所述：

（1）发热患者：小儿手足口病一般为低热或中度发热，无须特殊处理，可让患儿多饮水，如体温超过38.5℃，可使用解热镇痛药。高热者给予头部冷敷和温水擦浴等物理降温。

（2）有咳嗽、咳痰者：给予镇咳、祛痰药。

（3）出现胃肠道症状者：如呕吐、腹泻，常伴有水、电解质的丢失，注意补液，纠正水电解质平衡、酸碱平衡的紊乱。

（4）预防与保护：注意对心、肝、肺、脑重要脏器的保护。

3. 抗病毒药物治疗　手足口病有自愈倾向，且愈后不留痕迹，预后较好，治疗主要以对症治疗为主。临床上目前缺乏特异、高效的抗病毒药物，可酌情选用以下抗病毒药治疗。

（1）利巴韦林：广谱抗病毒药，小儿每日按体重10～15mg/kg，分4次服用，疗程5～7d。静脉滴注：小儿每日按体重10～15mg/kg，分2次给药，每次静滴20min以上，疗程为3～7d。

（2）IFN-α：Aryya等曾试用IFN-α治疗，早期应用可逆转病毒对神经系统的损伤。

（3）普拉康纳利：普拉康纳利（pleconaril）主要通过与病毒的蛋白衣壳结合而干扰病毒对宿主细胞的吸附和脱壳，能对90%以上的肠道病毒血清型起作用。临床显示有减轻症状、缩短病程等效果。不良反应轻微，主要为恶心及腹痛，多可以耐受。该药是一种有应用前景的候选药，在美国已进入Ⅲ期临床。

4. 重症病例的治疗　除上述治疗外，应根据重症病例脏器受累情况采取相应的对症治疗。

（1）神经系统受累治疗：①控制颅内高压，限制入量，给予甘露醇0.5～1.0g/（kg·次），每4～8h 1次，20～30min静脉滴注，根据病情调整给药间隔时间及剂量，必要时加用呋塞米（速尿）。②静脉注射免疫球蛋白，总量2g/kg，分2～5d给予。③酌情应用糖皮质激素治疗，参考剂量：甲泼尼龙（methylprednisolone）每日1～2mg/kg；氢化可的松每日3～5mg/kg；地塞米松每日0.2～0.5mg/kg，病情稳定后，尽早减量或停用。个别病例进展快、病情凶险，可考虑加大剂量，如2～3d内给予甲泼尼龙每日10～20mg/kg（单次最大剂量小于等于1g）或地塞米松每日0.5～1.0mg/kg。④其他对症治疗，如降温、镇静、止惊，必要时可应用促进脑细胞恢复的药物，如单唾液酸四己糖神经节苷脂（monosialo tetrahexosyl ganglioside）20mg/d，静脉滴注。并严密观察病情变化。

（2）呼吸、循环衰竭的治疗：①保持呼吸道通畅，吸氧。②确保 2 条静脉通道通畅，监测呼吸、心率、血压和血氧饱和度。呼吸功能障碍时，及时气管插管，使用正压机械通气，建议呼吸机初调参数：吸入氧浓度 80%～100%，PIP（吸气峰压）（1.96～2.94kPa）20～30cmH$_2$O，PEEP（呼气末正压）（0.392～0.784kPa）4～8cmH$_2$O，频率 20～40 次/min，潮气量 6～8ml/kg，根据血气分析、X 线胸片结果随时调整呼吸机参数。③在维持血压稳定的情况下，限制液体入量（有条件者根据中心静脉压测定调整液量）。④头肩抬高 15°～30°，保持中立位；留置胃管、导尿管。⑤药物应用：根据血压、循环的变化可选用米力农、多巴胺、多巴酚丁胺等药物；酌情应用利尿药物治疗。⑥保护重要脏器功能，维持内环境的稳定。⑦监测血糖变化，严重高血糖时可应用胰岛素。⑧抑制胃酸分泌：可应用西咪替丁、奥美拉唑等。⑨有效抗生素防治继发肺部细菌感染。

六、预防

手足口病传播途径多，婴幼儿和儿童普遍易感。做好儿童个人、家庭和托幼机构的卫生是预防本病感染的关键。同时，根据儿童生活环境中是否有手足口病发生，以及与手足口病发病患儿接触的密切程度，采取不同的预防措施。

无手足口病发生的区域个人预防包括勤洗手、喝开水、吃熟食；儿童避免到人群聚集、空气流通差的公共场所；注意孩子营养的合理搭配，让孩子休息好，适当晒晒太阳，增强自身的免疫力。家庭和托幼机构等环境要求居室保持良好的通风；儿童的衣被物品要勤洗晒；对公共玩具、餐具等物品进行清洗消毒。学校老师和家长平时要多注意观察孩子身体状况的变化，一旦发现孩子有发热、出疹等表现，应尽早带孩子到医院就诊，并积极配合医生的治疗。

第六节　川崎病

川崎病（KD），或称皮肤黏膜淋巴结综合征，是一种急性自限性的多系统血管炎，病因未明，在美国和日本，川崎病是儿童获得性心脏病主要原因。诊断完全依赖于临床表现，而无特异性的实验室检测指标。

川崎病通常为全年散发，冬季和春季多见，18～24 个月儿童为发病高峰，80%～85% 发生于 5 岁以内。在亚洲及太平洋岛屿的儿童发病率最高，男性多于女性（1.5：1.0）。

一、病因和发病机制

病因未明，根据其临床表现和流行病学特点，认为可能存在感染性因素或对某些病原体的免疫反应所致，其一系列表现可能源自于遗传易感性个体对不明微生物的独特反应。还有一种可能，川崎病为机体对已知微生物的无法解释的免疫反应，环境毒素也可考虑为一种致病因素，但从未被证实。

这种疾病的主要病理特征是急性非特异性的血管炎，累及微血管（小动脉、小静脉和毛细血管），几乎所有脏器都受累。有 20%～25% 未经治疗的患儿，血管炎可导致心脏冠状动脉瘤形成。

二、诊断

（一）临床表现

川崎病缺乏特异性的实验室指标或临床表现，主要依靠临床标准作出诊断（表3-1）。

不需要所有症状同时出现才能诊断，当至少出现4项临床表现时，大多数专家可在发热第4d就作出诊断。

表3-1　川崎病诊断标准

发热持续5d以上
至少具4个以下表现：
·双侧无痛性球结膜充血，无渗出
·口腔及咽部黏膜改变，包括口唇干燥皲裂、口咽部黏膜充血，草莓舌
·肢端改变，包括急性期手足红肿，恢复期甲床周围及全身脱皮
·躯干部多形性皮疹，通常为红斑，无脓疱
·急性非化脓性颈部淋巴结肿大，通常大于1.5cm
上述表现无法用已知疾病解释

无法明确诊断及治疗的川崎病已经成为日益受关注的问题，尤其在婴幼儿中，诊断为不完全川崎病的案例在不断增多。20%以上伴有冠状动脉瘤的患儿不符合川崎病的经典定义，因此，当患儿出现5d以上发热及至少2项典型的临床特征，可考虑为不完全川崎病，然后按流程逐步进行检查，做出诊断。首先应"考虑急性期反应物（C反应蛋白或红细胞沉降率）是否升高，如果出现升高，则须追加实验室及心脏超声检查，如心脏超声检查阳性，则提示为川崎病，需要特别治疗。6个月以下婴儿，发热持续7d以上，即使患儿无任何体征表现，也应纳入这项流程"。

（二）川崎病分期

1. 急性或发热期　急性期开始于发热第1d，持续到第15d，大多数典型的临床体征在此期出现，发热持续7~15d（平均为12d），退热药效果欠佳，常为高热，并并发有兴奋性增高。

所有的临床体征都伴有血管炎的表现，患者出现双侧非渗出性球结膜炎，角膜受累少，可持续数周；黏膜与皮肤改变包括口唇鲜红伴皲裂、草莓舌、口腔黏膜充血；咽部发红，但无渗出。

颈部淋巴结肿大为早期表现，部分淋巴结肿大不明显，一般直径在1.0~1.5cm才符合诊断标准，最常见于枕前区、耳后，可为单侧，为非化脓性淋巴结炎，可快速消退。

皮肤改变见于大多数儿童，皮疹呈红色、多形性，皮疹也可表现为麻疹样、斑丘疹样、猩红热样及脓疱疹样，但无水疱；常伴随发热持续整个急性期，然后逐渐消退。个别儿童在不同部位皮疹可不一致，皮疹常见于躯干，在尿布区表现明显。

四肢末端改变出现于发病后数天内，手足出现肿胀，手掌及足底可出现红斑。

川崎病还可有其他临床表现，几乎所有脏器都会受累。关节痛、关节炎、尿道炎、胃肠道疾病、葡萄膜炎和脑膜炎最常见，这些表现虽不作为诊断依据，但可协助诊断。

2. 亚急性期　亚急性期持续2~4周，开始于热退及血小板计数升高，以血小板计数降至正常水平为终点。

亚急性期的突出表现为脱皮，可出现于热退前。脱皮是川崎病常见的特征性表现，可最先出现于甲周区，为手指、足趾甲床皮肤交界处脱皮，肛周也可见明显脱皮。

血小板增多症是另一个亚急性期的表现，血小板计数可升值 $500\,000 \sim 3\,000\,000 / mm^3$，血小板增多症极少在病程第 1 周出现，常发生于第 2 周，第 3 周达到高峰，一般情况下在发病后 1 个月左右逐渐降至正常水平。

在亚急性期，可出现一些并发症，如冠状动脉扩张、冠状动脉瘤、胆囊积水（冠状动脉瘤也可出现于急性期）。

3. 恢复期　恢复期可持续数个月至数年，一些冠状动脉病变可在此阶段才被发现，恢复期部分冠状动脉病变得到控制和治愈。

（三）辅助检查

川崎病实验室检查无特异性，全血细胞计数可见白细胞升高，伴核左移；可有轻度溶血性贫血表现；血小板计数在急性期常正常，亚急性期出现升高，急性反应物（CRP、ESR）显著升高；尿检可见中度脓尿，胆红素尿可作为胆囊积水的早期征象。

X 线胸片表现为肺部浸润或心脏扩大；心电图可见心律失常、P－R 间期或 QT 间期（QTc）延长，以及非特异性的 ST－T 段改变；二维超声可显示冠状动脉扩张或冠状动脉瘤、心包积液或心脏收缩力下降。

（四）鉴别诊断

因为川崎病的临床表现为非特异性，因此须进行大量的鉴别诊断（表 3－2）。根据临床病程、流行病学特点、缺乏病毒感染的相应表现可排除大多数出现病毒疹的疾病。A 组 β－溶血性链球菌或葡萄球菌感染通常可因不符合其特异性发病年龄，并有川崎病典型症状而被排除。但是当某项感染性疾病的筛选测试指标阳性时，应谨慎对待，因为感染性筛选测试呈阳性可能并发感染、带菌状态或病毒血症。中毒休克综合征和立克次体病通常表现为血小板减少症而不是血小板增多症。

表 3－2　与川崎病鉴别的疾病

病毒感染
麻疹
风疹
EB 病毒感染
腺病毒感染
肠道病毒感染
细菌感染
中毒休克综合征
猩红热
立克次体病
落基山斑疹热
钩端螺旋体病
风湿性疾病

幼年性风湿性关节炎

系统性红斑狼疮

急性风湿热

药物和（或）毒物反应

血清病

Stevens Johnson 综合征

汞过敏（肢痛症）

三、并发症

1. **心血管并发症**　川崎病最严重的表现是心脏受累，临床上，心脏并发症发病率高，在死亡的病例中占了大多数，病死率在发热后 15 ~ 45d 达到高峰。川崎病儿童在未治疗的情况下，有 20% ~ 25% 发生冠状动脉瘤的危险，经有效治疗的患儿此危险性可降至 5%，伴有冠状动脉瘤的患者可发生心源性猝死或心肌梗死。川崎病还超过了风湿热，成为美国儿童获得性心脏病的主要病因。

川崎病血管炎影响冠状动脉的过程与其他受累血管一样，初期为中性粒细胞浸润，随后被单核细胞、淋巴细胞和浆细胞所取代。受累血管可出现平滑肌细胞降解，内弹力板破坏，从而形成动脉瘤。冠状动脉瘤通常发生于病程第 1 周之后，但早于第 4 周，第 6 周后出现动脉瘤者少见。

心脏听诊可发现心前区搏动明显、心动过速、奔马律和心脏杂音（与贫血相关）。心电图异常，包括发生在病程第 1 周的低电压和 ST 段压低，以及第 2、3 周的 PR 间期或 QT 间期延长、ST 段抬高。

超声是诊断冠状动脉瘤最敏感的检查技术，当怀疑川崎病时，就应予心脏超声检查，但治疗不能由于等待心脏超声检查而延迟。心肌炎常见，患者可有左心室收缩功能下降表现，对有冠状动脉病变高危因素的患者，可根据其临床症状和体征迅速做出诊断（表 3 - 3）。

川崎病早期死亡的最常见原因是心脏病变，其发生率在发热后 15 ~ 45d 达到高峰，血小板极度升高和血液高凝状态的患者，如果伴有冠状动脉炎，容易诱发冠状动脉血栓形成和心肌梗死。动脉瘤破裂也是危险因素之一；晚期死亡可发生于冠状动脉闭塞性疾病、发病数年后动脉瘤破裂或心脏小血管疾病。

表 3 - 3　川崎病患者发生心血管并发症的危险因素

男性

年龄 < 1 岁或 > 8 岁

长期发热（ > 10d）

外周血白细胞、中性杆状核粒细胞增加

血红蛋白 < 10g/dl

血小板 < 350 000/μl

红细胞沉降率 > 101mm/h

心电图异常

2. **其他并发症**　尿道炎常见，发生于 70% 的患者，尿检表现为无菌性脓尿，显微镜下可见白细胞，但白细胞酯酶阴性，因为川崎病尿道炎大多由单核细胞或淋巴细胞浸润所致。

胆囊积液（急性非结石性胆囊扩张）见于15%患者，右上腹可触及一柔软肿块，血清胆红素可升高，根据超声检查结果可做出诊断。即使无胆囊受累，患儿也可因肠道血管炎而出现腹痛、呕吐或腹泻等表现。

葡萄膜炎可见于25%～50%患者；10%～20%可发生关节痛或关节炎；患者也可出现听力受损或无菌性脑膜炎。

四、治疗

诊断为川崎病的患者都应马上住院，以便进行下列处理：①静脉注射丙种球蛋白（IVIG）。②阿司匹林治疗。③心脏检查。

常规检查包括全血细胞计数、红细胞沉降率、C反应蛋白、肝功能、尿常规和心脏超声。

已证实急性期给予IVIG治疗能使冠状动脉瘤发生率从25%降至5%，IVIG剂量为单剂2g/kg，8～12h输入；在发热后8d内给予IVIG治疗能减少心脏并发症的危险；如果病程已超过8d，但有持续高热表现或有动脉瘤并发持续炎症反应的儿童，仍然有使用IVIG的指征。

阿司匹林在川崎病治疗中有两个作用，大剂量阿司匹林［100mg／（kg·d），1d 4次］起抗炎作用，根据美国不同中心研究，大剂量阿司匹林治疗的持续时间可从热退后48h～14d。［译者注：中国推荐，中、小剂量阿司匹林治疗，30～50mg／（kg·d）；热退后10mg／（kg·d），1～2周］。随后予小剂量阿司匹林治疗［3～5mg／（kg·d）］，起抗凝作用，持续至少6～8周或直至冠状动脉病变恢复正常。

10%患者IVIG无反应，表现为使用IVIG后36h仍有持续发热；大多数第2剂IVIG治疗有效。对于那些第2剂IVIG仍无反应的患者如何治疗，研究报道不多，某些中心的专家建议给予第3剂IVIG、大剂量皮质类固醇激素或肿瘤坏死因子抑制药治疗。

五、预后

在发病后8～10d接受治疗的患儿预后较好。

大多数动脉瘤在1年内消退而无明显后遗症。虽经治疗仍有5%发生动脉瘤，其中1%因巨大动脉瘤而持续存在，其余基本消退，这些患者在以后的生活中是否会出现心脏病的危险，目前仍有争议。另外，一些患者可出现持续性血管壁纤维化，顺应性差。有川崎病病史的患者都应由心脏科专家定期随访。

美国儿童川崎病总病死率在0.1%～0.2%，1岁内婴幼儿更高。

第七节　幼儿急疹

一、概述

幼儿急疹（exanthema subitum，ES）是由人类疱疹病毒－6引起的婴幼儿急性发热性皮肤病。临床以急性发热起病、持续数日、热退疹出为特征。多发生于春秋季，无性别差异。

同义名有急性发疹前发热（critical preeruptive fever）、第六种病（sixth disease）及婴儿玫瑰疹（roseola infantum）。

二、临床表现

（1）皮损为细小密集的玫瑰色斑丘疹或斑疹。有时如麻疹或风疹样，1d 内可出齐，1～2d 内全部消退，无脱屑和色素沉着。

（2）皮疹好发于颈部和躯干部，少数可波及面和四肢，鼻、颊及肘膝以下的部位不易发生。

（3）突发高热，体温达 39℃ 或更高，一般全身情况良好，3～4d 高热退后而发疹。

（4）偶有上呼吸道及胃肠道症状，甚至惊厥。

（5）颈部及枕后淋巴结肿大。

三、诊断要点

（1）6 个月至 2 岁的婴幼儿好发，骤起高热，热退出疹，一般情况良好，病程短暂。

（2）高热时血白细胞总数明显减少，中性粒细胞减少，淋巴细胞增高，最高可达 90%。

（3）间接免疫荧光法及免疫酶法检测到人类疱疹病毒 -6 型的特异性 IgG、IgM；外周血淋巴细胞分离到人类疱疹病毒 -6 型。

四、鉴别诊断

1. 麻疹　发热 3～4d 时按先后顺序在发际、颈部、面部、躯干和四肢出现红色斑丘疹，出疹时高热不退，伴有明显的卡他症状，颊黏膜有麻疹黏膜斑，全身感染中毒症状较重，疹退后脱屑并留有色素沉着。不典型麻疹则应注意流行病学和病原学检测。

2. 风疹　发病 1～2d 出现，迅速由面部、颈部波及躯干、四肢，一天内累及全身，但掌跖大多无疹。皮疹呈浅红色斑疹、斑丘疹或丘疹，枕部、颈后淋巴结显著肿大。多具流行趋势。

3. 药疹　有些药物引发的皮疹，分布范围较广泛，部分融合，停用药物后皮疹可消退。

五、治疗方案及原则

1. 一般治疗　注意休息，多饮水，饮食以流质或半流质为主。

2. 对症治疗　高热时予以乙酰氨基酚等退热剂或物理降温。可用苯巴比妥预防高热惊厥发生。

3. 抗病毒治疗　由于 ES 患儿大多数预后良好，感染后机体产生的干扰素能有效地抑制 HHV-6 的复制，临床大多不使用抗病毒药物。

4. 局部治疗　可用炉甘石洗剂加冰片适量外涂，每日 4～6 次。

第八节　麻疹

一、概述

麻疹（measles）是一种传染性较强的急性病毒性传染病，常见于儿童。临床上以发热、流涕、结膜炎、口腔黏膜斑及全身斑丘疹为特征。可发生肺炎等并发症。

二、临床表现

典型麻疹患者的病程可分为潜伏期、前驱期、发疹期及恢复期4个阶段。

1. 潜伏期　为9~14d。

2. 前驱期　为2~4d，起病急，发热，体温可高达39℃以上，眼结合膜充血、畏光、流泪、咳嗽、流涕、喷嚏等卡他症状，伴全身不适。起病2~3d后，在第二磨牙对面的颊黏膜上，出现直径为0.5~1.0mm的紫色或蓝白色斑点，即麻疹黏膜斑（Koplik斑，柯氏斑）。此斑初起为2~3个，后逐渐增多，发疹期可蔓延到整个颊黏膜及唇内侧，可相互融合，一般维持2~3d，在发疹后第2d开始消退。

3. 发疹期　为3~5d，起病后第4d开始发疹，皮疹首先出现在耳后、发际、颜面，然后大约在24h内迅速向颈部、上肢、躯干和下肢蔓延，累及掌跖，皮疹以玫瑰色斑丘疹为主，压之褪色，大小不等，可融合成片，疹间皮肤正常。此时患儿处于本病的极期，全身中毒症状加重，体温可高达40℃，神萎倦怠，颈淋巴结、肝、脾均可有肿大。

4. 恢复期　为2~3d，出疹5~7d后，体温下降，全身中毒症状减轻，皮疹开始按照出疹顺序逐渐消退，消退后留有棕色色素沉着斑及细小的糠麸状脱屑。

5. 并发症　最多见为支气管肺炎、喉炎及中耳炎，其他可发生脑炎、心血管功能不全等。

三、诊断要点

（1）流行病学史。

（2）典型的临床表现，如呼吸道卡他症状、畏光、流泪及口腔黏膜麻疹斑，一定的前驱期后出现自上而下的皮疹。

（3）流行初期或不典型病例，仍需要进行麻疹病毒培养、麻疹抗体效价测定检查以确定诊断。

四、鉴别诊断

1. 风疹　发热和上呼吸道症状较轻且持续时间短，无麻疹黏膜斑，发热1~2d出疹，与麻疹皮疹相似，稀疏较淡，1~2d后皮疹消退，无色素沉着斑或脱屑。常伴有耳后，颈后淋巴结肿大。

2. 猩红热　皮疹特点不同，皮肤弥漫性充血，出疹期可见杨梅舌、口周苍白圈、咽峡炎等。

3. 幼儿急疹　多见于1岁以内婴幼儿，急起高热，持续3~5d骤降，热退疹出，呈散在玫瑰色斑丘疹,以躯干为多,皮疹退后不脱屑。

4. 川崎病（皮肤黏膜淋巴结综合征）   患儿有发热,眼结膜充血,口腔黏膜发红、唇干裂、杨梅舌及指（趾）端有硬性肿胀,皮肤可见红色斑丘疹,同时有颈部淋巴结肿大,黄疸及肝功能异常,红细胞沉降率增快,血小板升高,恢复期可有肛周及指（趾）端片状脱屑。

五、治疗方案及原则

1. 一般治疗   患者应隔离至出疹后6d。居室应保持空气流通,温度、湿度适中,卧床休息至体温正常和皮疹消退。给予易消化、营养丰富的饮食。加强护理,保持眼、鼻、口腔清洁,可用生理盐水清洗;保持皮肤清洁,可用3%硼酸溶液清洗,再搽莫匹罗星或夫西地酸软膏,防止继发感染。注意清除鼻腔分泌物及其干痂,保持鼻腔通畅。

2. 对症治疗   低热、中度发热者,可不用退热药,以免影响出疹。对高热惊厥伴烦躁不安者,可用对乙酰氨基酚或布洛芬退热,或同时给予苯巴比妥、安定防止惊厥。对有喉炎或干咳者,需室内空气湿度较高,给予超声雾化治疗。对并发中耳炎或肺炎的患儿应用抗生素治疗。对并发脑炎的病例,需进行严密的监测,特别是对颅内压的监测。

第九节   风疹

一、概述

风疹（german measles）是风疹病毒引起的急性传染病,主要表现为发热,斑丘疹、耳后及枕后淋巴结肿大,病情较轻,预后良好。

二、临床表现

1. 潜伏期   长短不一,一般为2～3周。

2. 前驱期   一般为1～2d,一般婴幼儿多数无或有轻微症状,年长儿童及成人可有发热、咳嗽、喷嚏、流涕、咽痛、头痛、眶后疼痛、结膜炎、食欲缺乏等,发疹后即消退。

3. 发疹期   发病1～2d皮疹迅速由面部、颈部波及躯干、四肢,一天内波及全身,但很少累及掌跖。皮疹初呈浅红色斑疹、斑丘疹或丘疹,直径2mm左右,分布均匀。面部及四肢远端皮疹稀疏,部分融合,躯干部皮疹密集,常融合成片,面部有皮疹是风疹的特征。皮疹于1～4d消退,无脱屑或有细小脱屑,出疹期可伴有轻度至中度发热及上呼吸道感染症状,随疹退而消退,体温持续不降或再次升高,应考虑并发症及继发感染。耳后、枕后及颈后淋巴结肿大,可有轻度压痛,不融合。皮疹出现后,淋巴结肿大多在一周内消退,也有持续数周者。脾脏常有轻度肿大。

三、诊断要点

风疹的症状极不一致,确诊比较困难,尤其是散发性病例和非典型病例。

1. 流行病学史   季节性（冬春两季）,患儿常有风疹患者接触史。

2. 临床特点   前驱期短,出疹多在24h内累及全身。耳后、枕后淋巴结肿大。

3. 实验室检查　①取患者鼻咽部分泌物做培养，可分离出风疹病毒。②血清特异性抗体测定：血凝抑制实验、中和实验等。

四、鉴别诊断

1. 幼儿急疹　多见于 1 岁以内婴幼儿，起病急，高热，持续 3~5d 则骤降，热退疹出，呈散在玫瑰色斑丘疹，以躯干为多，皮疹退后不脱屑。

2. 猩红热　皮疹特点不同，皮肤弥漫性充血，出疹期可见杨梅舌、口周苍白圈及咽峡炎等。

3. 麻疹　具有明显的呼吸道卡他症状，颊黏膜有麻疹黏膜斑，全身感染中毒症状较重，发热 3~4d 时按先后顺序在发际、颈面部、躯干和四肢出现红色斑丘疹，出疹时高热不退，疹退后留有色素沉着及脱屑，一般容易鉴别。

4. 传染性单核细胞增多症　有时发生皮疹，嗜异性抗体实验可鉴别。

五、治疗方案及原则

（一）基础治疗

（1）一般治疗和护理：应将患者隔离至出疹后 5~7d。风疹患者一般症状轻，不需特殊治疗。症状明显者，应卧床休息和给予维生素及富营养易消化的流质或半流质食物。

（2）抗病毒治疗：以利巴韦林 15mg/kg 驱动雾化吸入，每日 2 次。

（3）对症治疗：高热可用对乙酰氨基酚或布洛芬退热，或者物理降温；皮肤瘙痒可服氯苯那敏（扑尔敏）或外用炉甘石洗剂。

（二）并发症治疗

（1）脑炎：按流行性乙型脑炎的原则治疗。

（2）心肌炎：维生素 C 3~5g，能量合剂静脉滴注；有心律失常者可酌情用抗心律失常药物。

（3）其他：肝功能损害、关节炎、血小板减少等均为自限性，予对症处理后多能恢复正常。

（三）风疹减毒活疫苗

此疫苗免疫效果良好，一般在 1 岁以后，采用单剂皮下注射，接种者 98% 能产生相应抗体，免疫效果至少能维持 7 年以上甚至终生。

（四）孕妇

当孕妇接触风疹患者后，应立即注射丙种球蛋白 6~9ml，最好终止妊娠。

第四章

真菌性皮肤病

第一节 手足癣和体股癣

一、概述

手足癣是指发生在手足皮肤且除其背面以外部位的皮肤癣菌感染。体股癣是指光滑皮肤表皮的皮肤癣菌感染，股癣系专指发生于腹股沟、会阴、肛周和臀部的体癣。因二者本质上为皮肤癣菌病在不同部位的同一表现，且临床诊治视为等同，故已习惯统称为体股癣。

手足癣尤其是足癣是十分常见的皮肤真菌病，人群患病率可高达70%，在世界范围内流行。其发病率的高低与环境因素和个体特征关系密切，气候湿热和足部多汗少脂以及局部欠透气（穿鞋，尤其是胶鞋、皮鞋和塑料鞋）是足癣的重要易感因素，那些系统免疫功能低下，如糖尿病患者、HIV感染者等是足癣的高危患者。有年龄愈大愈罹患的趋势，青春期前发病少见。足癣还是其他皮肤癣病的"蓄菌池"。病原菌主要为红色毛癣菌，其次为须癣毛癣菌和絮状表皮癣菌。

体股癣在世界各地均为常见病多发病，其发病率的高低受地域气候条件、患者职业或生活习惯、卫生状况、机体抵抗力、个体易感性、是否伴有甲癣及手足癣等诸多因素的影响。如在我国，该病南方多于北方；就性别而言，男性多于女性；从年龄来看，儿童更易患体癣，因有更多机会接触宠物；从职业的角度，股癣更多见于司机；另外，肥胖、易出汗、糖尿病等也是体股癣，特别是皱褶部位癣病的易感因素。患者自身的其他癣病，如甲癣、足癣等常是体股癣的原发灶。病原菌也以红色毛癣菌为优势致病菌。

二、诊断思路

（一）临床特点

1. 手足癣　足癣在临床上可明确分为三型，即浸渍糜烂型、水疱型和角化增生型。

浸渍糜烂型也称间擦型，慢性进程。临床特征主要为多汗、瘙痒、异臭味，4、5趾间的浸渍、糜烂，有时可继发细菌感染，严重者可导致淋巴管炎、蜂窝织炎或丹毒。

水疱型的病程是在一慢性轻症的基础上的亚急性过程，临床表现为瘙痒、继发感染、水疱、脓疱，有时见裂隙，损害可由趾间区向周围扩展，疱液初起清亮，后可因伴发淋巴结炎、淋巴管炎或蜂窝织炎而浑浊，此型易激发癣菌疹。

角化增生型的临床表现以糠状鳞屑、角化过度为主要特点，常与甲癣伴发。病程缓慢，常见弥漫于整个足底及侧缘的增厚红斑基底上的片状白色鳞屑，冬季常有皲裂。

手癣临床上主要为水疱型和角化过度型。足癣多累及双脚，手癣常见单侧发病，如患者手足均被侵及，则可见到所谓"两足一手"现象，有提示癣病诊断的意义。手癣好发于大拇指区域及手掌，泛发者可累及腕部，此时有较明显的边缘性。

2. 体股癣　初起为红丘疹或小水疱，继之形成鳞屑，然后再向周围逐渐扩展为边缘隆起、界限清楚的环形损害，在边缘不断外展的同时皮损中央趋于消退。股癣的下缘往往显著，上缘并不清晰，阴囊受累少见。环形损害有时单发，有时则可见多环形皮损，可重叠，也可散在。伴有不同程度的瘙痒。此外，还有丘疹型、湿疹样型、疱疹样型、斑片型、结节型、肉芽肿型等多种表现。尤其是当患者使用了外用激素或不规范治疗，可使皮损很不典型，称"难辨认癣"，不做真菌学检查容易误诊。

（二）检查要点

1. 手足癣　①发生于手足掌心、侧缘以及趾间的皮损。②夏天皮损多呈活动性，可见水疱、浸渍、糜烂；冬天多干燥、脱屑甚至皲裂。③皮损多呈外延扩展型，边缘往往是新发和较重的皮损。④如手足均被累及往往表现为"两足一手"型。⑤病程较长的手足癣常可见临近指/趾甲单个或多个受累，变形变色。⑥部分患者有家庭成员发病史，呈家族聚集性。⑦有水疱者常伴有瘙痒。

2. 体股癣　①发生于除手足癣部位以外的其他任何光滑皮肤的皮损。②典型皮损多呈外延扩展的环形或类圆形，边缘往往是新发和较重的皮损。③股癣常表现为下缘较重。④成人体股癣患者常伴发足癣或甲癣。⑤皮损多以脱屑性斑疹为主，有时也可见丘疹、水疱甚至结节（肉芽肿）。⑥皮损炎症反应明显者常有瘙痒。

（三）辅助检查

真菌学检查是该病确诊的实验室依据。可刮取皮损活动性边缘的皮屑用10%或20%的KOH制片进行直接镜检。对不典型者有时需多点取材。有时可能遇到镜检"假阴性"的结果，如患者就诊前不规则用过抗真菌药物，取材不当，观察遗漏等等，此时仍需医生结合病史和临床表现去判断。对顽固或泛发性的患者建议做真菌培养，因为镜下有时无法区分皮肤癣菌和真菌及念珠菌。所以即使镜检阳性也应做真菌培养，目的是明确是皮肤癣菌感染还是真菌或念珠菌感染，因为这关系到选择敏感抗真菌药物的问题。

（四）鉴别诊断

1. 手足癣　注意与那些能在手足部位引起脱屑、水疱、脓疱等症状的皮肤疾患鉴别，如接触性皮炎、念珠菌病、红癣和汗疱疹。其他也应考虑在内的有脓疱性银屑病、连续性肢端皮炎、掌跖脓疱病、脓皮病以及二期梅毒等。

2. 体股癣　主要与皮炎湿疹类和红斑鳞屑类皮肤病相区分，如慢性湿疹、神经性皮炎、玫瑰糠疹、单纯糠疹、银屑病等。股癣还需特别注意和红癣的鉴别，后者是由一种微小棒状杆菌所致，侵犯阴股部时常在靠近阴囊的部位发生对称性的淡黄色或淡红褐色的鳞屑斑，边界清楚，中间无自愈倾向，无自觉症状，也无传染性。

诊断和鉴别诊断的主要依据仍为真菌学检查。

三、治疗措施

(一) 手足癣

原则是应依据手足癣的临床类型和病情严重程度选择药物和疗法。选择药物和剂型除了必须考虑其疗效外，患者的依从性对治疗成功与否关系也很大。对渗液明显者先进行湿敷收干，若渗液减轻以及有糜烂浸渍者可用依沙吖啶或甲紫糊剂，无明显糜烂只表现红斑鳞屑或丘疹的可选用各种丙烯胺类、唑类、吗啉类和吡啶酮类霜剂或凝胶，也可选用市售或医院自制的癣药水；角化增生型可加用魏氏膏、维A酸软膏等角质剥脱剂或加以封包。对有真菌感染湿疹化倾向的患者可用含糖皮质激素的复方制剂，这样既可减轻炎症反应，也能加强抗真菌效应。有细菌感染发生或有感染倾向者应及时应用抗生素治疗，包括局部处理和系统用药。对泛发型或慢性迁延型应给予口服抗真菌药物，如特比萘芬250mg/d、伊曲康唑200mg/d或氟康唑50mg/d，疗程1~4周。

(二) 体股癣

治疗以外用药为主。各类抗真菌药物，包括唑类、丙烯胺类、环比酮胺、阿莫罗芬等均可运用，剂型包括水剂、霜剂、凝胶和软膏，应根据临床表现和感染部位选用。对那些难以确定或炎症反应明显的皮损可先选用复方制剂。但复方制剂不可滥用，也不能代替真菌检查，以免导致激素副反应发生或诱导耐药。如用杀真菌类药物，如特比萘芬等，可短程治疗，1~2周即可，而用抑真菌制剂，如咪康唑等应适当延长疗程，如3~4周。对儿童面癣、腹股沟部股癣和皮肤皱褶处的真菌感染，要注意外用治疗的刺激问题，应选用温和的不含酒精等溶媒的制剂。一旦发生刺激反应，应嘱患者立即停用正在使用的抗真菌药物，并对症进行抗过敏和抗炎治疗，同时改用含弱效或中效激素的复方制剂。对泛发性或炎症较重的皮损可口服用药，如特比萘芬，250mg/d，7~14d，或伊曲康唑，200mg/d，1~2周，亦有人用氟康唑，效果尚可。有一项研究表明单剂400mg酮康唑口服的疗效相当于200mg连服10d的效果，该方法良好的性价比和安全性值得在基层推荐。对侵及皮肤深层的皮肤癣菌肉芽肿，可用灰黄霉素，500mg，每日2次，共30d，效果不错；也有人推荐伊曲康唑，因为该药有很好的脂溶性，特别利于穿入毛囊。一般100mg/d，疗程20~30d；或可选用特比奈芬，250mg/d，治疗3~4周。

四、预后评价

1. **手足癣**　预防对从根本上治愈手足癣意义重大，因为手足癣还常是体股癣和甲癣的感染源，又因局部的特殊解剖学特点，很容易再次感染。建议医生要告诫患者：平时足汗多者，要注意保持干燥，可经常在局部撒些抗真菌粉剂；要多备鞋子经常换穿，换下的鞋子在通风处风干或用吹风机吹干。手癣患者还要特别注意避免不良的理化因素刺激。慢性增生型足癣在治愈后要长期间断外用抗真菌药物。另外，在公共泳池/浴池等可能传染皮肤癣菌的场所要注意防护。

2. **体股癣**　自身有其他部位癣病的患者应一并治疗，特别要检查足部是否有足癣存在，无此情况者应注意家庭成员间或公共浴/泳池传染的可能性。股癣患者要注意局部的透气、干燥；儿童孤立的面癣和体癣要询问宠物接触史。有国外专家特别提醒，长期不适当地使用含强效糖皮质激素和抗真菌药物的复方制剂是引发皮肤癣菌肉芽肿的重要原因。预防是最好的治疗。

五、最新进展和展望

目前相关研究集中于皮肤癣菌致病机制和遗传易感性等方面。

1. 致病机制　在皮肤癣菌感染过程中，机体与致病菌之间相互作用，导致了疾病的发生、发展和转归。近年来，对于皮肤癣菌病的致病机制研究取得了较多进展。

致病过程大致如下：皮肤癣菌与角质层接触后，与表皮上聚居的正常菌群相竞争，黏附、定植（colonization）并穿透（penetration）角质层细胞，侵入、播散，或被清除，或处于静止状态，或局限化形成脓肿或肉芽肿。

皮肤癣菌的毒力因素包括：

（1）黏附。

（2）菌丝形成。

（3）生成和分泌细胞外蛋白酶。

（4）影响免疫反应：①逃避宿主免疫反应。②引起炎症反应。③影响迟发型超敏反应（DTH）。

（5）抑制角质形成细胞增生等。

机体方面的影响因素：

（1）有利于皮肤癣菌生长的因素：①角质层细胞远离机体防御机制。②角质层的高度水合状态。③角质层为皮肤癣菌生长提供营养。④皮肤一些特殊解剖结构易于真菌聚集。

（2）机体抗皮肤癣菌感染的机制：①皮肤的机械屏障作用。②皮肤的湿度、温度、pH。③皮肤上正常菌群抑制病原微生物的生长。④成人皮肤、毛发饱和脂肪酸和鞘氨醇的抗真菌活性。⑤皮肤深层的转铁蛋白与真菌竞争铁离子。⑥角质层的更新。⑦非特异免疫反应阻止致病菌向深部侵袭，有利于吞噬杀灭。⑧机体激素孕酮及其类似化合物可抑制皮肤癣菌的菌丝生长。⑨特异性免疫反应等。

2. 遗传易感性　不断有流行病学资料表明，由红色毛癣菌引起的角化增生型手足癣有家庭聚集性，且仅在有血缘关系的亲属间发病，呈常染色体显性遗传模式。目前，国内外有学者开始收集这方面的家系，试图进行易感基因/致病基因的定位和克隆。

第二节　甲真菌病

一、概述

甲真菌病（onychomycosis）是由皮肤癣菌、酵母菌及真菌引起的甲板和甲下组织的真菌感染。该病是一种常见病，多发病，世界各地均有分布。年龄愈大，对本病愈易感，这与年长者甲生长力缓慢、甲营养差和免疫力低下不无关系。那些易患足癣的特定人群，如煤矿工人、士兵、运动员、在校学生、经常游泳者等感染甲真菌病的概率要高于一般人群。在甲真菌病的易感因素中，除了上述原因，肥胖和糖尿病也十分重要。另外，HIV 感染、滥用抗生素和皮质类固醇激素以及肾功能受损的患者亦容易发生此病。

国内各地报道的致病菌的分离频率差异不小，但总的趋势是皮肤癣菌最为多见，其中以红色毛癣菌分离频率最高，其次是酵母菌，其中以白念珠菌更常见；真菌引起的甲的原发感染则较少见。有报道马拉色菌也可感染甲板。

二、诊断思路

（一）临床特点

甲真菌病临床可分为 5 型，即远端侧缘甲下型、近端甲下型、白色浅表型、甲板内型和全甲毁损型。

1. 远端侧缘甲下型（DLSO）　临床最多见，足部更易感。感染始于甲的前缘和（或）侧缘，常伴有邻近皮肤的感染（足癣）。甲板的破坏以角化增生为主，表现为甲的色泽改变、质地松软和厚度增加，有时见甲板与甲床的分离。常是单甲先受累，随后由于忽视不治可累及其他健甲。

2. 近端甲下型（PSO）　感染从甲板近端开始，多发于手指，可并发甲沟炎，甲板无明显角化过度，可表现为白斑和表面不平，呈营养不良样甲外观。

3. 白色浅表型（WSO）　病甲表现为白色斑，边界清，表面较平滑，日久色泽变黄，质地松脆易破裂。此型由于真菌只侵及甲板上层，故外用药治疗可望能收到良效。

4. 甲板内型（EO）　真菌侵犯甲板全层，但不再向下发展，病甲表面呈浅黄或灰白色，高低不平但很少缺失。此型很罕见。

5. 全甲毁损型（TDO）　又称全甲营养不良型，实为上述几种类型发展而来。依病原菌的不同可表现为不同的病甲外观，或全甲增厚粗糙变色，或全甲残缺不全。此型多见于年长者或易感因素者，治疗较困难。有时可见同一患者兼有不同的甲真菌病类型的情况。

（二）检查要点

（1）发生于指/趾甲甲板、甲沟和甲下组织的损害。

（2）甲损害多表现为甲板的变形和（或）变色或缺损，一个至数个不等。

（3）甲癣常在病甲周边邻近皮肤见到脱屑性斑疹，尤其是足部趾甲受累时。

（4）念珠菌性甲病常可见到甲沟受累，表现为红肿。

（5）几乎任何年龄均可发病，但更多见于老年人；无明显性别差异。

（6）受累频率一般为趾甲大于指甲，拇指/趾甲大于其他指/趾甲。

（三）辅助检查

真菌学检查仍主要借助镜检和培养，只要在取下的病甲碎屑中找到菌丝和（或）孢子，诊断即成立。取材十分关键，关系到准确性和可靠性的高低，应借助工具深入到感染部位取材。取下的甲屑要用 20% KOH 充分消化，然后再制片观察。

培养应使用两种沙氏培养基，即一种只含氯霉素，另一种即含氯霉素也含放线菌酮，这样既可分离出皮肤癣菌，也可查出非皮肤癣菌真菌。甲真菌病真菌检查的阳性率常低于皮肤癣病，有条件者可开展甲的组织病理检查或共聚焦显微镜检查，可提高阳性率。对于培养出的非皮肤癣菌，其临床意义的解释要慎重。

（四）鉴别诊断

甲真菌病约占所有甲疾患的 50%，和本病需要鉴别的其他甲病有：各种原因导致的甲营养不良、银屑病、湿疹、扁平苔藓、毛发红糠疹等皮肤疾患的甲受累、甲下黑素瘤、白甲病、甲分离症等。这类非真菌感染性甲病的共同特征就是常多甲受累，对称发病，表现相似，借助真菌实验室检查，鉴别不难。

三、治疗措施

新近提倡的治疗甲真菌病新观念一是个体化治疗，二是联合治疗。个体化治疗的主要依据就是病情严重度和甲生长力的快慢。病情严重度的两个指标一是受累甲面积，另一个是角化过度的程度，它们直接关系到治疗成功率和所需疗程的长短。再者，因为甲真菌病治愈的临床标准是新甲完全长出，而新甲长出的时间除了与病甲受累面积有关外，还取决于患者本身甲生长力的快慢，所以甲生长力也决定了疗效判别的终点时间。一般说来，年龄越大甲生长越慢，六七十岁老人的甲生长速度仅相当于年轻时的25%；就部位而言，手指甲生长速度快于足趾甲，拇指/趾甲要慢于其他指/趾甲，这就解释了为什么年老且病甲在足部踇趾的患者治疗十分困难需要长疗程的原因了。国外有学者依据以上影响甲真菌病疗效的因素设计了一套评估甲真菌病病情严重度的体系（SCIO），包含病甲的临床分型、病甲的受累深度、病甲的厚度、病甲的部位、患者的年龄等，可据此积分的多少选择临床用药方案。如SCIO积分较低，即意味着病情较轻，可单用甲搽剂（如阿莫罗芬或环比酮胺），外用3～6个月；如SCIO积分居中，可口服抗真菌药物（如特比奈芬、伊曲康唑或氟康唑）；如SCIO积分较高，则可考虑口服抗真菌药物合并甲搽剂；如病情十分严重，受累甲角化过度明显，厚度超过3mm则要考虑外科拔甲，然后再口服药物治疗。

特比奈芬治疗甲真菌病常采用250mg每日1次的连续疗法，而伊曲康唑则更多用200mg每日2次，每月1周的冲击疗法。根据已发表的国内外文献和我们自己的临床经验，建议治疗单纯手部的甲真菌病或足部轻中度的甲真菌病且患者年龄较轻者，使用特比奈芬4～9周，或伊曲康唑2个冲击的短疗程方案；对足部中重度甲真菌病且年龄较大者患者采用特比奈芬9～12周，或伊曲康唑3～4个冲击的长疗程方案。这两个药物均有很好的后效应，停药后3～9个月内（服用越多后效应期越长）仍有高于MIC浓度的药物停留在靶位，因此在治疗刚结束时新甲很可能未能完全长出，应告知患者耐心等待。氟康唑治疗甲真菌病的方法是150mg，每周1次日服，连用12～18周。

联合治疗的重要性近几年被强调，主要是因为即使是足疗程口服抗真菌药物，治疗也有20%以上的失败率。如果能从药物不同作用靶点、药物不同渗入途径来联合治疗，可以产生满意的协同或相加作用。如国外学者采用口服抗真菌药物伊曲康唑或特比奈芬联合外用阿莫罗芬或环吡酮胺，已显示有超过单用同剂量同疗程日服药物的满意疗效。在我国，更符合国情的联合方案应该是减半系统用药的剂量再加用甲搽剂，以期在不增加患者经济负担的前提下增进疗效并减少副反应。5%阿莫罗芬的用法是每周1～2次，8%环比酮胺则采用321方法，即前1/3疗程每周3次，中间1/3每周2次，后1/3疗程每周1次。除用于联合治疗和预防性治疗外，这两种甲搽剂在甲真菌病损害局限在远端1/2处且受累甲数较少，或单纯白色浅表型，可独自外用且疗效不差。

在我国，传统治疗甲真菌病的药物和方法尚在一些地区使用，如外科拔甲、高浓度尿素剥甲、外涂冰醋酸或碘酊、魏氏膏封包等。这些药物和疗法并非绝对无效，但需长疗程并且只对未累及甲根的白色浅表性、甲板内型以及轻症远端侧缘甲下型有疗效。

由于甲真菌病治疗需要较长的疗程，系统用药要充分考虑安全性问题，一是药物本身的不良反应，二是药物间相互作用。对老年或儿童患者、肝肾功能不佳患者、正在长期服用其他不能停服的药物的患者、有肝炎史或家族史者、有长期大量酗酒史者、有充血性心力衰竭发作史者等均必须慎重处方并定期监控有关化验指标。

四、预后评价

临床上有时会见到甲真菌病治疗后复发或再感染，患者又来就诊的情况。如何判断是复发还是再感染？一是靠菌种鉴别，二是靠推论。如果经培养鉴定，甚至是经过分子指纹分析技术证实新分离的病原菌与前次治疗所分离的菌株并非同一株菌，那么可断定此例是再度感染；如果两次鉴定示同一克隆来源，则很可能是复发，但也不能排除系同一感染源所致的再感染。在不能进行菌种分离鉴定的情况下，可以从药物的后效应期来推论。如果患者症状反复的情形出现在药物的后效应期内，则应判定是复发，否则为再感染。对发生在药物后效应期并来复诊的患者，可以在原治疗方案的基础上继续治疗，追加疗程，如伊曲康唑再用 1～2 个疗程冲击，特比奈芬再服 4～8 周；如果在距上次治疗一年后再次就诊的患者，则不管是复发还是再感染，均需重新治疗。医生有责任对复发或再感染的原因进行排查、分析。可能影响甲真菌病治疗效果的因素有遗传易感性、药物剂量或疗程不足、患者有影响药物吸收的疾患、患者依从性差、药物间相互作用影响了抗真菌药物的生物利用度、感染菌株对抗真菌药物不敏感、患者合并有免疫缺陷性疾病、病原菌在甲板内形成诸如皮肤癣菌球等特殊结构、患者甲生长力十分缓慢或患有甲周血管病变，等等。

治愈后要积极预防，首先要避免再次发生足癣。保持足部通风、干燥。切忌用修剪病甲的工具再修剪健甲。避免甲受外伤。对有复发倾向者可建议每月涂 2 次抗真菌性甲搽剂。一旦发生皮肤癣病要尽早治愈。

五、最新进展与展望

致病菌仍以皮肤癣菌为优势菌。有一些国家和地区报告酵母菌或某种（些）真菌占很大比例，但缺乏证据，即缺乏区分污染、寄居、暂住、共生和致病之间的诊断方法来予以证实，因为病甲本身是开放于环境的。

甲真菌病的实验室检查除外传统的镜检、培养和病理外，近年有研究报道采用分子生物学的方法可提高阳性率并缩短诊断的时间，特别是定量扩增病甲内的真菌 RNA 可判断疗效指导治疗。今后需要进行多中心大样本的验证，可在有条件的医院推广应用。

治疗方面强调循证医学证据和临床个体化特点相结合，并对疑难或重症甲真菌病采用内外结合的联合疗法。后者尚缺乏好的临床随机对照试验。

第三节　癣菌疹

一、概述

癣菌疹（dermatophytid）是患者机体对真菌或真菌代谢产物发生的变态反应在皮肤上出现的皮疹，其实质是一种继发性变应性炎症反应，与身体其他部位的皮肤癣菌病并发。人体感染皮肤癣菌后，大多数情况下病灶局限在富含角质的表皮、毛发或甲板，但在特定条件下可产生感染向皮肤深部侵及或其抗原物质/代谢产物释放入血的情形。在后一种情形，就可见到在真菌感染活动病灶以外的正常皮肤产生炎症性皮疹的临床表现。癣菌疹的发生与局部皮肤癣菌病的炎症程度密切相关，局部炎症越重，发生的可能性越大。另外，对癣病治疗不当，产生刺激反应，也可能导致癣菌疹的发生。

二、诊断思路

（一）临床特点

由于存在个体差异，癣菌疹的临床表现不尽相同，一般可分为汗疱疹型、丹毒样型和湿疹型。

1. 汗疱疹型　最为多见，起病较急。常位于手指侧缘或（和）掌心，为针头至绿豆大小的张力性水疱，疱液清亮，分布对称，不易破溃，瘙痒剧烈，常由足癣诱发，病灶不愈时可反复发作。

2. 丹毒样型　主要见于严重足癣的患者，为分布于下肢的单侧丹毒样红斑，也可见双侧受累。红斑可散在数片，亦可融合成大片。和丹毒有区别的是该红斑不发硬，水肿不明显，疼痛轻，一般无全身症状。

3. 湿疹型　多分布于双侧下肢，也可见于上肢、躯干，呈多形性，有融合倾向。自觉瘙痒，部分患者伴有发热等全身不适。此型常由头癣引起。

此外，临床尚可见到猩红热样红斑、多形红斑、结节性红斑、苔藓样疹、荨麻疹、银屑病样皮损等多样性损害。

（二）检查要点

（1）患者有活动性急性炎症性皮肤癣菌感染的病灶。

（2）原发病灶处皮肤癣菌镜检和（或）培养阳性，而发疹处真菌检查阴性。

（3）癣菌素试验多为阳性（必要时才做）。

（4）起病较急，当原发病灶消退后皮疹也随之消退。

（三）辅助检查

1. 真菌学检查　取自原发病灶处的皮损进行真菌镜检和培养，可得到阳性结果。

2. 癣菌素试验　在原发病灶处真菌检查阴性且基本排除了其他皮肤疾患时，可做此项检查，有商品化试剂出售。

（四）鉴别诊断

许多感染性皮肤病和炎症性皮肤病均可列入鉴别诊断的考虑范围，但突然起病，有明确的原发真菌感染灶近期呈活动性等是鉴别要点。

三、治疗措施

（一）局部治疗

原发癣菌病灶应进行病因治疗和对症处理，如对糜烂型病灶可先用1/8 000高锰酸钾溶液或0.02%呋喃西林溶液或碘伏湿敷，待渗液减少时选用联苯苄唑霜、特比奈芬霜、奈替芬霜、布替奈芬霜、阿莫罗芬霜均可；亦可选用复方制剂，如复方益康唑霜等，但应避免应用刺激性强的制剂以免加重反应；对癣菌疹本身可外用酚炉甘石洗剂、糖皮质激素霜剂等。

（二）系统治疗

头癣、脓癣和顽固复发性足癣可口服抗真菌药物，灰黄霉素（对前二者）、特比奈芬和伊曲康唑均有不错的疗效和安全性，剂量和用法参照相应部位癣病的治疗方法；对较严重的癣菌疹可口服抗组胺药物，如赛庚啶、酮替芬、氯雷他定、西替利嗪等，疗程视治疗反应而定。如必要，可酌情加用小剂量糖皮质激素。但要注意不要将伊曲康唑与特非那丁或阿斯咪唑等抗组胺药物同服，以免加大引起心脏不良反应的风险。

四、预后评价

在明确诊断、积极治疗原发病灶和合理处理炎症反应后，癣菌疹预后良好。但应对患者告知有再次发生的可能，嘱其采取正确的预防措施，特别是原发病灶处。

五、最新进展与展望

癣菌疹发生的主因是宿主对皮肤癣菌抗原或代谢产物发生的排斥性变应反应。皮肤癣菌按生态学分类可分为三大类：亲人性、亲动物性和亲土性，代表菌种分别为红色毛癣菌、犬小孢子菌和石膏样小孢子菌。而引发癣菌疹的多半由亲动物性或亲土性的菌种引起。

第四节　花斑糠疹

一、概述

花斑糠疹（pityriasis versicolor），亦称汗斑或花斑癣，是由马拉色菌引起的常见的轻微的易反复发作的角质层感染，表现为细碎脱屑的斑片，伴色素沉着和（或）色素减退。

本病为全球分布，但较多流行于热带和亚热带地区，发病率在不同地区差异很大，在温带为 1% 左右，而在某些热带地区可有高达 50% 人群感染本病。本病好发于 15～35 岁的青中年人，但儿童甚或婴儿也有发病的报道。

花斑糠疹的病原菌为一类双形态性、嗜脂酵母样真菌，称为马拉色菌属（异名包括圆形糠秕孢子菌和卵圆形糠秕孢子菌）。本属现今已被分为 7 个种，除了仍保留有原先的糠秕马拉色菌外，还分出厚皮马拉色菌、合轴马拉色菌、限制马拉色菌、球形马拉色菌、斯洛菲马拉色菌和钝形马拉色菌。

二、诊断思路

（一）临床特点

特征性皮损主要在躯干上部、颈、上臂和腹部的细碎棕色鳞屑斑；泛发感染的皮损和不常见部位如阴茎、腹股沟、肛周以及掌跖的局部损害也可见到；皮肤白皙患者皮损比正常色暗，皮损初起为淡红色，渐转色深，后变为淡棕色，在黑色皮肤或棕黄色皮肤的患者，皮损色淡，可变为色素脱失；同一患者皮损色调不一，颜色变化取决于鳞屑厚薄、感染严重程度及真皮的炎症反应，特别取决于日光的暴晒量，可导致皮损色泽的不同变化；部分色沉型患者可有轻度瘙痒；也有部分患者就诊时皮损表现为色素减退斑，大部分患者的皮损在 Wood 灯下呈现出淡黄色荧光，可以据此判定皮损范围。

（二）检查要点

（1）发生于脂溢区或易出汗区的色素异常性斑疹。

（2）季节以夏季高发，年龄以青壮年为主，职业多见于体力劳动者和学生。

（3）色沉型其皮损表面常可见到微细糠屑，色减型则几乎没有脱屑。

（4）皮损呈多发或泛发，但大小不一，形状各异。

（5）面颈、肩背和胸部为高发区，但其余部位也可受累。

（6）患者一般不觉瘙痒，有部分色沉型患者可有轻度痒感。

（三）辅助检查

真菌学检查：①镜检：取皮损处鳞屑直接镜检可做出诊断，镜检可见成簇的圆形和卵圆形芽生孢子及短菌丝，罕见分枝菌丝。②培养：除厚皮马拉色菌外其他马拉色菌不能从常规培养基中分离出来，需在含油培养基上分离。可取鳞屑接种于葡萄糖蛋白胨琼脂表面，再覆以一层消毒的橄榄油，培养于 32～34℃，一周后可见小的奶酪样菌落。其他特殊培养基也可应用。

（四）鉴别诊断

色素沉着的皮损需和很多疾病鉴别，如红癣、痣、脂溢性皮炎、玫瑰糠疹、体癣、二期梅毒等；色素减退的汗斑需与白色糠疹及白癜风等区别。

三、治疗措施

若不治疗，汗斑可长期持续存在。大部分患者局部治疗有效，但 50% 患者在 12 个月内又复发。内服药治疗适用于泛发及顽固难治患者。从体外 MIC 测试结果来看，酮康唑治疗马拉色菌属引起的感染仍有较明显的优势，加之价格相对便宜，故有较好的性价比。

治疗方案主要有三种：洗浴、外涂和内服。可以单用，亦可联合应用。

1. 洗浴　多在夏季并具备洗浴条件时运用。酮康唑香波每日 1 次，持续 7～10d。取香波 5ml 左右涂于皮肤上，摩擦起泡沫，滞留 3～5min 后洗掉。2% 硫化硒香波用于晚间，应于次晨洗掉，治疗需持续 2～6 周以上。注意该制剂的颜色可能污染衣物。注意同时用香波洗头，因为头皮部位很可能是马拉色菌的藏身之处。

2. 外涂　咪唑类药物如酮康唑、联苯苄唑、克霉唑、益康唑、咪康唑、硫康唑等，用其霜剂或凝胶或溶液剂，早晚各外用 1 次，持续 2～4 周。特比奈芬、布替奈芬以及奈替芬等丙烯胺类制剂局部治疗也有效，外用需每日早晚各 1 次，持续 2 周。环比酮胺和阿莫罗芬作为广谱抗真菌药也有效，可尝试用于汗斑的治疗。汗斑常难治愈，局部外用药需间歇重复应用以保证感染的根除。对泛发或复发者可结合药物洗浴和外涂，即洗后涂药，疗效可提高。

3. 口服　口服灰黄霉素和特比奈芬效差。口服酮康唑每日 400mg，连续 2d，然后每 2 周重复一次，共 3 个月；伊曲康唑 200mg/d，共 5d，或 100mg/d，共 10d；氟康唑 150mg，每周 1 次，连续 4 周，均有良效。有人用单剂量氟康唑 400mg 获得 74% 的治愈率。

四、预后评价

该病是限于表皮浅层的轻微感染，容易诊治。但其发病和复发尤其自身的易感素质，如想预防再度感染，可在好发季节每月口服 1 次酮康唑或伊曲康唑，剂量为 400mg。但国外有的专家不主张预防性治疗，认为弊大于利。如遇复发或再感染，再次治疗同样有效。另外，在夏季出汗后及时洗浴和更衣也对预防复发有积极意义。

五、最新进展与展望

1. 分类学　2002 年及以后，日本学者通过对 rDNA 测序的方法发现了 4 个不同于上述 7 种的马拉色菌新菌种。由于新的马拉色菌种在理化特性上缺乏特异性，目前尚未得到其他实验室的验证和公认。今后，表型结合基因型的分类方法代表了今后真菌分类学和系统发生学的发展方向。

2. 致病机制　皮损中包括典型芽生酵母细胞和很多小的不分枝菌丝，此菌丝被认为仅发生于真菌致病期，未见于非皮损部位及培养基中。导致汗斑发生的最确切原因至今尚不清楚，但可肯定宿主和环境因素均非常重要。有人发现并报道了汗斑家系，而且流行病学研究显示极少见到夫妻同患本病，提示本病的发生可能存在遗传背景。汗斑可引起皮肤色素改变，超微结构研究显示，色素沉着型皮损角质层增厚，内含较多的致病微生物，伴有外周血管浸润的倾向，而色素减退型则显示较正常皮肤和黑素体数量减少体积变小，该变化据认为与马拉色菌产生的二羧酸有关，后者通过抑制酪氨酸酶活性来影响黑色素的合成，并能抑制黑素细胞的 DNA 合成。

第五节　马拉色菌毛囊炎

一、概述

马拉色菌毛囊炎又称糠秕孢子菌毛囊炎（pityrosporum folliculitis），是由马拉色菌感染引起的痤疮样丘疹。该病世界范围均见报道，但热带地区更为常见。发病无性别差异，年龄分布以青少年为主，16～40 岁为高发年龄。人体上半部毛囊皮脂腺丰富，因而为本病的好发部位。

发病机制是因为皮脂腺开口于毛囊，其脂质不断分泌进入毛囊，使毛囊的局部环境似一个微小型的含脂质培养基，有利于嗜脂性的马拉色菌生长繁殖；同时该菌分泌的酯酶可分解脂质，产生游离脂肪酸，后者可刺激毛囊及其周围组织发生炎症反应。人体上半部毛囊皮脂腺丰富，因而为本病的好发部位。

二、诊断思路

（一）临床特点

临床表现为成批出现的毛囊性半球状红色丘疹，直径 2～6mm，有光泽，周围可见红晕间或有脓疱。主要分布在胸背部，但颈、面、肩、上臂等处也可见到。部分患者有瘙痒感。皮疹数目多少不等且不融合，但大小和炎症程度趋于一致。因此，临床上凡遇到典型的成批出现的毛囊性丘疹且分布在好发部位，其病史有日晒或口服大量抗生素或皮质激素者均应怀疑本病。

（二）检查要点

（1）发生于脂溢区皮肤上的群集性丘疹。

（2）丘疹的颜色、大小、炎症程度趋于一致。

（3）皮损区内很少有其他性质的损害，如粉刺、脓疱等。

（4）丘疹尽管密集但极少融合。

（5）面颈、肩背和胸部为高发区，但其余部位也可受累。

（6）部分患者有瘙痒。

（三）辅助检查

真菌学检查：在皮疹毛囊角栓中直接镜检发现成簇的圆形或卵圆形厚壁宽颈的酵母样孢子时，则可建立马拉色菌毛囊炎的诊断。取材时应挑取或刮取一个完整丘疹及内容物。有时单取一个丘疹检查难以获得阳性结果，可多取几个，并兼顾中心区和边缘区。

（四）鉴别诊断

需与本病相鉴别的主要疾病是寻常痤疮，但后者皮损呈多样性，不仅有毛囊性丘疹，而且还间杂有黑头、白头粉刺，脓疱，甚至结节、瘢痕等，且皮疹的大小、出现时间和炎症程度彼此也有差别，加之询问病史没有明显的上述诱因，据此不难鉴别。必要时可做真菌学检查，但有时可从痤疮皮疹中检出有马拉色菌，此时应综合判断。另外，还应鉴别的疾病有多发性细菌性毛囊炎、激素痤疮、痤疮样药疹等。

三、治疗措施

首先应纠正诱发因素，然后选用唑类或丙烯胺类或吗啉类药物外用，剂型以霜剂、凝胶或溶液为宜，如能配合抗真菌香波局部洗浴效果更好。推荐使用环吡酮胺外用制剂，因为该药有较强的穿透性。由于马拉色菌深藏在毛囊内，治疗时间宜长，至少4周以上。对炎症反应较重或皮疹数目较多的患者应予以口服用药，如酮康唑或伊曲康唑，200mg/d，连服14至21d，同时配合外用治疗。也可考虑用伊曲康唑的冲击疗法，即200mg，每日2次，共1周，停药3周，为一疗程，需2个疗程。亦可尝试用氟康唑，50mg每日1次，共7～14d，或150mg，每3d 1次，连服4次。

四、预后评价

本病可能复发或再感染，可在痊愈期每月口服酮康唑或伊曲康唑400mg，1次，直至天气转冷。在天热季节外出要注意防晒，因其他疾患必需长期口服抗生素或糖皮质激素者须注重防护。

五、最新进展与展望

最近研究发现，马拉色菌还具有激活补体的能力，进而参与毛囊炎皮损的炎症反应。但有研究表明生理浓度的游离脂肪酸不足以引起炎症，因此也有人提出毛囊堵塞为该病的首要原因，而马拉色菌感染为次要因素。马拉色菌引起毛囊炎的确切作用机制有待进一步阐明。

在一些临床试验的基础上，人们近些年对该病的治疗已渐达成共识，以口服治疗为主，局部治疗为辅，否则单用外用制剂极易造成复发。

第六节 念珠菌病

一、概述

念珠菌病（candidosis，candidiasis）是指念珠菌属所引起的感染。这些条件致病菌能够导致体质衰弱或免疫受损者急性或慢性的深部感染，但更为常见的是引起黏膜、皮肤和甲的感染。

念珠菌病在全球广泛分布。人群流行病学调查结果表明，相当大比例（30%～50%）的正常人的口腔和消化道中可以分离出念珠菌。正常妇女生殖道念珠菌带菌率也高达20%，说明念珠菌是人体正常菌群之一。念珠菌属中能引起疾病的约10余种，其中白念珠菌是引起各种念珠菌病最主要的病原菌。近年来不断有新的念珠菌致病的报道，如都柏林念珠菌、解脂念珠菌等。

白念珠菌栖居于正常人口腔或肠道，但平时并不致病，这有赖于机体具有多种复杂的常常是相互依赖的机制，能防止念珠菌侵入引起感染。这些有效的防御机制既包括体液免疫也包括细胞免疫。同时，非特异性的防御机制也发挥了重要作用。如果这些机制即使受到轻微的损伤，也足以促使白念珠菌引起皮肤或黏膜或系统的感染，若宿主损伤严重，则能引发危及生命的机会性深部感染。

二、诊断思路

（一）临床特点

1. 阴道念珠菌病（vaginal candidosis） 该病常起病突然，非妊娠期妇女多在行经的前一周发病。多数患者主诉阴道和外阴剧烈瘙痒或有烧灼感，伴有或不伴有阴道分泌物增多。有些妇女自觉每次经前复发或症状加重。沐浴或上床就寝时遇热可使瘙痒更为剧烈。患者常有尿痛和性交痛。外阴检查常发现红斑，多位于阴道口皮肤和黏膜交界处，可累及大阴唇。会阴红斑擦烂，可伴水疱或脓疱。典型阴道念珠菌病还表现为外阴、阴道和子宫颈表面覆盖有厚的白色黏着性斑块。白带通常白而黏稠，含有豆腐渣样颗粒。

2. 念珠菌性包皮龟头炎（penile candidosis） 男性的生殖器念珠菌病多表现为龟头炎或龟头包皮炎。患者常有龟头黏膜破溃或刺激感，有时可见包皮下有渗出。龟头常见大片红斑伴有斑丘疹，偶见包皮有水肿和裂隙。有时阴茎包皮和腹股沟可见瘙痒性脱屑性损害。其不应仅根据临床症状，因为有许多其他原因也可引起龟头炎或龟头包皮炎。应从冠状沟或包皮下囊处采取标本做真菌检查。同时应检查患者有无糖尿病。

3. 皮肤念珠菌病（cutaneous candidosis） 损害好发于皮肤皱褶部位如腹股沟和臀沟以及乳房下等。这些部位通气不良和浸渍，使局部温暖、湿润，利于念珠菌的生长。损害亦易发生于小的皱褶部位，如指间。

浅表皮肤念珠菌病（间擦疹）通常开始表现局部的水疱或脓疱。摩擦导致疱壁破裂形成红色损害，具有不规则的边缘。主要损害周围常有许多小的丘疹、脓疱疹，称卫星状损害。指间念珠菌病表现为指间皮肤白色裂隙，外围有红斑。患者自觉不适并可能有疼痛，常在同一手部患有甲床炎和甲沟炎。

患病新生儿出生时或出生后不久皮肤上出现损害，为孤立的水疱或脓疱，基底红色。损害最常见于面部和躯干，并可能在 24h 内迅速扩展至全身。这种先天性皮肤念珠菌病被认为源于子宫内或分娩时感染。超过 50% 的患病新生儿的母亲患有阴道念珠菌病。

有些使用尿布的新生儿臀部和肛周出现红斑损害，尽管能分离出白念珠菌，但其所起的作用仍不清楚，但不应视为原发性念珠菌感染，因为患儿已先有刺激性皮炎的表现。

其他类型皮肤念珠菌病还包括大的红色结节性损害。约 10% 的患有播散性深部念珠菌病的粒细胞减少患者有此类表现。

4. 甲念珠菌感染（caudida nailinfection） 甲念珠菌感染占甲真菌病的 5% ~ 10%，分为三种类型：念珠菌性甲沟炎、甲板远端念珠菌感染和慢性黏膜皮肤念珠菌病的甲板累及。念珠菌性甲沟炎常从甲沟近端皱襞开始发生，表现为甲皱襞肿胀、红斑伴疼痛。肿胀常使甲小皮与甲板分离。以后病菌由近端侵犯甲板，在甲板近端和侧面出现白色、绿色或黑色色斑，以后逐渐侵犯甲板远端。甲板渐变混浊，出现横沟或纵嵴或点状凹陷。甲板变脆并与甲床分离。

5. 慢性黏膜皮肤念珠菌病（chronic mucocutaneous candidosis） 该病是描述一种罕见的，患有先天性免疫学或内分泌学异常，出现持续性或复发性黏膜、皮肤和甲板的白念珠菌感染。多在 3 岁内发病。一般口腔最先累及，随后扩展至头皮、躯干和手足。甲板有时甚至整个指尖可被累及。本病虽广泛累及皮肤和赫膜，但很少出现深部感染。

6. 深部念珠菌病（deep candidosis） 深部念珠菌病与其他系统真菌病一样，临床表现并无特征性，唯一的提示线索就是在机体较为严重的基础病变或免疫（尤其是细胞免疫）严重受损的基础上出现的病情加重或感染征象，或出现受累系统或器官病变的临床表现。

（二）检查要点

（1）发生在黏膜的损害多有典型的损害特征。

（2）发生于皮肤的损害多位于皱褶处或间擦处。

（3）念珠菌喜好潮湿环境，故红斑性皮损表而多湿润。

（4）伴甲沟受累的甲真菌病多由念珠菌引起。

（5）深部念珠菌病大多为机会性，患者有不同原因引起的免疫受损。

（6）浅部念珠菌病的损害具特征性，而深部念珠菌感染不具特征性。

（7）念珠菌病的发生多和个人遗传素质、人口学特征、伴发疾患以及免疫状态有关。

（三）辅助检查

实验室检查：念珠菌病的诊断必须结合典型症状、体征和镜检或培养。后者的敏感性和可靠性约为 90%，前者仅约为 40%。阴道拭子标本应取自于阴道侧壁或后穹隆，拭子应滞留 30s 后再拿出，再置于转运培养基中送至实验室。间擦部位念珠菌病损害不典型，诊断常很困难。用拭子和刮屑分离培养出白念珠菌有时并无临床意义，因为白念珠菌可常常暂时栖居在这些部位。若用显微镜在采取的标本中找到假菌丝则更有诊断意义。甲沟念珠菌病的诊断依赖受累甲沟的特殊临床表现，但更要依赖直接镜检和培养的证实。采取标本可使用一次性微生物环或浸湿的拭子，应从肿胀的甲沟壁或甲沟下采取标本。有时轻压甲沟可获取脓液。近端甲板损害的直接镜检或培养有时十分困难，但取之于甲板远端、侧缘损害和甲下碎屑标本则常可确定诊断。

诊断探部念珠菌感染需在无菌体液（如血液、脑脊液、支气管肺泡灌洗液、腹腔液等）中培养出念珠菌，在开放部位的取材除非见到大量的孢子和或假菌丝，否则无诊断意义。

当在培养基上有酵母样菌落生长时，可先做芽管试验，阳性为白念珠菌的可能较大，阴性则继续做生化试验，以鉴定至种的水平。也可用快速显色培养基或生化鉴定试剂盒，均有成品供应。血清学实验和分子生物学实验可用做快速的辅助诊断。

（四）鉴别诊断

阴道念珠菌病仅为引起白带增多的许多原因之一，所以应与一些疾病如细菌性阴道炎、滴虫病、衣原体、淋球菌感染等做鉴别，也应包括排除其他原因，如疱疹、接触性皮炎、银屑病和过敏（包括局部使用抗真菌制剂）等所引起的黏膜瘙痒。

皮肤和甲板的念珠菌感染也要注意和相应部位的非念珠菌真菌感染以及皮炎湿疹类、变态反应类和营养不良性疾患相鉴别。真菌培养是鉴别的最重要的依据。

三、治疗措施

（一）阴道念珠菌病

多数初发阴道念珠菌病患者局部使用制真菌素或咪唑类药物如克霉唑泡腾片或咪康唑栓剂可治愈。现有多种咪唑类药物制成的外用抗真菌制剂可供临床治疗阴道念珠菌病应用，包括霜剂和栓剂。这些药物与制真菌素相比有更高的治愈率，疗程更短，且具有很低的复发率，安全，局部外用不良反应很少。使用的时间为 1~6 个晚上。短疗程可得到患者好的依从性，但对首次发病患者不应少于 6 个晚上。

伊曲康唑和氟康唑可用来短程口服治疗阴道念珠菌病。口服疗法虽比局部外用治疗昂贵却更受患者欢迎。对初发患者，氟康唑为单剂 150mg 口服，而伊曲康唑为 200mg 服用 2 次，中间间隔 8h，与食物同服。对再次发作者可酌情增加剂量，如氟康唑 150mg/d，隔日 1 次，连续 3 次，或伊曲康唑 200mg/d，连用 4d。国内有医生尝试用特比奈芬口服，150mg/d，共 7d，疗效尚可。

复发性阴道念珠菌病（1 年中发作 4 次以上）治疗困难。这些患者常因病情反复发作而精神忧郁甚至引起心理障碍。重要的是诊断正确，要尽可能去除各种可能的诱发因素，但有时这些因素并不明显。患者如果有症状出现而又未经治疗，要尽可能进行真菌检查和体格检查等，包括排除糖尿病。性传播在阴道念珠菌感染中所起的作用尚不明确。局部外用或口服药物治疗男方性伴侣，似乎并不能阻止女方阴道念珠菌病的复发。多数患者症状的重新出现，考虑是前次发作时的治疗不充分所致。许多复发性阴道念珠菌病的患者可使用单次或多次局部外用或口服抗真菌制剂进行间歇性的预防治疗以防止症状的重新出现。每隔 2~4 周局部使用唑类制剂，虽不能取得真菌学痊愈却能控制症状的出现。间歇性单次口服氟康唑（150mg）也有效。症状控制 3~6 个月后可停止治疗，以观后效。很多患者会停止复发。

虽然对抗真菌药物的耐药性确实有时导致治疗失败，但其他一些原因如过敏反应或依从性差等却是更为常见的治疗失败的原因。患有复发性阴道念珠菌病妇女的病原菌若不是白念珠菌而是其他念珠菌，就更应考虑具有耐药性。克柔念珠菌和光滑念珠菌比白念珠菌对氟康唑和其他咪唑类药更不敏感甚至耐药。对患有复发性光滑念珠菌感染的妇女可换用制真菌素或硼酸治疗。

（二）念珠菌性包皮龟头炎

治疗男性生殖道念珠菌病应使用生理盐水局部冲洗或局部外用抗真菌霜剂。制真菌素外用，早晚各 1 次，至少连续 2 周。克霉唑、益康唑、咪康唑或联苯苄唑霜剂外用，早晚各 1 次，至少 1 周。女方性伴侣也应予以检查。男性若治疗无效，应考虑是否可能是其他感染或非感染性原因所致。口服氟康唑或伊曲康唑也有良效，剂量要稍大于女性患者。

（三）皮肤念珠菌病

多数皮肤念珠菌病患者局部外用制真菌素、咪唑类或丙烯胺类药物治疗有效。如感染与其他一些疾病如糖尿病等有关，也必须进行治疗。抗真菌制剂联合皮糖质激素甚至抗生素局部外用常能取得更好的疗效，如复方克霉唑、复方益康唑等。

患有尿布皮炎伴发念珠菌感染的婴儿也应使用复方制剂。推荐使用制剂中的激素应为氢化可的松等弱效激素而不是其他较强的激素，以避免吸收和局部不良反应。还应指导患儿的母亲去除引发疾病的刺激因素。先天性皮肤念珠菌病的预后良好，数周后常能自愈。局部外用抗真菌药物如制真菌素或咪唑类能加速痊愈。

（四）甲念珠菌感染

念珠菌性甲沟炎若仅局限甲皱襞，外用咪唑类或特比萘芬常能治愈。患者务必采取措施避免甲沟的浸渍。如果近端甲板累及，多需口服药物治疗。局限性的甲板远端感染（受累面积小于全甲面积的 2/3）可用 5% 阿莫罗芬搽剂（每周 1 次）或 28% 噻康唑溶液（早晚各 1 次）或 8% 环吡酮胺局部（开始每周 3 次，3 个月后每周 2 次，再 3 个月后每周 1 次）外用治疗，疗程 6 个月以上。

严重的甲板感染，仅局部外用药物就很难奏效。口服伊曲康唑对此类患者是一线选择。方法为短程冲击疗法，每日 400mg 连续 1 周，停 3 周，连续 2 ~ 3 个疗程，能治愈多数指甲甲板的感染。特比萘芬（250mg/d）亦可应用，常需连续治疗 9 ~ 12 周。氟康唑每周 150mg，连续 12 ~ 16 周也有效。

（五）慢性黏膜皮肤念珠菌病

多数患者经短程抗真菌治疗后，其口腔和皮肤的损害会消退，但治愈甲板感染所需的时间要长得多。除非患者的免疫缺陷得到纠正，否则感染会再次复发，皮损的消退只是暂时的。伊曲康唑和氟康唑虽不一定比以前的咪唑类药物更有效但长期使用却更为安全。合用免疫增强剂会有利于病患的好转或恢复。

（六）深部念珠菌病

与其他深部机会性真菌感染一样，深部念珠菌病一旦确诊要及时救治，因为预后的好坏与能否早期诊治关系很大。目前的一线用药仍是两性霉素 B，念珠菌一般对其高度敏感（MIC < 0.1μg/ml）。开始剂量为 0.5 ~ 1.0mg/（kg·d），加到 5% 葡萄糖液中静脉滴注，根据机体耐受情况逐渐增大到 3 ~ 4mg/（kg·d），最大不超过 5mg/（kg·d）。为了克服该药较为严重的不良反应，尤其是肾脏毒性，近年来新上市两性霉素 B 脂质体，具有提高疗效和降低毒性的显著特点，但价格十分昂贵。用法为以 0.1mg/（kg·d）开始逐渐增大到 3 ~

5mg/（kg·d）。专家建议同时合用5-FC（5-氟胞嘧啶），剂量为150mg/（kg·d），口服或静脉滴注，这样可以产生协同作用并有效防止耐药的发生。如此治疗6~8周后，待患者症状明显消退并真菌检查阴性后，可改用氟康唑维持治疗，200~400mg/d。对一开始就因肾功能不全或不能耐受小剂量两性霉素B的患者可用氟康唑或伊曲康唑溶液静脉给药，如用前者可采用400~800mg/d，播散性病例可增至1 000~1 200mg，后者也可用至400~800mg/d。对有严重细胞免疫缺陷的患者可合用免疫增强剂或免疫调节剂，如IL-2、TNF等。

四、预后评价

浅部念珠菌病一般预后良好，但积极纠正诱发因素对有效防止复发很有帮助。如念珠菌性阴道炎患者慎用抗生素、激素、避孕药对维持阴道内微生态菌群的平衡十分重要，手部皮肤和甲的念珠菌感染往往与长期或密切接触水有关，偏胖的年轻女性尽量不穿牛仔裤等紧身裤等。深部念珠菌病则危害较大，预后很大程度取决于能否获得早期诊断和正确治疗。对那些严重免疫低下的住院高危患者建议预防性服用小剂量抗真菌药物，如氟康唑和伊曲康唑，剂量为100~200mg/d，以保持一定的血药浓度，一则能有效降低体内寄居真菌的数量，二可抵御刚入侵的少量真菌。但要注意有诱导耐药的隐患。

五、最新进展与展望

现已明确白念珠菌的毒力因子至少包括4种：①形态转换，即由寄生状态的酵母相转变为具侵袭能力的菌丝相。表型转换在白念珠菌致病中起着毒力作用，容易入侵和逃避宿主的防御。②黏附因子，是念珠菌黏附于宿主细胞的生物分子，使念珠菌具有黏附宿主上皮细胞的能力，是其致病的首要条件。白念珠菌黏附上皮主要依靠其表面类似于哺乳类动物细胞蛋白受体的成分完成。③分泌型蛋白水解酶，使机体细胞之间连接破坏并产生组织损伤，其中最重要的两种酶是分泌型天冬氨酸酶（Saps）和磷脂酶（PL）。④免疫下调，研究发现白念珠菌胞壁抗原具有下调宿主细胞免疫的作用。其他念珠菌的毒力不及白念珠菌强，感染频率也较低，但致病机制基本一致。

念珠菌对唑类和其他抗真菌药物产生耐药是当前临床抗真菌治疗面临的严峻问题，其耐药机制已成为研究热点，已明确的有唑类药物靶酶编码基因的突变或表达上调，药物流出泵蛋白活性增强等。另外，念珠菌在体内生成生物膜也是其耐药的重要原因。

第七节 放线菌病

一、概述

放线菌病（actinomycosis）为一种进行性、慢性、化脓肉芽肿性疾病，常表现为脓肿、结节，溃破形成瘘管、窦道，脓液中可找到硫磺颗粒。放线菌属于原核生物，但其能产生与真菌类似的菌丝和孢子，其引起的疾病表现也与真菌病难以鉴别，所以习惯上将放线菌病并入真菌病中论述。放线菌分为需氧性和厌氧性两大类，前者中最常见为人型放线菌（以色列放线菌），其次牛型放线菌，多感染动物，还有赖斯兰德放线菌、龋齿放线菌等。后者主要是奴卡菌和马杜拉放线菌。放线菌为人类口腔、牙垢、扁桃体上正常菌群。易感因素为机体免疫降低、局部外伤等。

二、诊断思路

（一）临床特点

1. 部位 放线菌感染最好发于面颈部（60%～63%），依次为腹部（18%～28%）、胸部（10%～15%）、其他部位（8%左右）。

2. 颈面垄放线菌病 最常见，好发于颈面交界处及下颌角、牙槽嵴；初发为局部轻度水肿和疼痛或无痛性皮下肿块，逐渐变硬、增大，继而软化形成脓肿，破溃后出现窦道，排出物中可见淡黄色"硫磺颗粒"，脓肿周围可形成肉芽肿。

3. 皮肤型放线菌病 皮肤正常结构破坏易造成感染，局部皮下结节，后软化、破溃，形成窦道，排出物中可见"硫磺颗粒"。

4. 胸部型放线菌病 从口腔吸入，也可从其他部位播散感染，多见肺门和肺底，为急、慢性肺部炎症，感染波及胸壁后，穿透出现窦道，可见含"硫磺颗粒"排出物。

5. 腹型放线菌病 最常见为肠道感染，好发回盲部，表现类似急性、亚急性、慢性阑尾炎，继而出现不规则肿块，与腹壁粘连，穿破形成窦道，排出脓液中可见"硫磺颗粒"。

6. 脑型放线菌病 较少见，临床表现与细菌性脑部感染类似。局限性脑脓肿型，临床表现为占位性病变体征；弥漫型，出现脑膜炎，类似细菌性脑膜炎的症状、体征。

（二）检查要点

（1）好发于面颈部，尤其是颈面交界处及下颌角、牙槽嵴。

（2）典型皮损呈先硬后软再破溃的肿块。

（3）肿块破溃后形成窦道并排出"硫磺颗粒"。

（4）部分患者有明确的局部外伤史。

（5）除皮肤型外，累及胸部和腹部的炎症也可形成窦道并见"硫磺颗粒"。

（三）辅助检查

1. 真菌学检查 关键是从送检标本查找"硫磺颗粒"。直接镜检：颗粒用 KOH 或生理盐水制片，低倍镜下呈圆形或弯盘形，周边放射状排列透明的棒状体。革兰染色油镜下可见革兰阳性纤细缠绕的菌丝体和圆形、杆状菌体。抗酸染色阴性。培养：脑心浸液血琼脂培养基，CO_2 厌氧环境，菌落呈白色或淡黄色粗糙而不规则节结状，紧贴于培养基表面。

2. 病理学检查 广泛炎性浸润；炎性坏死及脓肿；炎性肉芽组织增生；紫红色云雾状放线菌菌落团；革兰染色有放线菌。

（四）鉴别诊断

临床上表现为面颈部硬性肿块不能确定为肿瘤者、持续肺部慢性感染或肺脓疡、胸腔积液疗效不佳者，腹部硬性包块或术后切口形成接管者，均应考虑放线菌病。该病应注意与结核病、奴卡菌病、深部真菌病、细菌性或阿米巴肝脓疡、恶性肿瘤、阑尾炎、细菌性骨髓炎等鉴别。

三、治疗措施

放线菌病：强调早期治疗、合理用药、疗程足。

（一）药物治疗

首选青霉素 200 万 ~ 2 400 万 U/d 静脉滴注，连用 2 ~ 6 周或更长，后改为青霉素或阿莫西林口服半年至 1 年，近年主张个性化治疗。磺胺类可加强青霉素疗效，常用复方新诺明口服 1 ~ 2g/d。青霉素过敏者可选用红霉素、四环素、利福平、克林霉素或头孢类抗生素，但剂量宜大，疗程稍长。

（二）手术切除

病灶局限者可手术切除，尽量清除病灶并配合药物治疗，不能切除者应切开引流，使其充分透气，改变厌氧环境，不利放线菌生长。

（三）其他

对颈面部浅在病灶，在药物治疗的同时可配合 X 线局部照射；亦可充分开放伤口，用过氧化氢溶液冲洗，以 2% 普鲁卡因稀释青霉素于病灶周围浸润及窦道内灌注。

四、预后评价

如能做到早期诊治，合理用药，疗程足够，则本病预后良好。发生在深部的放线菌感染其良好预后的获得还取决于综合措施的科学实施，包括脓液引流等。

五、最新进展与展望

病原菌常通过龋齿、牙周脓肿、拔牙后黏膜破损处、扁桃体化脓灶、扁桃体摘除术后侵入黏膜下组织，或经唾液腺、泪腺导管进入腺体引起面颈部放线菌病。含放线菌的脓液吸入支气管内，可致胸部放线菌病。放线菌吞服后沿消化道破损处或经腹壁外伤伤口感染可引起腹部放线菌病。因此，皮肤或内脏黏膜的破损，是使放线菌能深入组织内致病的重要条件。损害中如并发细菌感染，则造成厌氧环境更有利于放线菌生长致病。极少数免疫缺陷者感染致病性较强的菌株时可引起血行播散，甚或出现中枢神经系统放线菌病。病原菌通常是由局部通过窦道向周围蔓延侵犯皮肤、皮下组织、肌肉、筋膜、骨骼及内脏，而并非经淋巴管播散。

第五章

色素障碍性皮肤病

第一节　雀斑

雀斑是一种以面部褐色斑点为主要特征的色素增加性皮肤病。患者常有家族史，系常染色体显性遗传。紫外线照射可促发或使已发皮疹颜色加深。近年研究发现，雀斑为黑素细胞株突变引起表皮黑素增多所致。

一、诊断要点

（1）好发年龄：一般 5 岁左右发病，女性较为多见。

（2）好发部位：多发生于面、颈、手背等暴露部位，亦可见于胸部及四肢伸侧。

（3）典型损害：皮损为直径 3～5cm 圆形、椭圆形或不规则形黄褐色或褐色斑点，境界清晰，互不融合，常对称分布，压迫不退色，不突起于皮肤表面，同一患者同一时期皮疹颜色基本一致。

多数患者在夏季皮损数量增多、面积扩大、颜色加深，而冬季皮损数量则减少、面积缩小、颜色变淡。若避免日晒，皮损仍不消退者称为永久性雀斑。

（4）自觉症状：无自觉症状，曝晒后偶有痒感。

（5）病程：皮损颜色及数量随年龄增大和日光照射而加深、增多，青春期后其数量一般不再增多，至老年皮损颜色可变淡或境界变得模糊而不甚明显。

（6）实验室检查：伍德灯下可见发光不明显的色素性斑点。

色素斑活检组织病理显示：表皮基底层黑素颗粒增多，多呈棒状，而黑素细胞数量并未增加，但树枝状突更加明显，多巴反应强阳性。

二、治疗

1. 一般治疗　本病皮损变化具有较为明显的季节性，夏季应避免强烈日光照射，避免食用光感性食物及药物，外出时暴露部位可涂搽防晒霜，避免应用含雌激素的外用药物和化妆品。

2. 全身治疗　夏季间断性服用维生素 C 0.6～1.2g/d 和维生素 E 0.1～0.3g/d，可减轻日光照射引起的色素沉着加重。

3. 局部治疗　如下所述：

（1）脱色剂：可选用 10%～20% 过氧过氢溶液、25% 过氧过氢霜、3%～5% 熊果苷霜、20% 壬二酸霜、1% 曲酸霜、10%～20% 白降汞软膏、2% 对苯二酚单苯醚乳剂、4% 二氧化钛冷霜、3% 氢醌霜或 5% 水杨酸软膏等涂搽患处，每日 1 或 2 次，坚持数月可有一定疗效。局部长期外用 0.025%～0.100% 迪维霜，也可使雀斑颜色变淡，但应晚间应用，晨起后洗净。

（2）腐蚀剂：可选用 30%～60% 三氯醋酸溶液、1%～2% 升汞乙醇、25% 碳酸乙醚溶液、五妙水仙膏（黄柏、五倍子、紫草等）或列德曼乐雀斑软膏等点涂患处。但此疗法应由有一定经验的医护人员操作，而且仅用于雀斑数量较少、面积较小者，涂药后避免揉搽患处。

小儿确需应用此类腐蚀剂时，除在医务人员严密看护下进行外，术后应加强护理，适当服用抗组胺药或止痛药，避免因局部药物刺激引起的不适感而搔抓和揉搽患处，影响疗效或形成瘢痕。

4. 物理治疗　如下所述：

（1）冷冻疗法：可选用液氮或干冰。临床常应用液氮冷冻治疗，使用液氮冷冻枪喷洒或用较细的棉签蘸液氮点涂患处，一般 2～3 个冻融，以局部轻微发红为度，避免冷冻时间过长发生水疱和色素沉着。小儿患者冷冻后应加强护理，避免搔抓、揉搓患处。

（2）激光疗法：可选用 Q 开关：①波长 510nm 的脉冲染料激光，能量密度 2～4J/cm²、脉宽 400ms、光斑 3mm。②波长 532mm 的倍频 Nd：YAG 激光，能量密度 4～6J/cm²、脉宽 4～10ms、光斑 2～4mm。③波长 694nm 的红宝石激光，能量密度 4～6J/cm²、脉宽 25～40ms、光斑 2～4mm。④波长 755nm 的翠绿宝石激光，能量密度 4～8J/cm²、脉宽 45～100ms、光斑 2～4mm。⑤波长 1 064nm 的 Nd：YAG 激光，能量密度 3.5～8J/cm²、脉宽 4～10ms、光斑 2～4mm。治疗雀斑均有较好的疗效，可很快使雀斑颜色变淡，但可复发。

此外，Photo Derm 强脉冲激光（选用 550nm、570nm、590nm 的滤光片，脉宽 10～15ms，能量密度 5～20J/cm²，光斑 3.5cm×0.8cm）、Quantum 强脉冲激光（又称光子嫩肤，波长 560nm，脉宽 2.4～5ms，能量密度 25～35J/cm²，光斑 3.5cm×0.8cm）、铒激光（波长 2 940nm，能量密度 4～8J/cm²，光斑 3mm）等，治疗雀斑也有较好效果，但治疗后可留暂时性色素沉着。

5. 外科疗法　面部雀斑数量较多、使用其他方法治疗效果不佳者，可采用皮肤磨削术。

6. 中医中药　如下所述：

（1）中成药：可选用六味地黄丸、逍遥丸或归脾丸，与维生素 C、维生素 E 合用可增强疗效。

（2）局部外用：可选用玉容散、五妙水仙膏或五白玉容散调敷或点涂患处，每日 1 次；鲜柿树叶 30g、紫背浮萍 15g、苏木 10g，水煎取汁温洗患处，每日 2 次；晶状酚 500g、达克罗宁 10g、樟脑 1g，融于无水乙醇 50ml 中，点涂患处，每日 1 次；氢氧化钠或氢氧化钾 3g、糯米 2.6g，蒸馏水 10ml，浸泡 1 周后点涂患处，每日 1 次。

（3）针灸疗法：选阳陵泉、足三里、绝骨、肾俞、风池、血海等穴，每次取 2～4 穴，用平补平泻法留针 15～20min；或主穴取迎香、印堂或神庭、巨阙，配穴取合谷、中三里、三阴交，进针得气后施平补平泻法 3～5min，然后接 G6805 电麻仪，频率采用疏密波，电量逐渐递增，每次 30min，隔日 1 次。也可选用内分泌、面颊、交感、肾上腺、肺、肾等穴，每次选用 2 或 3 穴，采用悬针或埋针法留针15～20min。

第二节　黄褐斑

黄褐斑是一种以面部对称性黄褐色斑点、斑片为特征的色素性皮肤病。发病可能与性激素代谢失调、慢性肝病、结核病、慢性乙醇中毒、药物等有关，日光照射、某些化妆品等可为其诱发因素。

一、诊断要点

（1）好发年龄：常见于中青年女性，尤其是妊娠妇女。

（2）好发部位：好发于颧部、颊部、前额、鼻背、上唇等处，多对称性分布。

（3）典型损害：皮损为淡褐色、黄褐色或暗褐色斑点、斑片，同一患者颜色多较均匀，境界清楚或模糊，压迫不退色，面积大小和形状不一，常在面颊和鼻背部呈蝶形分布，具有特征性。日晒后颜色及面积可加深和扩大，偶有月经前颜色加深者。

（4）自觉症状：无自觉症状，日晒后偶有轻微瘙痒。

（5）病程：色斑呈慢性经过，冬轻夏重。

（6）实验室检查：色斑处活检组织病理示：表皮型黑素颗粒主要沉积于基底层和棘层；真皮型除表皮色素颗粒增多外，真皮浅层和深层噬黑素细胞数量也增多。

二、治疗

1. 一般治疗　寻找可能的诱发因素并去除，积极治疗原发疾病。尽量停用避孕药，改用其他避孕措施，避免服用具有光敏性的药物和食品，忌饮酒。夏季避免日光暴晒，外出时涂搽防晒霜，不使用劣质化妆品，保持心情愉快。

2. 全身治疗　可给予维生素 C 0.6～1.2g/d、维生素 E 0.3g/d、胱氨酸 0.3～0.6g/d 等，分次口服。必要时维生素 C 1～3g/次、谷胱甘肽 400mg/次，加入 5% 葡萄糖或生理盐水 50～250ml 中缓慢静脉推注或点滴，每周 2 次，10～20 次为一疗程。

3. 局部治疗　如下所述。

（1）脱色剂：可选用 10%～20% 过氧过氢溶液、10%～20% 白降汞软膏、3% 过氧过氢霜、10%～20% 壬二酸霜、10% 尿素霜、5% 氢醌霜、0.05%～0.10% 维 A 酸霜、0.05% 维 A 酸溶液、5% 吲哚美辛霜、5% 维生素 E 霜等，外涂患处，每日 2 次。若外用 3%～5% 5 - FU 霜剂后，再外涂以上制剂可增强疗效。

（2）化学剥脱剂：可选用 25% 三氯醋酸溶液或 95% 酚溶液，涂于色斑表面，1 周后表皮脱落后外用脱色剂，常有良好的退色效果。但涂药应由有一定经验的医护人员操作或住院治疗，并加强患处护理。

4. 物理治疗　可选用 Q 开关红宝石激光、Q 开关 Nd：YAG 激光、点阵激光或波长 510nm 的脉冲染料激光治疗，其中红宝石激光对表皮型黄褐斑效果较好。面膜疗法可增加面部血液循环，增强药物脱色效果。

5. 中医治疗 如下所述：

（1）肝郁证：表现为胁胀胸痞、烦躁易怒、经前斑色加深、月经不调、乳房胀痛、苔薄白、脉弦滑。治宜疏肝理气，活血化瘀，方选疏肝汤和化瘀汤，药用川楝子、制香附、柴胡、当归、丹皮、赤芍、白芍、茯苓、青皮、甘草各10g，红花6g，每日1剂，水煎取汁分次服。

（2）脾虚证：表现为面色㿠白或萎黄、腹胀、食欲欠佳、月经迟滞、经血稀少、舌质淡、脉细。治宜健脾除湿，活血化瘀，方选人参健脾汤和归脾汤，药用山药20g，黄芪、党参、白术、茯苓、当归、川芎、桃仁各10g，红花、砂仁、甘草各6g，每日1剂，水煎取汁分次服。

（3）肾虚证：表现为面色㿠白、肢冷畏寒、疲乏无力、腰酸背痛、尿频而清、舌淡苔白、脉沉细。治宜温补肾阳，活血化瘀，方选金匮肾气丸加减，药用丹参、茯苓、山药各15g，山萸肉、仙灵脾、菟丝子、当归、熟地、桂枝各10g，红花、甘草各6g，附子5g，每日1剂，水煎取汁分次服。

（4）中成药：可选用归脾丸、疏肝活血丸、知柏地黄丸、桃红四物汤、二至丸、六味地黄丸和逍遥丸等，根据剂型选择用量和用法。

（5）外用治疗：中药祛斑倒膜散（冬瓜仁、益母草各20g，僵蚕、当归各15g，白附子、白芷各10g，珍珠粉2g）或面膜膏（白附子、葛根粉、天花粉、山慈菇、白芷、山药、茯苓、丹皮、白及各等份研末，用时取药末50g，与石膏粉30g、奶粉20g、蛋清10ml，适量温水调成糊状），倒膜或外敷，每日1次。也可选用白芷25g、白附子20g、僵蚕15g、密陀僧6g，研细过80目筛，用凡士林60g调敷患处，每日1次。

第三节 白癜风

白癜风是一种以侵犯皮肤色素为主，同时累及全身其他色素细胞的系统疾病，如眼、耳色素也有变化，表现为局部或泛发性色素脱失。

一、临床表现

（一）症状

白癜风的主要临床表现是皮肤出现局限性白色斑片，白斑区皮肤颜色减退、变白。白的深浅尚有灰白色、乳白色或瓷白色等之分。一般无自觉不适，少数病例在发病之前或同时局部有瘙痒感，也有患者在病情稳定时，因某种因素发生痒感，随之白斑扩大或出现新的白斑。白癜风患者在没有其他因素影响而出现瘙痒感时多数为病情有所发展。有的由于外用药物的强烈刺激而使白斑扩大，不少病例还可在遭受机械性刺激、压力、搔抓、摩擦后，原先正常皮肤处发生白斑或出现使原来白斑扩大的同形反应现象。其他形式的局部刺激，如烧伤、晒伤、放射线、冻疮、感染等也可有此反应而泛发全身。

本病一般受季节影响，冬季发展较慢或者处于静止状态，春、夏季则发展较快。由于皮损处缺少黑素的保护，遇到阳光暴晒刺激后，容易出现红斑、疼痛、瘙痒等日光性皮炎样损害，在进展期可以促使皮损发展。少数患者随着病情发展，白斑可以泛发全身，有的如地图样分布，仅残留小部分正常肤色。但也有部分患者只有一两片白斑，长期不变，或是皮损发展到一定程度后，自然停止发展而固定不变。也有个别患者未经治疗，皮损处出现一些色素岛而逐渐融合成片，最终使皮损恢复正常。但是完全自愈者非常少，有不少患者痊愈后又复发。

（二）体征

全身任何部位的皮肤均可发生白癜风，损害处皮肤颜色减退变白，好发于易受阳光照晒及摩擦损伤等部位，特别是颜面部（如眉间、眉毛内侧、鼻根与颊部内侧相连部位、耳前及其上部、前额发际、帽檐处以及唇红部）、颈部、腰部（束腰带）、骶尾部、前臂伸侧及手指背部、眼睑及四肢末端等，躯干与阴部亦常发生。掌跖部也可受累，白斑多数对称分布，亦有不少病例损害沿神经节段（或皮节）排列。在对称分布于眼睑及四肢末端的病例常见掌跖部白斑，除皮肤损害外，口唇、阴唇、龟头及包皮内侧黏膜亦常累及。

（三）实验室检查

1. 血液检查　白癜风在治疗前或在治疗中做一些血液检查是必要的。可从中发现异常或发现潜在的内脏病变，查明原因可提高治愈率，有利于白癜风病的康复。血常规发现很多白癜风患者伴有贫血，血细胞及血小板减少。在自身抗体的检查中可见白癜风患者血清中自身抗体阳性率比正常人高，主要是抗甲状腺抗体、抗胃壁细胞抗体和抗核抗体。在外因血 T 细胞群检查中，辅助性 T 细胞明显下降。这些情况表明进一步查明有关和/或可能的原因，从而对症治疗可提高治愈率，有利于白癜风的康复。

2. 组织病理　白癜风的主要病理变化是表皮的黑素细胞破坏，白癜风的治疗目前就是恢复色素沉着，那么白斑色素恢复就是黑素细胞来源何处？脱色区的黑素细胞是否全部被破坏，多巴－甲苯胺蓝复合染色证实，正常皮肤（包括毛囊、外根鞘上部）的黑素细胞是一种有功能黑素细胞，能合成黑素，在毛囊外根鞘中部、下部，还存在一种无色素黑素细胞，不能合成黑素。当受到某些刺激或生理需要时，它能转变成有功能的黑素细胞而产生黑素。实验证明，白癜风皮损区毛囊外根节鞘中部、下部的无功能黑素细胞依然存在，其数量和功能与正常皮肤相似。在白癜风色素恢复早期，表皮和毛囊内还没有黑素细胞出现，但此时毛囊外根鞘表面已可见多数多巴弱阳性黑素细胞，这些阳性多巴染色体，分支不明显，随着恢复时间的延长，毛囊内及其周围皮肤的黑素细胞增多，临床上可见以毛囊为中心的色素岛。所以，白癜风患者恢复时的黑素细胞来源是在毛囊外根鞘中。下部的无功能黑素细胞、无毛囊部位的白癜风，如指尖、趾部的色素不容易再生。

白癜风的特征性病理改变如下：

（1）表皮中黑素细胞数量明显减少乃至消失。

（2）表皮中黑素颗粒也明显减少或消失。

免疫病理方面的资料较少，我们用直接免疫荧光法发现部分患者基膜带 IRG 或 O 沉积，以及角质形成细胞内有 IgG 或 C3 沉积。

3. 超微结构变化　白斑特别是白斑边缘处超微病理变化最为显著。

（1）黑素细胞的改变：白斑处黑素细胞缺乏，白斑边缘部黑素细胞胞质中出现空泡、核固缩，粗面内质网高度扩张甚至破裂，附膜核糖体可部分脱落，扩张池中含絮状物，线粒体萎缩或肿胀。黑素小体明显减少，Ⅲ、Ⅳ级更少，可有黑素小体聚集，内部呈细颗粒状，而且黑素沉积不均匀，溶酶体内可见残留黑素颗粒。

（2）角质形成细胞的改变：白斑部少数可有粗面内质网轻度扩张，线粒体结构不清，细胞内水肿。白斑边缘部角质形成细胞排列紊乱，细胞内外水肿，张力微丝紊乱，桥粒断裂、减少甚至消失，尤以黑素细胞附近的角质形成细胞变化最为显著，黑素小体结构异常，线粒体、粗面内质网均有退化变化。

（3）朗格汉斯细胞的变化：白斑处有明显退化改变，核切迹加深，细胞核巨大，核周隙不均匀扩大，粗面内质网增多、扩张，线粒体肿胀，胞内空泡增多，特征性 Birbeck 颗粒显著减少，胞体变圆，胞突大多消失。白斑边缘部朗格汉斯细胞变化较轻。

（四）临床分型

临床上根据皮损的范围、分布，习惯上分为局限型、泛发型和皮节型三种类型。为了统一标准，中国中西医结合皮肤性病学会色素性皮肤病学组制定了白癜风的临床分型及疗效标准，将白癜风分为二型、二类、二期。

临床上则根据白癜风的形态、范围、色素减退程度和对治疗的反应等，将白癜风分为二性，五型，十三种类型，四效。

1. 二性　根据病变处色素脱失情况简单地将白斑分为完全性、不完全性两种。

（1）完全性白斑：白斑表现为纯白色或瓷白色，白斑中没有色素再生现象，白斑组织对多巴（二羟苯丙氨酸、DOPA）反应阴性；白斑组织内黑素细胞消失在治疗上疗效差，治疗时间长一些。

（2）不完全性白斑：白斑脱色不完全，白斑中可见色素点；白斑组织对多巴反应阳性；白斑组织中黑素细胞减少。不完全性白斑对药物疗效好，治愈率高。

2. 五型　如下所述：

（1）局限型：色素减退斑在 3 片以下，单发或群集于某一部位。

（2）散在型：白斑散在分布，大小不一，以及对称分布。

（3）泛发型：常由局限型或散发型两种发展而来，白斑多相互融合成不规则大片而累及体表面积的 50% 以上，有时仅残留小片岛屿状正常肤色。泛发性白癜风晕痣的发病率高，晕痣可能是白癜风的一种存在类型。

（4）肢端型：白斑发于人体的肢端，如面部、手、足、指趾等部位，少数可伴发肢体的泛发性白斑。

（5）节段型：白斑为一片或数片沿某一皮神经节段支配的皮肤区域走向分布，一般为单侧。

3. 十三种类型　根据患病部位不同，形状不一、病程长短不等，发展快慢有别，发病面积大小有异等错综复杂的情况，对白癜风划出了十三种类型。

（1）圆形、椭圆形：多发于腹部和腰部，病灶初起多呈独立存在，发展时由斑块中心向外扩大，发展快者相邻的独立斑块可连接。

（2）晕痣型：多发于面部、胸背部，病灶中间原有或仍保留黑、红痣或异常隆起物。此类型白癜风边缘清晰，中间隆起物可大可小，有的隆起物色素先有脱失然后白斑扩大。也有的先有白斑区然后隆起物消失或仍存在。

（3）外伤型：指利刀或钝器刺破表皮或烧伤、烫伤、各类手术后、摔伤、扭挫伤、动物抓咬伤、蚊虫叮咬伤等外界损伤表皮后黑素恢复缓慢或不完全恢复。此类患者的白斑多发生于伤口周围，也有在其他部位出现。

（4）椎体型：多发于前后躯干部位，病灶及发病趋势循任、督二脉上行，二阴、口唇多有病变。此类患者多有悬雍垂异常，常向左或向右偏斜。

（5）色素失调型：多发于面部，双手偶见。此类患者本身黑素并没有减少或脱失，而是在同一区域内有黑素不均匀聚集，也有白斑的出现。病灶有片状、带状、泼墨状，有单侧亦有对称，有先天亦有后天所得。先天多与遗传有关，后天发生者多由于内分泌失调所致。女性多有妇科病，男性多有疝气或肾炎等泌尿系疾病。

（6）内翻型：多发于双手，起于双手心，由内向外到手背、十指末端；并在肺俞穴、大肠俞等穴多出现白斑。

（7）散发型：斑无定处，可在全身各处发展。其表现形状不一、斑块大小不等、色有浅有深、常无定处。

（8）簇状白点型：多发于前胸、上肢。初起时病灶周围每个毛囊后部隆起白点，由点到片，向中心接近，一旦连接为一大块白斑后，周围又有新鲜的群体出现，严重时可泛发全身。

（9）眉、睫、发、面型：是指白斑发生在面部。多为单侧，多有眉毛、睫毛、头发、腋毛、阴毛等被侵害变白，不论其面积大小、毛发变白的多少，即属此种类型。

（10）神经节段型：多发于躯干四肢单侧而不过中线者。白斑边缘顺其神经走向发生，在肋间、胸背、小腹、腰椎、上下肢多见，可能与单侧挫扭伤有关。

（11）固岛型：多发于下颌、小腹等脂肪易堆积处，其他部位也可见，其病灶在较长一段时间无甚变化。生成的黑素岛少则十几个，多则几十个，出现后不再扩散，亦不见消失变化，形成固定的斑片。生成这种外形的原因是外用刺激药过量，使病灶起疱，层层脱皮，使体液渗出。若继续用药不当，加重刺激，使表皮和/或真皮组织受到破坏，形成表皮粗糙、皲裂。

（12）婴幼型：多发于婴幼儿额部、颈项、耳后、胸背及上肢。民间多称"白记"。病灶片状、带状、线条状，表皮略粗糙，色略淡。除一部分斑块继发为白癜风外，绝大部分患儿在较长一段时间内变化不大，也有的患儿伴有其他部位的白癜风。

（13）中老年颗粒型：多发于胸背四肢。为中老年男女的自身整体素质功能下降，或因患其他慢性疾病，如糖尿病、气管炎、甲状腺疾病、恶性出血、关节炎等并发白癜风。白斑呈米粒、豆粒大小，此类白斑一般情况不扩大，斑点色泽低于正常皮肤。

4. 四效　如下所述：

（1）痊愈：白斑完全消退。

（2）有效：白斑消退50%以上。

（3）显效：白斑消退25%以上。

（4）无效：白斑消退25%以下。

（五）临床分期

根据白癜风病期的临床表现，可分为进展期、静止期、好转期。

1. 进展期　原有白斑逐渐向正常皮肤移行、扩大、境界模糊不清，白斑增多。

2. 静止期　白斑停止发展，境界清楚，白斑边缘色素加深。

3. 好转期　白斑由边缘向内缩小，白斑区有毛囊修复，色素点、色素块逐渐连成片。现毛孔周围散在或岛屿状的色素区，白斑的数目也随之逐渐减少。

本病一般无自觉不适，多数病例之前或同时以及白斑发展蔓延时局部有痒感；患处暴晒后特别是浅色肤种患者易产生潮红疙瘩，痒甚至起疱，有的患者甚至阴天在户外短时间暴露，也会发生上述症状。

二、治疗

白癜风病因复杂，从现在的研究结果看，白癜风的致病不是一种因素所致，而是多种因素共同作用的结果，所以不能不加以区分地用药，必须详细地了解发病年龄、病程、有无伴有其他疾病、皮损分布有无同形反应、对治疗的反应皮损有无进展、有无家族患病史，根据患者可能存在的病因及发病机制，选择用药，分型、分期而治，有助于提高治愈率。若有其他疾病并发，应积极治疗其他疾病。

白癜风的主要病理变化是表皮的黑素细胞被破坏。治疗白癜风的目的就是恢复色素沉着。那么白斑区色素恢复时黑素细胞来自何处？脱色区的黑素细胞是否全部被破坏？这是我们治疗需要明白的一个问题。多巴－甲苯胺蓝复合染色证实，正常皮肤（包括毛囊外根鞘上部）的黑素细胞是一种有功能的黑素细胞，能合成黑素。在毛囊处根鞘中下部还存在着一种无色素黑素细胞，不能合成黑素，当受到某些刺激或者生理需要时它能转变成有功能的黑素细胞而产生黑素。实验证明，白癜风皮损区毛囊处根鞘中部、下部的无功能的黑素细胞仍然存在，其数量、功能与正常皮肤相似。在白癜风色素恢复早期，表皮和毛囊中还没有黑素细胞出现，但此时毛囊处根鞘表面已可见多数多巴弱阳性黑素细胞增多，临床上可见以毛囊为中心的"色素岛"。所以白癜风患者恢复时黑素细胞来源可能是毛囊处根鞘中下部无功能黑素细胞。在毛囊部位的白癜风如指尖、趾部的色素再生难度大些。近代医学认为白癜风的发生是由于多种原因导致皮肤和毛囊的黑素细胞内酪氨酸－酪氨酸酶系统功能减退，损失而引起的局部或泛发性脱色素病。治疗目的在于激活局部异常的黑色素细胞再生黑色素的能力或刺激黑色素细胞的形成，促进其发展及再生，以产生较多的黑色素；阻抑疾病机转的进行，使其不再继续扩展，使皮损周围色素区变淡直至恢复正常肤色。

白癜风西医治疗方法及药物种类繁多，目前多采用中西医结合及局部与整体治疗结合的方法，临床上多采用全身治疗与局部治疗有机结合。

1. 光疗　现代的光疗主要包括光化学疗法、激光治疗、紫外线疗法等，作为一种有效的治疗手段，光疗目前已广泛应用于多种皮肤病的治疗。光化学疗法和激光治疗目前在白癜风的治疗上已有较多的应用，并取得了较好的疗效。

紫外光谱是电磁波谱的一部分，波长范围 100～400nm，属于不可见光。根据生物学作用的差异，紫外线分为三个波段：长波紫外线（UVA，波长 320～400nm），又称黑光区，是紫外线促色素形成作用最强的部分，可诱发许多物质发出荧光，是光化学治疗中的主要光源；中波紫外线（UVB，波长280～320nm），又称皮肤红斑区，其波长正好在 DNA、蛋白质的吸收峰附近，能够引起 DNA 和蛋白质的损伤，是紫外线中活性最强的波段，可单独用于白癜风的治疗；短波紫外线（UVC，波长 200～280nm），其能量最高，有较强的杀菌作用，主要用于空气和物体表面的消毒。

用于白癜风治疗的紫外线波段主要包括 UVN（300～400nm 连续光谱）、UVB、窄谱中波紫外线（310～313nm NB－UVB）、308 准分子激光、UVA 及窄谱长波紫外线（340～400nm UVA1）。UVN、UVB 的照射仪只能用于大范围的或全身的照射，容易引起红斑、水疱等不良反应，患者常不能耐受，目前已较少应用。光化学疗法、窄谱中波紫外线和 308 准分子激光是目前治疗白癜风的主要光疗手段。

1）光化学疗法：光化学疗法（Phototherapy）是光敏剂加紫外线照射的治疗方法。传统的光化学疗法（PUVA）指口服或局部外用光敏剂 8 - 甲氧补骨脂素（8 - MOP）加长波紫外线（UVA）照射的方法。光化学疗法 1947 年由 Mofty 首先应用，经过 50 多年临床实践，至今仍是治疗白癜风的最常用的方法之一。现代医学发展了光敏药物和光源，丰富了光化学疗法的内容，使其疗效和安全性得到提高。

（1）传统光化学疗法：长波紫外线 + 补骨脂素（简称 PUVA），根据补骨脂素使用方式的不同又分为系统光化学疗法和局部光化学疗法。

a. 系统 PUVA 疗法：口服 8 - 甲氧补骨脂素（8 - MOP）0.5mg/kg，1.5 ~ 2.0h 后照射 UVA 或晒太阳，每周 2 ~ 3 次，一般疗程 3 个月以上。此疗法适用于泛发性白癜风或对局部治疗无效者，PUVA 应用于儿童还有一些潜在问题，12 岁以下儿童不推荐使用。UVA 量根据皮肤色素深浅和对光的敏感性决定，通常最初剂量 $0.5 \sim 1.0 \text{J/cm}^2$，每次增加 $0.25 \sim 0.5 \text{J/cm}^2$，直到红斑出现，最大剂量为 $1.0 \sim 4.0 \text{J/cm}^2$。治疗中及治疗后需避免日晒、佩戴护目镜 12 ~ 24h。5 - 甲氧补骨脂素（5 - MOP）或三甲基补骨脂素（trimethylp soralen，TMP）代替 8 - MOP，TMP 光不良反应小，胃肠反应较少，更适合儿童患者。有临床资料显示口服 5 - MOP 2h 后照射 UVA，可使 56% 的患者色素恢复达到 75%。

b. 局部 PUVA 疗法：适用于皮损范围小、数目少的局限型白癜风。白斑处外用 0.1% ~ 0.2% 8 - MOP 酊，0.5 ~ 1.0h 后照射 UVA 或晒太阳，每周 2 ~ 3 次。

（2）其他光化学疗法：其他光化学疗法指用其他光敏药物代替补骨脂素并联合 UVA/UVB 的治疗方法。

a. 卡泊三醇（calcipotriol）+UVA（简称 CUVA）：卡泊三醇是维生素 D_3 衍生物，它可能通过黑素细胞（melanocyte，MC）上维生素 D_3 受体调节细胞内钙紊乱而发挥作用。对于一些肢端型、泛发型或病程较长者，若 PUVA 疗效不满意，或即使有效，复发率较高者可选用此法。一项随机双盲左右手对照实验观察了 PUVA 联合外用卡泊三醇治疗白癜风的效果。患者口服 8 - MOP（0.6mg/kg），2h 后日光照射，每周 3 次，同时一手外用卡泊三醇软膏（50μg/g）每日 2 次，另一手涂安慰药，显效率分别为 76% 和 53%，结果外用卡泊三醇加 PUVA 治疗组疗效明显优于安慰药加 PUVA 组。作者认为 PUVA 联合卡泊三醇治疗白癜风疗效高、安全，尤其适用于单用 PUVA 无效的手足皮损。Ameen 等还用 PUVA 联合卡泊三醇治疗 4 例白癜风，结果 3 例取得良效。Parsad 等的临床研究证明外用卡泊三醇（50μg/g）联合 PUVA 治疗可缩短 PUVA 疗程，对手足皮损反应好。

b. UVA + 凯林（KUVA）：凯林（khellin）是从阿蜜果提取的呋喃色酮，其光化学及光生物学作用与补骨脂相似，但光毒性弱，对 DNA 无光动力学影响。1982 年 Abdel 首次报道口服凯林联合 UVA 照射治疗白癜风有效。患者口服凯林 50 ~ 100mg，2.5h 后照射 UVA，3 次/周，有效率达到 70% ~ 77%，25% ~ 30% 患者治疗中转氨酶升高，但停药后自行恢复。为避免口服凯林的肝毒性和胃肠道不适等不良反应，有研究者将凯林脂质体每日 2 次涂白斑处，并配合 UVA/UVB 照射。平均治疗 12 个月有 72% 的患者白斑可获 50% ~ 100% 复色，未观察到不良反应。有人比较了 PUVA 与 KUVA（khellin）外用加 UVA 照射两种方法的疗效和不良反应。KUVA 组照射前 1h 外用 5% 凯林乳膏，PUVA 组则口服 8 - MOP，0.4mg/

kg，两组均每周 UVA 照射 3～5 次。结果发现，与 PUVA 相比，KUVA 需要更长的治疗时间和更高的 UVA 剂量，KUVA 治疗不良反应较小，并且年龄越小，疗效越好。

c. UVA + L – 苯丙氨酸：1999 年 Camacho 等用口服 L – 苯丙氨酸（L – Phe）100mg/kg，1/d。秋冬季照射 UVA 或春夏季照射日光，晚上外用 0.025% 丙酸氯倍他索，6 个月后对受试者进行评估，90.9% 全身皮损明显好转，其中 68.5% 全身皮损改善达 75% 以上；疗效与部位有关，面部最为理想，复色达 87.9%，其次是躯干部（60.4%）和四肢（54.6%），未观察到药物不良反应。

禁忌证：苯丙酮尿症、肝肾功能不全、妊娠、哺乳期、砷接触史、放疗史和自身免疫性疾病。

d. 窄谱 UVB（narrow – band ult raviolet B，NB – UVB）：该法是采用 310～311nm（311nm）光进行局部照射的一种治疗方法。1997 年由 Westerhof 等首用于治疗白癜风，目前用于中、重度白癜风的治疗。Scher Schun 等用窄谱 UVB 治疗了 11 例白癜风患者，包括局限型、节段型和泛发型。UVB 初始剂量 280mJ/cm²，每周 3 次，照射量每次递增 15%，当色素恢复面积达 75% 时，减为每周 2 次维持 4 周后，再减少到每周 1 次维持 4 周。7 例患者完成 1 年的治疗，5 例经平均 19 次治疗后皮损复色超过 75%，另 2 例分别在照射 46、48 次后复色达 50% 和 40%，其余 4 例因时间原因未完成治疗。治疗过程中仅有部分患者表现轻度红斑、瘙痒，均能自行缓解。该结果也充分肯定了窄谱 UVB 对白癜风的疗效。Samson 等用窄谱 UVB 治疗 77 例白癜风患者。结果约 80% 的患者有改善，其中 61% 呈现中度或明显好转，大部分患者耐受治疗。临床已证实 NB – UVB 治疗与 PUVA 疗效相似，但它具有治疗方便、无需眼保护、无光接触变态反应、长期照射无光过度角化、积累照射量小、不增加光照后皮肤癌风险、治疗时间短、色素恢复均匀、无需联合使用补骨脂素等优势，安全性好，孕妇也可接受治疗。目前窄谱 UVB 有部分替代 PUVA 治疗白癜风等皮肤病的趋势。

2）激光治疗

（1）308nm 准分子激光（XeCl excimer laser）：308nm 准分子激光又称氯激光，2000 年美国 FDA 批准 308nm 准分子激光用于银屑病治疗，308nm 准分子激光波长与 NB – UVB（311nm）相近，但传统 UVB 为多频连续的非相干光，准分子激光为单频相干光，两者脉冲频率不同，在白癜风的治疗上准分子激光较 NB – UVB 显示出更好的疗效。近年有人尝试用于治疗稳定期局限型白癜风获得较好效果。Baltas 等对 6 例局限型白癜风患者初始剂量为 49.5mj/cm² 的氯激光照射，每个脉冲能量为 5mj/cm²，光斑直径为 3cm，每周照射 2 次，每次递增 49.5mj/cm²，平均总累计剂量为 50.7mj/cm²。结果 4 例患者治疗第 8 周时皮损中开始出现 1～3mm² 大小的色素岛，毛囊周围尤其明显。疗程 6 个月，随访 3 个月，白斑复色区未见色素脱失。Spencer 等报道 12 例白癜风的 23 处皮损进行了每周 3 次、为期 4 周的治疗，取得成果。经过 6 次照射的 12 例患者的 23 处皮损中有 13 处复色面积达 57%；经过 12 次照射治疗的 6 例患者 11 处皮损中有 9 处复色面积达 82%，对照部位皮损无变化。308nm 准分子激光有望成为一种白癜风治疗的快速有效的新方法，是目前治疗白癜风尤其是局限型白癜风的较好选择，联合其他治疗方法可以进一步提高疗效。

（2）低能量氦氖激光照射（He – Ne laser）：低能量氦氖激光（632.8nmHe – Ne）是利用生物刺激作用而非热效应。因发现 He – Ne 激光照射可修复损伤的神经，故推测它对存在神经功能缺陷的节段型白癜风可能有一定的治疗作用。Yu 等用 He – Ne 激光治疗头颈部节段型白癜风30例，输出功率1.0mW，每平方厘米选择一个光点照射，光斑面积为0.01cm²，每一部位照射30s，能量3.0J/cm²，每周1～2次。结果：3例（10%）在（20±4）次治疗后完全复色；3例（10%）在（137±5）次治疗出现76%～99%的复色；12例（40%）治疗（99±43）次后出现51%～75%的复色；7例（23.3%）治疗（87±53）次有26%～50%的复色；2例（6.7%）经过（69±45）次治疗后复色小于25%；3例无效。Yu等还发现低能量He－Ne激光照射体外培养的角质形成细胞和成纤维细胞后两种细胞释放bFGF明显增多，角质形成细胞分泌的神经生长因子（nervegrowth factor，NGF）显著升高，均与照射能量相关。bFGF和NGF为黑素细胞（MC）生存、生长和移行的调节因子。He－Ne激光照射后出现的bFGF、NGF水平升高为白癜风患者白斑区MC的增殖、移行及损伤修复创造了微环境。

（3）光疗疗法的影响因素及注意事项：白癜风光疗的疗效受多种因素影响，主要包括如下。

a. 部位：同一个体不同部位的皮肤对紫外线的敏感性不一致，躯干部位最敏感。对于同一个体光疗的疗效通常与其每天的紫外线敏感性一致，对包括面、颈、躯干等光敏感区有较好疗效，但对于无毛发区，如关节部位、口唇、手指末端、足踝部、掌跖部和乳头等反应较差。

b. 肤色：肤色对疗效的影响并不大，但也有报道深色皮肤的白癜风患者对光疗的反应更好，对于同一个体，不完全脱色斑因为表皮内仍有黑素细胞，疗效好于色素脱失斑，而毛发变白的皮损往往标志着该处黑素细胞储备已经完全被破坏，光疗往往效果较差。

c. 病程、分型及分期：一般病程越短见效越快，寻常型白癜风对光疗的反应优于节段型；进展期白癜风由于容易引起同形反应，导致皮损扩大，一般不主张采用全身的PUVA及NV－UVB治疗，建议采用准分子激光治疗进展期白癜风。

d. 治疗次数：光疗治疗白癜风的疗效与其治疗次数平行，次数越多疗效越好。308nm准分子激光一般需治疗10～60次，PUVA、NB－UVB需治疗40～80次，有些需照射1年以上。

2. 全身治疗　可选用补骨脂及其衍生物治疗，皮损局限可在皮损处使用类固醇激素或选择8－甲基补骨脂素或复方氮芥酊外涂，或阿托品局部皮内注射，可同时配日光浴或紫外线照射，治疗过程中避免接触某些酚类化合物质。

1）补骨脂素及其衍生物：外用或内服均有致光敏的作用，补骨脂素属于呋喃香豆素类药物。本药对白癜风的治疗，已有较长历史。1947年埃及化学家由大阿美果实中分离出三种有效成分，都是补骨脂素衍生物，其中8－甲氧基补骨脂素（8－MOP）和5－甲氧基补骨脂素（5－MOP）对白癜风有效果。1960年人工合成了3－甲基补骨脂素（TMP），对白癜风也有较好效果，而且不良反应较小，目前这些药物都已广泛应用于临床。

补骨脂素类药物属于光敏性化合物，用药后能加强紫外线的作用，能将还原黑素氧化为黑素，并通过破坏皮肤中的硫氢基化合物，使酪氨酸酶活性增加，刺激那些尚未完全破坏或正常的黑素细胞的功能，从而增加黑素合成。

本疗法的疗效因人而异，与患者的年龄、皮损部位、严重程度、皮肤类型等有关。一般儿童患者、病程短、面颈部皮损效果较好；而病程长、手足背皮损效果差。总有效率为30%～60%。口服补骨脂素的不良反应有胃肠道反应（恶心、呕吐、食欲不振等），还可发生白细胞减少，贫血以及肝功能损害，故在治疗期间应定期检查血常规、尿常规及肝功。对有糖尿病、肝功能异常、皮肤癌、白内障、妊娠、哺乳期妇女以及有光敏者应禁用。

2）皮质类固醇治疗：口服泼尼松 15 ~ 30mg/d，2 ~ 3 周后，减至 10 ~ 15mg/d，3 个月后维持量为 5mg/d，对皮损面积大，病情进展和无禁忌证者，可以试用。对病损面积小者，可局部注射曲安西龙混悬液每周 2 次，或外用氟轻松、地塞米松或曲安西龙等，曲安西龙二甲基亚砜醑溶液。

注意长期使用可造成局部痤疮样皮疹、毛囊炎、毛细管扩张甚至皮肤萎缩等不良反应，间歇用药或与其他类外用药物轮流应用可减少反应的发生。

3）免疫制剂

（1）转移因子：转移因子是从淋巴细胞中提取的一类低分子肽与核苷酸复合物，具有传递免疫信息、激发免疫细胞活性、调节免疫功能、增强机体非特异性细胞免疫等作用。由于其毒性、抗原性、过敏反应较少见，并且可超越种系界限应用等优点，目前在临床应用广泛。国内报道口服转移因子配合外用药治疗 103 例白癜风，总有效率 67%。其中对面颈部病变痊愈率为 48.4%，有效率为 82.8%。但也有报道转移因子引起过敏，先兆流产，长期局部注射产生小的局灶坏死等，也应予以注意。

（2）胸腺因子：胸腺因子 D 注射液 10mg（儿童 5mg）肌内注射，隔日 1 次，连续 3 ~ 5 个月。

4）胎盘提取液：胎盘中提取黑素生成素是由古巴学者 Cao 在 1986 年首先报道。1991 年 Suite 等外用于白癜风，并用红外线照射治疗。Rabinra 等认为黑素生成素中含有内皮素和糖脂、磷脂、鞘脂等物质。内皮素被认为对黑素细胞的有丝分裂起关键性作用。外用黑素生成素治疗白癜风有效的机制可能是通过内皮素等生物活性物质作用于黑素细胞，促进黑素细胞增殖和黑素合成，致皮肤色素沉着。在黑素生成素制剂中添加 1mg/ml 氯化钙可提高疗效。国内有报道总有效率为 63.3%，比国外报道的略低。

5）微量元素：微量元素在人体中的含量尽管极其微小，但却对机体的健康起着非常重要的作用，一旦元素平衡被破坏，就会导致各种疾病。人体内的元素平衡有两种含义，一是元素在体内含量要适当；二是各种元素之间要有一个合适比例才能协调工作，在补充微量元素时应该合理应用合适剂量，避免过量。

（1）铜、锌制剂：有报道有的白癜风患者体内铜、锌微量元素缺乏，在补充这些微量元素后病情好转，甚至痊愈。

铜是酪氨酸酶的辅酶，在皮肤色素的形成中起着重要作用，目前常用的铜制剂为 5% 硫酸铜溶液，10 滴加入水或牛奶中冲淡后服用，每日 3 次，儿童酌减。如果体内铜含量过多，也会导致一些疾病，如肝硬化、神经失调等。含铜丰富的食品有动物的肝脏、果汁、芝麻酱、可可、茶叶等。

患者体内锌离子降低时，可口服甘草锌或葡萄糖酸锌治疗。要注意锌生物效应的两重性，剂量过大也可致不良反应。摄入过多锌可引起铁代谢障碍和溶血，致锌相关性贫血。服锌期间避免食用含纤维素、植酸盐等影响锌吸收的粗食物。与肉食同服时锌吸收率较高。因过量铁对锌的吸收利用有抑制作用，补锌时不可大剂量补铁。葡萄糖酸锌与硫酸锌、甘草锌比较，具有生物利用度高、不良反应小等特点。

（2）其他微量元素：也有研究认为白癜风发中有低钴、硒、铜和显著的高镧、高铈表现。

硒是人体的必需微量元素之一，是谷胱甘肽过氧化酶（GSH－Px）的重要组成部分，该酶能防止细胞膜脂质的过氧化破坏，消除过剩自由基从而起到保护细胞膜免遭损害的作用，同时硒还能刺激免疫球蛋白和抗体的产生而增强机体的抵抗能力。当缺硒时 GSH－Px 活性降低，引起细胞膜脂质过氧化加强，自由基和半醌游离基、毒性黑素前身物质增多作用于靶细胞，同时缺硒后人体免疫功能降低使自身免疫反应加重，最终使色素细胞破坏而发病。

钴是人体必需的微量元素之一，主要参与核酸蛋白质的合成和解毒及促进其他元素的吸收，它常以维生素 B_{12} 的形式发挥作用，当缺钴后核酸蛋白质的合成过程亦受到影响，这样直接或间接地促使该病的发生。

镧铈是镧系元素，其解毒须和硒结合形成巯蛋白而排泄，它的升高是否和低硒储集有关，另有资料表明，镧铈能在皮肤表面形成一层防护膜而起保护作用。

（6）维生素：叶酸 2mg，每天 2 次，肌内注射维生素 B_{12}，剂量 100μg，每周 2 次，服药后晒太阳或 UVB 照射比单纯口服治疗疗效好。维生素 E 有抗氧化的功能，可以用来治疗白癜风。对氨基苯甲酸（PABA）属维生素类药物，一般为 0.3 口服，每日 3 次，连服 6～18 个月。泛酸与 PABA 的作用相同，两者同时应用效果更佳。

3. 外用药物　如下所述：

（1）他克莫司（protopic）：protopic 为商品名，化学名他克莫司（tacrolimus，又名 FK506），是由日本藤泽公司生产的局部用免疫抑制药。

他克莫司的治疗作用和不良反应都是通过抑制细胞增殖的信号传导通道而产生的。T 淋巴细胞是他克莫司作用的主要靶细胞，通过抑制早期淋巴细胞相关基因的表达，从而抑制 T 淋巴细胞的免疫活性。他克莫司也能抑制皮肤肥大细胞 IgE 介导的释放组胺的作用，这可能也是治疗皮肤病的重要理论基础之一。实验研究发现，局部应用他克莫司可抑制唑酮（oxazolone）诱导的局部淋巴结细胞（LNC）的增殖。

外用他克莫司治疗白癜风，部分患者治疗初期局部有瘙痒感和烧灼感，据报道个别病例局部出现多毛症状和传染性软疣，少见其他严重不良反应。无长期应用激素特别是强效激素引起的皮肤萎缩纹、毛细血管扩张、痤疮样丘疹等不良反应，无眼睑部外用激素产生青光眼和白内障的危险。安全、耐受性好，治疗眼周、面颈部、生殖器等特殊部位白癜风以及儿童白癜风具有较好的应用前景。但他克莫司可能影响局部皮肤的免疫监视功能，有潜在促进光线性皮肤癌变或增加发生非黑素瘤性皮肤肿瘤及淋巴瘤的危险。因此，有必要提醒患者保护局部，避免过多 UV 暴露。

（2）钙泊三醇：钙泊三醇（Calcipotriol，又名 Calcipotriene），中文也译作卡泊三醇，是维生素 D_3 衍生物。1987 年由丹麦利昂制药公司合成。国外 0.005%（50μg/g）钙泊三醇软膏的专利商品名为 Dovonex 或 Daivonex，国内商品名为大力士软膏。

病理生理研究表明，白癜风皮损区存在钙平衡失调。黑素细胞上存在 1，25－$(OH)_2D_3$ 的受体已得到证实，1，25－$(OH)_2D_3$ 在调节黑素合成方面起一定作用。另外，钙泊三醇对免疫系统细胞具有免疫抑制作用，可能通过调节角质形成细胞、淋巴细胞产生和释放细胞因子而发挥免疫作用。

局部单用钙泊三醇霜是一种患者容易接受的治疗，可用于成人及儿童白癜风的治疗，但节段性白癜风疗效较差，用法为适量睡前外涂于患处，次日晒太阳 10～15min，每日 1 次，12 周为 1 个疗程。另外，联合 PUVA 法用药也被证实是非常安全的。每周用量在 100g 以内一般无明显不良反应，如每周超过 100g 以上，可引起轻度血钙升高，停药后可恢复。

（3）拟过氧化氢酶：愈来愈多的证据表明，白癜风患者的整个表皮氧化应激反应增加，早期过氧化物特别是 H_2O_2 对黑素细胞有损伤作用，其聚集促进了白癜风的发展。过氧化氢酶能纠正白斑皮肤 H_2O_2 异常积聚，减少 H_2O_2 对黑素细胞的损伤。临床上应用的拟过氧化氢酶（pseudocatalase）是无极性的，是 EDTA 螯合了 Mn^{2+} 的碳酸氢盐复合物，UVB 或日光照射激活后，可将 H_2O_2 迅速降解成 H_2O 和 O_2，UVB 激活的假过氧化氢酶的活性比天然过氧化氢酶高 15 倍。拟过氧化氢酶每天 2 次外用，另外辅以窄谱 UVB 照射每周三次，总疗程 36 个月。有作者研究后发现，33 例患者中所有局限性患者皮损 90%～100% 复色，节段型较寻常型慢，而寻常型中又以颜面部皮损复色较快。进展期白癜风病情 2～4 个月后可得到控制。

（4）盐酸氮介乙醇（白癜净）：van Scott 最早报道在外用氮芥治疗蕈样肉芽肿（一种 T 细胞淋巴瘤）患者时，发现其原有的白斑处出现色素沉着进而应用于白癜风治疗。该药曾经是我国 20 世纪 60 年代治疗白癜风的主要药物，以前许多医院都自配该药，另外市售的白癜净主要成分就是盐酸氮介乙醇。因局部使用该药接触性皮炎发生率高且有致癌的危险性，以及其他新的治疗方法出现，现使用的单位已很少。

其治疗机制尚不明了，可能是氮芥进入皮肤后形成乙烯亚胺基，后者能与巯基结合，解除酪氨酸酶的抑制和加速黑素的合成。

药物以新配制者为好，方法是盐酸氮芥 50mg，加入体积分数的 75%～95% 乙醇 100ml 中，配成浓度为 0.05% 药液。成人头皮、躯干、手足部每日 3 次，面部眼睑每日 2 次，儿童酌减。棉签蘸药液自皮损中心向周围旋转涂擦至皮损边缘，涂时可稍用力，使白斑充血，以利药液吸收。涂药 5min 后，日晒 5～10min，使白斑微红为度，日晒时要遮盖正常皮肤，但忌暴晒。治疗 1 个月后，若局部无反应，可增加药物浓度到 0.1%。

用此方法治疗过程中常可发生接触性皮炎，表现为皮肤红、肿、痒、痛，可在药液中每 100ml 加入异丙嗪注射液 50mg 进行脱敏治疗，也可加入 0.5% 的氢化可的松减轻皮炎并提高疗效。接触性皮炎反应较重者应停药。另外，已有使用该药导致皮肤发生鳞状细胞癌者，较长时间使用该药的患者应予以注意。

4. 移植疗法　随着现代医学的不断发展，移植治疗稳定期白癜风可以获得较满意的疗效。白癜风患者皮损部位黑素细胞缺失，而非皮损部位黑素细胞数目正常。基于这一病理变化，人们普遍认为移植的机制是：将自身的黑素细胞从健康皮肤移植到无黑素细胞的白斑区，并在移植后成活产生黑素。

白癜风移植主要分为组织移植和细胞移植，及介于两者之间培养的表皮片移植。细胞移植包括表皮细胞培养移植、自体黑素细胞移植、皮肤细胞悬液移植、同种异体黑素细胞移植。

1）自体表皮移植：早在 20 世纪 50 年代初，Spencer 即开始用自体皮肤移植治疗白癜风，以后这项工作不断得以完善，从最初的全层皮肤移植发展到目前的自体表皮移植及黑素细胞体外培养移植。自体表皮移植是目前开展最多的治疗稳定期（3～6 个月内皮损无扩展）白癜风患者的有效方法。

（1）负压发疱表皮移植：Falabella 在 1971 年首次应用负压发疱作自体表皮移植治疗白癜风。近 10 年国内应用此方法较多。

手术方法：在供皮区（多取腹部或股内侧皮肤）及受皮区（白斑区）采用负压吸引器或表皮分离机等装置负压吸引，压力约在 $-26.66 \sim 53.33\text{kPa}$，为缩短发疱时间，可将局部温度控制在 $40 \sim 50℃$，维持 $0.5 \sim 2.0\text{h}$，产生 $0.8 \sim 1.0\text{cm}$ 大小的丰满水疱。在无菌条件下先将白斑处水疱剪去或撕去，露出真皮面。用虹膜剪将供皮区水疱沿疱底边缘剪下，除去上面黏着的纤维蛋白后，将其平整移植于白斑区的创面上，油纱布及敷料加压包扎，$7 \sim 10\text{d}$ 去除敷料。开始受皮区色素可较周围略浅，$3 \sim 6$ 个月色素逐渐加深，与周围完全一致。Suvan - prakom 等用此方法治疗并随访 30 例白癜风患者，28 例成功，只有 2 例无效。国内多家医院报道总有效率在 90% 左右。

（2）其他：对某些非平坦部位白癜风，如眼周、耳周、口周、喉结、手指等处，由于负压吸盘难于粘贴而不能发疱或限于条件，有人采用以下多种方法发疱或去除受皮区表皮。

a. 受皮区磨削术去表皮：多采用牙钻或磨削机，无菌操作，局部麻醉，磨至创面点状渗血待植皮。

b. 受皮区液氮冷冻去表皮：液氮冷冻后 $3 \sim 4\text{h}$ 皮损冷冻处表皮松动或出现水疱。因冷冻发疱需时较长，有人采用提前一天进行的方法，也有人采用先冷冻、后吸引的方法。

c. 供皮区斑蝥酊外擦取表皮：用 10% 斑蝥乙醇浸出液外擦供皮区，纱布包扎，次日出现大疱，供植皮用。

受皮区去除表皮的方法目前主要有负压吸引法、CO_2 激光法、磨削法、冷冻法、局部药物刺激法等。

负压吸引法采用较多，因局部损伤最轻，移植后皮片成活率较高。某些特殊部位无法用吸盘时，多采用磨削法。冷冻法及局部药物刺激法很难掌握剂量与时间，对表皮破坏的深浅度很难控制，容易对皮损区组织产生过度损伤，影响移植表皮细胞和色素细胞成活。供皮区取表皮最好采用负压吸引起疱法，尽量避免其他取皮方法，以确保表皮有较高的存活率。

2）表皮细胞培养移植：表皮细胞培养技术于 1975 年首次建立。随着时间的推移，组织工程学和细胞分子生物学迅速发展，表皮细胞培养及移植的基础研究和临床应用也进入了新的阶段。

表皮细胞培养移植的方法：①应用组织工程学的方法，在体外模拟环境下培养表皮细胞，然后与可被人体降解吸收的细胞外基质组成复合物移植到创面，最终达到修复创面、改善外观的目的。②培养方法可分为体外培养和体内培养。具体方法是：取一小片患者自身健康皮肤，用胰酶消化，分离出表皮并获得表皮细胞悬液后，借助载体膜将其置于培养基中，培养液每周更换两次，21d 后获得带有黑素细胞的表皮片，将其平整地置于事先准备好的皮损裸露面。复色发生在移植后 $3 \sim 6$ 个月，其成功率 33% $\sim$ 54%。

其优点：取较小的皮片即可治疗较大面积的白斑，且无瘢痕形成；缺点：技术要求高，暂时会出现色素沉着过深，但几个月后能自行消失。

3）自体培养的黑素细胞移植：自体培养的黑素细胞移植包括纯黑素细胞培养移植和黑素细胞与角质形成细胞共培养移植，这是一种依靠细胞体外培养技术来增加黑素细胞数量，然后移植到患者白斑区的治疗方法。1987 年 Lerner 等首次应用培养的自体黑素细胞移植治疗白癜风获得成功。1992 年 Gauthier 等首先报道用含角质形成细胞的非培养黑素细胞移植治疗白癜风。Olsson 和 Juhlin 在患者臀部取薄层刃皮片制成表皮细胞悬液，受皮区磨削，采用一种适合黑素细胞的 M2 培养基，既用于表皮分离，也用于细胞悬液的准备。Mulekar 分析了上述方法的优缺点，提出了一种较完善的自体表皮细胞悬液移植治疗白癜风的技术。用植皮刀切取一很薄层表皮（大约 200μm），在 DM EM/F12 培养基中反复吹打得到表皮细胞悬液，均匀涂于高速皮肤磨削机磨削的白斑区，覆盖胶原。Mulekar 运用这一移植技术临床治疗了大量白癜风患者，并对 50 例节段型和 17 例局限型随访 5 年，完全复色的患者分别占 84% 和 73%。

另外，细胞培养液中的 TPA 能够有效地促进黑素细胞的增殖，但是存在致癌的危险性，黑素细胞经含 TPA 的培养基中培养后移植的安全性尚待进一步探讨。有些学者用碱性成纤维细胞生长因子和联丁酰基环腺苷酸（dbcAMP）作为添加剂，替代 TPA 原代培养黑素细胞自体移植治疗白癜风取得了较好的疗效。

4）表皮细胞悬液移植：表皮细胞悬液移植即非培养的黑素细胞移植，1992 年 Gauthier 等首先报道用含角质形成细胞的非培养黑素细胞移植治疗白癜风获得成功。

具体方法：①将所取表皮置于 5ml 离心管中，加入 0.25% 胰蛋白酶 5ml，置于 4℃ 冰箱冷消化 4～8h，再置于 37℃ 恒温箱中消化 30min，用吸管反复吹打成单细胞悬液，2 000r/min 离心 5min，弃上清液，再加入 5ml 10% SILAC PHOS PRO LYS（RPMI）1640 细胞培养液将沉淀制备成细胞悬液（主要含角质形成细胞和黑素细胞），采用血细胞计数板测定细胞浓度，调整细胞浓度为 1×10^{10}/L。②移植：将白斑区用 1% 利多卡因局部麻醉后，用皮肤磨削机打磨白斑区表皮，至出现针尖样出血点。将所制备的细胞悬液均匀涂布于打磨后的受皮区创面，并用凡士林薄纱条覆盖，纱布包扎固定，10d 后除去包扎纱布。移植后 3 周左右，局部出现点状色素沉着，逐渐融合向外扩大，二三个月可形成 1 倍于水疱面积的色素斑，成功率超过 70%。

van Geel 等为了提高黑素细胞的黏附能力，在悬液中加入了透明质酸，并在移植后 3 周给予长波紫外线照射或中波紫外线治疗，获得了满意的疗效。Olsson 等用基底层浓缩液移植治疗 20 例白癜风患者成功率达 85%。2004 年 van Geel 等进行了一项前瞻性、双盲、随机、安慰药对照实验，应用自体表皮细胞悬液移植治疗 28 例白癜风患者，共对 33 对对称分布的白斑皮损实验，19 例为稳定期白癜风，还有 9 例是否是稳定期白癜风还有疑问，将富含透明质酸的细胞移植物移植于稳定期白癜风皮损，而配对的皮损用安慰药治疗，同时进行紫外线照射。随访 3～12 个月，结果发现试验前严格筛选出的稳定期白癜风，移植治疗后至少 70% 的面积再出现色素，色素主要由所移植的黑色素细胞产生。以上研究均说明表皮细胞悬液移植治疗稳定期白癜风有很好的疗效。而且其最大的优点是安全性好，操作简便，与自体表皮移植治疗白癜风的方法相比，治疗面积明显扩大。对于大面积白斑和一次治疗不理想的患者还可进行多次移植治疗。不足之处是易产生点状色素沉着，着色不均匀，与周围正常皮肤的色素有一定的差异，这些有待进一步研究、改进。

综上所述，移植通常在非外科治疗白癜风失败的情况下进行，要获得成功的移植效果，患者的选择是尤其重要的。白癜风必须处于稳定期，且患者对治疗充满信心。尽管如此，仍有一些患者移植部位色素脱失，甚至白斑的范围扩大。针对这些现象，一些学者提出术前先进行微移植试验，即通过先试 3～5 个小移植皮片，观察其疗效，再决定是否进行全面移植，这能提高移植的成功率。以上几种移植治疗白癜风的不同方法，其选择因人而异，且主要根据白斑的部位和大小。自体表皮细胞移植适用于病灶孤立的小面积皮肤白斑，它治疗范围虽不及自体培养的黑素细胞移植大，但无须添加特殊成分，安全性好操作简便。自体黑素细胞移植可以用少量供皮区治疗大面积皮损，移植后色素恢复效果更好、更均匀，这种治疗方法很有前景。同种异体黑素细胞移植技术尚在探索阶段，取得成功的病例极少，且易产生排斥反应。但移植异体黑素细胞可以解决对大面积皮片的需求，建立一个细胞库，可以避免自体取皮。但是不管采用何种移植都应该小心谨慎，因为关于细胞移植的临床经验并不多，有的还在研究和探索阶段。

5. 生物反馈疗法　生物反馈疗法是借助于现代仪器将机体内的生物信号加以放大处理，并通过仪器及时、准确地以视觉或听觉的形式显示出来，自我调整偏离正常的反馈信息，使机体从无序状态调整为有序状态，从而起到调节机体整体功能作用的一种治疗方法。这种对身体有益无害的全身调节性疗法，被形容为"绿色疗法"。目前，此疗法已被广泛应用于各种心身疾病，并取得了显著成效。

白癜风的发病可概括为生物、心理、社会三个方面，其中心理、社会因素在白癜风的发病中占有重要的地位。通过对白癜风患者的遗传、心理、社会等因素进行综合分析，并结合临床，可知精神、神经因素对白癜风的发病和病情影响较大。对有精神紧张现象的白癜风患者应用生物反馈疗法，可使其急躁的心情平静、情绪稳定，增强对突发事件的承受能力，部分患者的病情可得以控制或自行缓解。

一般认为，机体内脏活动受自主神经控制，不受人的意识支配，不能随意调控，但通过运用操作性条件反射原理，可训练个体用有意识的理念来控制内脏活动。在训练过程中，被试者内脏器官包括肌肉、皮肤等生理活动的信号，通过仪器进行放大处理后，以听觉或视觉的形式呈现给被试者，使其了解有意识的活动对内脏器官的影响情况，并逐渐发现和掌握某些有意识的活动可以调整内脏器官的活动，学会用意识来控制机体的活动。训练方法包括被动集中注意训练、塑造技术、认识放松训练、防干扰思想练习等。

（1）被动集中注意训练：被动集中注意训练是被训者在训练过程中，放弃做意志努力而采取被动注意的练习，使身心处于一种自然放松状态，将注意力放开，从而打破长期紧张的生活模式。

（2）塑造技术：塑造技术是利用一定的方法，逐渐扩大放松训练的成果，使被训者运用放松技术处理日常生活中的应激事件。训练过程中，要求被训者掌握放松时感受到的机体感觉或状态，以便能够在没有反馈信号的情况下，仍能保留有反馈信号时的机体感觉而维持放松状态。

（3）认识放松训练：认识放松训练是被训者通过对急躁情绪、思维活动等对机体影响情况的认知，清楚自己的心理活动与其应激反应之间的关系，逐渐学会如何控制心理活动而维持身心放松状态。

（4）防干扰思想练习：防干扰思想练习是被训者对训练过程中出现非训练要求思维活动的干扰时，不要有意识去排除或试图去控制它，而是继续原来的训练，并进行下一个训练内容，久之这种干扰训练要求的思维活动便会自动消除，而按训练要求进行练习。

生物反馈疗法本质是一种心理（行为）治疗，其疗效除受被训者的依从性及其对生物反馈疗法训练技术掌握程度的影响外，医务人员的态度和行为也是影响治疗效果的重要因素。因此，医务人员崇高的医德、良好的精神面貌、认真负责的工作作风、耐心细致的技术指导、热情周到的服务、融洽的医患关系，以及对患者始终的人性化关怀等，能够帮助患者掌握生物反馈治疗技术，耐心接受训练，并扩大对该疗法的需求，真正起到身心放松的作用。

6. 遮盖疗法　如下所述：

（1）遮盖剂：遮盖剂，又称美容疗法，是指含染料的化妆品涂擦白斑处，便颜色接近周围正常皮肤色泽的一种疗法。这是一种暂时性美容法，系被动治疗，且疗效短暂，多因社交需要而使用。不适合于进展期及泛发性白斑，常用、久用会影响白癜风的治疗效果。

目前对白癜风能起到遮盖作用的产品大概有两类，以高岭土为主要成分的遮盖霜和0.2%~5.0%二羟基丙酮乙醇，前者和普通的化妆品一样，可以擦掉或洗掉；而后者可以和皮肤的角质细胞结合，形成与肤色近似的颜色，但2~3d后颜色会随着皮肤角层细胞的脱落逐渐变淡，一般2周后可完全消失（这和新鲜核桃皮可染黑皮肤很相似）。和祛斑霜需要添加有毒的汞以达到增白作用不同，遮盖霜类的产品没有治疗作用，因此无需添加其他有治疗作用的成分，一般没有不良反应。尽管遮盖能起到暂时的美容作用，但由于可遮挡阳光中的紫外线，因此反而对白癜风的治疗不利，所以一般不应提倡。

（2）纹色法：在顽固性的白癜风治疗中，可以通过纹色法将带有色素的非致敏性氧化铁植入白斑处起遮盖作用。

7. 中医治疗　多用辨证论治、中成药、针灸疗法等。

第四节　色素痣

色素痣又名黑素细胞痣、痣细胞痣，是黑素细胞的良性肿瘤之一，大多发生于儿童或未成年人，除在有毛皮肤发生外，无毛发皮肤及眼结膜和眼色素层内也可发生。虽然黑素细胞痣有恶变倾向，但发生率极低，据估计，每个黑素细胞痣恶变为黑素瘤的概率约为1/1 000 000，因此不必对典型的黑素细胞痣进行广泛的预防性切除。一般在临床上根据痣的发生时间分为后天性普通痣（黑素细胞痣）和先天性痣。

一、黑素细胞痣

（一）临床表现

（1）黑素细胞痣可发生于不同年龄组，婴儿期少见，随年龄增长而增多，往往在青春发育期明显增多。全身所有部位均可发生，好发于头、颈及躯干。

（2）皮疹可表现为斑疹、丘疹、结节，表面可光滑、乳头瘤状或疣状，可有蒂，可逐渐增大，但增大到一定程度后不再变化，直径常小于6mm，不会自然消退。皮损常左右对称，边界清楚，色泽均匀，可呈棕色、褐色、蓝黑色或黑色，也可呈正常肤色、淡黄或暗红色。

（3）黑素细胞痣数目不一，可为单个、数个甚至数十个，一般均在数个以上，有些皮损可贯穿短而粗的毛发。

（4）临床上如果出现下列情况要进行活检排除恶变：①30岁以上发生新的色素损害。②单个痣突然变黑或迅速增大。③反复发生感染或易受外伤。④自然出血、溃破、结痂、周围出现卫星状损害、数个痣融合成块、邻近淋巴结无明显诱因肿大。

（5）黑素细胞痣在怀孕或口服避孕药时色素明显增加。但尚无证据表明会刺激痣细胞的恶变。

（二）诊断要点

根据病史和临床表现、组织病理学有痣细胞存在，诊断不难。

（1）多发生于儿童及青年期。

（2）皮损表现为斑疹、丘疹或结节，大小多在数毫米以内，皮疹颜色不一，但均匀一致。

（3）组织病理色素细胞痣按痣细胞在皮肤内的位置，在组织学上分为3种类型：①交界痣：痣细胞在表皮和真皮交界处，排列成巢状，痣细胞主要为透明痣细胞，也有上皮细胞样痣细胞，偶见梭形痣细胞。交界痣临床多见于足底、手掌、生殖器部位。②混合痣：在真表皮交界处可见数量不等的痣细胞，同时可见痣细胞呈巢状排列于真皮层内。③皮内痣：痣细胞完全位于真皮内。

（三）鉴别诊断

临床上需与雀斑、雀斑样痣、脂溢性角化、色素性基底细胞癌、蓝痣、化脓性肉芽肿、组织细胞瘤或黑素瘤进行鉴别，通过临床表现和组织病理不难鉴别。

（四）治疗方案及原则

一般无需治疗。发生在掌跖、腰围、腋窝、腹股沟、肩部等处或易受摩擦受损的部位，或出现恶变倾向时，应及早完全切除。皮损范围较大时，切除后植皮。另外，可采用激光、电凝治疗，但应注意治疗要彻底，否则残留痣细胞容易复发，反复发作或刺激可以引起恶变。

二、先天性痣

（一）临床表现

（1）先天性痣较常见，发病率约0.6%～1.6%，约10%有恶变的倾向。

（2）皮损出生即有，常多发，传统分为3类：直径＜1.5cm为先天性小痣；直径1.5～20.0cm为中等大小先天性痣；直径＞20cm为先天性巨痣，常覆盖整个肢体或大片躯干皮肤。

（3）皮疹表现为深褐色或黑褐色大小不等斑块，稍隆起，表面不规则，有小乳头状突起，界限清楚，早期即有黑色毛发生长，部分皮疹外形奇特。

（二）诊断要点

（1）出生后即发现皮疹。

（2）皮疹大小不一，为深褐色或黑褐色大小不等的斑块。

（3）组织病理表皮角化过度，棘层肥厚和乳头瘤样增生常见，痣通常由弥漫浸润的黑素细胞组成，可从真皮乳头至深部网状层，常累及皮下脂肪的纤维间隔，少有形成散在细胞巢的趋势。痣细胞还常可累及表皮附属器。临床上需与黑素细胞痣、恶性黑素瘤鉴别。根据组织学特征足以与后天性痣鉴别，其浸润深度尤为重要。

（三）鉴别诊断

黑素细胞痣后天黑素细胞痣多发生于儿童及青年，皮疹一般小于6mm的斑疹或丘疹，表面光滑或呈乳头瘤状。

（四）治疗方案及原则

因先天性黑素细胞痣有恶变倾向，应尽可能完全切除。切除有困难时应定期随访。

第五节　黑变病

黑变病（melanosis）是一组以暴露部位为主的弥漫性色素沉着性皮肤病，多见于面颈部皮肤，好发于中年女性。

一、临床特点

尽管不同病因引起的黑变病有不同特点，但共同的特征是弥漫性皮肤色素沉着。皮损主要累及面部，开始于颧、颞部，逐渐向前额、颊、耳后及颈侧扩展，少数可波及上胸部及臂部。多数皮损初起为红斑、微肿胀，日晒后有瘙痒感。数月后逐渐出现弥漫性的色素沉着斑，灰褐色或紫褐色，境界不清。典型的皮损发展应有三期：①炎症期，局部轻度红斑，日晒后有瘙痒和灼热感，少量糠秕状脱屑。②色素沉着期，红斑消退，留有色素沉着斑，呈淡褐、黑褐色，患处可弥漫覆盖微细鳞屑，似"粉尘"外观，可伴有毛细血管扩张。③萎缩期，色素沉着处出现皮肤轻度凹陷性萎缩。进展缓慢，自觉症状不明显。

无论是何种病因引起的黑变病，如果病因不去除，均有慢性进行性加重倾向。外源性原因导致发病者，除皮损外，多不累及黏膜；内源性病因诱发者除皮肤表现外，常伴有黏膜部位受累，如大肠小肠黑变病。

二、病因与发病机制

很多原因都可促发本病，部分患者尚不能找到明确的诱发因素。由于病因不同，其命名也不同，常见的有瑞尔（Riehl）黑变病、焦油黑变病和 Civatte 皮肤异色病三种。有人认为，几种黑变病是一个病的不同阶段，其致病原因主要是日光照射及接触化学物质（尤其是具光敏性的物质）。长期接触沥青、煤焦油、石油及其制品，其中含有蒽、菲、萘等化合物，具有很强的光敏作用，在日光照射下可使暴露部位皮肤产生炎症，留有色素沉着。有些化妆品中含有矿物油及烃类化合物、香料、表面活化剂和防腐剂等，它们具有一定的光敏性，长期外用可诱发光敏性皮炎、黑素代谢紊乱和皮肤色素沉着。近年来多倾向认为与化妆品（如油彩、颜料、香料、防腐剂）的刺激，煤焦油的衍生物、石油、苦味酸及汞、银、铋和砷剂等物质接触，以及口服避孕药、氯丙嗪等药物密切相关。内分泌功能障碍（如性腺、垂体、肾上腺皮质、甲状腺疾病等）可诱发本病。也有不少患者甚至儿童没有接触任何焦油、化妆品、药物而不知不觉产生皮损，所以营养状况及其他内在因素可能也是本病的诱发因素。

三、组织病理

表皮轻度角化过度，棘层细胞间水肿，基底细胞层液化变性，真皮乳头下层黑素大量增加并可见较多噬黑素细胞，真皮浅层血管周围淋巴细胞及组织细胞浸润。

四、诊断与鉴别诊断

根据暴露部位出现弥漫性色素沉着，有长期接触光敏性物质史者诊断不难。但需与下列疾病鉴别。

1. 黄褐斑　主要为面中部色素沉着斑，常对称分布，由于黑素仅沉着于表皮内，常呈淡褐色，境界清楚，局部无炎症及鳞屑，也无毛细血管扩张。

2. 艾迪生病（Addison disease）　除面部外，还可见于非暴露部位的皮肤黏膜、皱襞处色素沉着，无明显炎症，患者有肾上腺皮质功能低下症状，实验室检查有确诊意义。

3. 炎症后色素沉着　色素沉着出现以前多有原发病史，皮损比较广泛，多数为大小不等的片状色素斑。

五、治疗

首先应仔细询问各种可能的诱发因素并去除之。尽量避免暴晒，避免接触和外用某些具光敏性的化妆品。怀疑与职业有关者，应加强劳动保护，确定因职业环境因素致病者，应调离发病环境。对可疑致敏物质做光斑贴试验，对寻找发病原因有一定帮助。

药物治疗效果不理想，局部治疗和系统治疗同黄褐斑。

第六章

变态反应性疾病

第一节　接触性皮炎

接触性皮炎（contact dermatitis）是由于皮肤接触某些外源性物质后在皮肤、黏膜接触部位发生的急性或慢性炎症反应。本病以急性多见。皮损通常局限于接触部位，表现为红斑、丘疹、水疱、大疱，甚至坏死，伴以瘙痒或烧灼感。职业性皮肤病绝大多数为接触性皮炎。

一、病因

根据致病物的不同可分为原发性刺激物和接触性致敏物。常见原发性刺激物如下。

1. 无机类　如下所述：

（1）酸类：硫酸、硝酸、盐酸、氢氟酸、铬酸、磷酸、氯碘酸。

（2）碱类：氢氧化钠、氢氧化钾、氢氧化钙、碳酸钠、氧化钙、硅酸钠、氨。

（3）金属元素及其盐类：锑和锑盐、砷和砷盐、重铬酸盐、氯化锌、硫酸铜等。

2. 有机类　如下所述：

1）酸类：甲酸、醋酸、苯酚、水杨酸、乳酸。

2）碱类：乙醇胺类、甲基胺类、乙二胺类。

3）有机溶剂：石油和煤焦油类、松节油、二硫化碳、脂类、醇类、酮类溶剂。根据致病物的不同，还可分为动物性、植物性和化学性三大类。

（1）动物性：动物的毛、皮可引起变态反应；斑蝥等动物毒素可引起原发刺激。

（2）植物性：漆树、荨麻、除虫菊、银杏等可引起变态反应；补骨脂可引起光毒反应。

（3）化学性：日常接触的化学物质大多能引起变态反应，部分能引起原发刺激。常致病的主要有以下几类。

生活用品：肥皂、洗衣粉、去污剂。

化妆品：香水、香脂、油彩、唇膏及染发剂。

农药：敌敌畏、乐果等杀虫剂。

外用药：清凉油、红汞、碘酒、抗生素软膏、赋形剂及防腐剂。

重金属及其盐类：镍、铬及汞等。

化工原料及其产品：染料、涂料、有机溶剂、机油、合成树脂、橡胶及塑料制品等。

二、发病机制

根据接触性皮炎的致病机制，可分为原发性刺激反应和接触性致敏反应两类，少数为光毒性或光变态反应。有些物质在低浓度时可以为致敏物，在高浓度时则为刺激物或毒性物质。

1. 原发性刺激反应　接触物本身具有强烈刺激性（如接触强酸、强碱等化学物质）或毒性，任何人接触该物质均可发病。某些物质刺激性较小，但在一定浓度下接触一定时间也可致病。本类接触性皮炎的共同特点是：①任何人接触后均可发病。②无一定潜伏期。③皮损多限于直接接触部位，境界清楚。④停止接触后皮损可消退。

2. 接触性致敏反应　为典型的Ⅳ型变态反应。接触物为致敏因子，本身并无刺激性或毒性，多数人接触后不发病，仅有少数人接触后经过一定时间的潜伏期，在接触部位的皮肤、黏膜发生变态反应性炎症。这类物质通常为半抗原，当它与皮肤表皮细胞膜的载体蛋白以及表皮内抗原呈递细胞即朗格汉斯细胞表面的免疫反应性 HLA－DR 抗原结合后，即形成完全的抗原复合物。朗格汉斯细胞携带此完全抗原向表皮－真皮交界处移动，并使 T 细胞致敏，后者移向局部淋巴结副皮质区转化为淋巴母细胞（原淋巴细胞），进一步增殖和分化为记忆 T 细胞和效应 T 细胞，再经血流播及全身。上述从抗原形成并由朗格汉斯细胞呈递给 T 细胞，到 T 细胞增殖、分化以及向全身播散的整个过程，称为初次反应阶段（诱导期），大约需 4d。当致敏后的个体再次接触致敏因子，即进入二次反应阶段（激发期）。此时致敏因子仍需先形成完全抗原，再与已经特异致敏的 T 细胞作用，一般在 24～48h 内产生明显的炎症反应。

本类接触性皮炎的共同特点是：①有一定潜伏期，首次接触后不发生反应，经过 1～2 周后如再次接触间类致敏物才发病。②皮损往往呈广泛性、对称性分布。③易反复发作。④皮肤斑贴试验阳性。

3. 光毒性或光变态反应　少数化学物在接触皮肤后需经一定时间的日光照射后才可引起皮炎。光毒反应系指皮肤中的某些物质，经日光照射后，能量发生跃迁，并随之释放出热能，引起皮肤炎症。光变态反应系指皮肤中的某些物质原本是半抗原，经日光照射后变成完全抗原，通过Ⅳ型变态反应引起皮炎。

三、临床表现

本病可根据病程分为急性、亚急性和慢性，此外还存在一些病因、临床表现等方面具有一定特点的临床类型。

1. 急性接触性皮炎　起病较急。皮损多局限于接触部位，少数可蔓延或累及周边部位。典型皮损为境界清楚的红斑，皮损形态与接触物有关（如内裤染料过敏者，皮损可呈现裤形分布；接触物为气体、粉尘，则皮损弥漫分布于身体暴露部位），其上有丘疹和丘疱疹，严重时红肿明显并出现水疱和大疱，后者疱壁紧张、内容清亮，破溃后呈糜烂面，偶可发生组织坏死。常自觉瘙痒或灼痛，搔抓后可将致敏物质带到远隔部位并产生类似皮损。少数病情严重的患者可有全身症状。去除接触物后经积极处理，一般 1～2 周内可痊愈，遗留暂时性色素沉着；交叉过敏、多价过敏及治疗不当易导致反复发作、迁延不愈或转化为亚急性和慢性。

2. 亚急性和慢性接触性皮炎　如接触物的刺激性较弱或浓度较低，皮损开始可呈亚急性，表现为轻度红斑、丘疹，境界不清楚。长期反复接触可导致局部皮损慢性化，表现为皮损轻度增生及苔藓样变。

3. 特殊类型接触性皮炎　如下所述：

（1）化妆品皮炎：系由接触化妆品或染发剂后所致的急性、亚急性或慢性皮炎。病情轻重程度不等，轻者为接触部位出现红肿、丘疹、丘疱疹，重者可在红斑基础上出现水疱，甚至泛发全身。

（2）尿布皮炎：尿布更换不勤，产氨细菌分解尿液后产生较多的氨刺激皮肤导致皮炎。多累及婴儿的会阴部，有时可蔓延至腹股沟及下腹部。皮损呈大片潮红，亦可发生斑丘疹和丘疹，边缘清楚，皮损形态与尿布包扎方式一致。

（3）漆性皮炎：油漆或其挥发性气体引起的皮肤致敏，多累及暴露部位。表现为潮红、水肿、丘疹、丘疱疹、水疱，重者可融合成人大疱。自觉瘙痒及灼热感。

四、诊断和鉴别诊断

主要根据发病前接触史和典型临床表现进行诊断。去除病因后经适当处理，皮损很快消退也提示本病。斑贴试验是诊断接触性皮炎的最简单、可靠的方法。

应注意鉴别原发刺激性接触性皮炎和变态反应性接触性皮炎。

五、治疗

本病的治疗原则是寻找病因、迅速脱离接触物并积极对症处理。变态反应性接触性皮炎治愈后应尽量避免再次接触致敏原，以免复发。因日光引起的应避免日晒。

1. 内用药物治疗　视病情轻重可内服抗组胺药或糖皮质激素。

2. 外用药物治疗　可按急性、亚急性和慢性皮炎的治疗原则处理。急性期红肿明显应外用炉甘石洗剂，渗出多时用冷湿敷。亚急性期有少量渗出时，外用糖皮质激素糊剂或氧化锌油。无渗液时用糖皮质激素霜剂；有感染时加用抗生素（如莫匹罗星、新霉素）。慢性期一般选用具有抗炎作用的软膏。尿布皮炎应注意随时更换尿布，保持阴部、臀部清洁及干燥，少用肥皂以免加重刺激，局部可外用氧化锌油等。

第二节　颜面再发性皮炎

一、概述

颜面再发性皮炎（facial recurrent dermatitis），又称颜面部复发性皮炎，是一种好发于女性颜面部，以糠状鳞屑及红斑为主要表现的皮炎，故有学者称之为女子颜面再发性皮炎，实际上男性也可发生。本病病因尚不清楚，可能与化妆品或花粉等过敏、光线刺激、温热和尘埃等刺激有关。此外，卵巢功能障碍、自主神经功能紊乱、消化功能障碍等也被认为与该病相关。

二、临床表现

（1）本病多于春、秋季发病，其他季节也可发病。

（2）以 20～40 岁女性最为常见。

（3）发病突然，感轻度瘙痒，有皮肤干燥或绷紧感；初发于眼睑周围，逐渐向颧颊部、耳前扩展，有时累及整个面部。皮损为轻度局限性红斑，可有轻度肿胀，上覆细小糠状鳞屑，皮损时轻时重，病程 1 周或更长，可反复发生。再发病例皮损消退后可留色素沉着。有学者认为该病绝无丘疹、水疱发生。

该病尚无特殊检测用于诊断，但是过敏原检测有助于了解其诱因。曾有学者对颜面再发性皮炎患者的血清过敏原和 IgE 进行检测发现，过敏原检测阳性率和血清总 IgE 明显高于健康对照组，季节性发病患者主要对花粉过敏。

三、诊断要点

（1）春、秋季发病较多。

（2）发生于颜面部位。

（3）皮损为细小鳞屑的红斑，轻微瘙痒，皮肤干燥。

（4）好发 20～40 岁女性。

（5）可反复发作。

四、鉴别诊断

本病需与面部接触性皮炎、脂溢性皮炎和面部湿疹相鉴别。

1. 面部接触性皮炎　皮损红肿明显，常有密集丘疱疹，境界清楚，有明确接触史，与季节无关，任何年龄皆可发生。

2. 脂溢性皮炎　该病以毛囊周围红色丘疹及油腻鳞屑为主要特点。

3. 颜面单纯糠疹　儿童多见，糠状鳞屑，无红斑，有色素脱失。

4. 面部湿疹　皮损呈多形性，可有丘疹、水疱、糜烂、渗出、红斑、鳞屑等，瘙痒明显。

5. 皮质类固醇皮炎　有长期使用糖皮质激素的病史，可见局部血管扩张、色素沉着甚至轻度皮肤萎缩等。

五、治疗方案及原则

颜面再发性皮炎系病因不明的过敏性疾病，易复发。因此，应注意避免各种可疑的致病因素，避免日晒和接触刺激性化妆品及各种有害因子，通过过敏原检测了解诱因有助于治疗和预防。

1. 外用疗法　外用单纯无刺激性霜剂、保湿霜和防晒霜。此外可用生理盐水或 1%～3% 硼酸液冷敷。对症状较重的患者，可以短期使用中、低效激素霜剂如 0.1% 糠酸莫米松乳膏或者醋酸氢化可的松霜剂。

2. 内用疗法　可服用 B 族维生素、维生素 C。酌情使用免疫抑制剂如海棠合剂每日 3 次，每次 20ml，或者昆明山海棠片，每日 3 次，每次 3 片；抗组胺药物如咪唑斯汀 10mg，每日 1 次；西替利嗪 10mg，每日 1 次等。

第三节　口周皮炎

一、概述

口周皮炎（perioral dermatitis）是指发生在上唇、颏、鼻唇沟、鼻等处的炎症性皮肤病，发生在眼眶周围又称为眶周皮炎（periorbital dermatitis）。病因不清楚，可能与蠕形螨、使用含氟牙膏或含氟的糖皮质激素有关。

二、临床表现

（1）本病绝大多数发生于女性，以青、中年好发。

（2）皮损为散在的针头至粟粒大小的丘疹、丘疱疹，基底发红或融合成斑片，亦可见分散的小脓疱，有少许脱屑。多对称分布，在皮损与唇红缘之间围绕约 5mm 宽不受累及的皮肤区域。病程呈周期性发作，可伴有轻度到中度瘙痒和烧灼感。

三、诊断要点

（1）特定的发生部位。

（2）特有的多形性皮损。

（3）好发年龄及性别。

（4）可反复发作。

四、鉴别诊断

1. 接触性皮炎　有明确的接触史，皮损以接触部位为中心，边界清楚，主要为水肿性红斑、表面可有密集的小水疱或出现大疱，亦可发生糜烂、渗出或继发感染，瘙痒多明显。

2. 脂溢性皮炎　主要发生在面部中线皮脂溢出部位，以油腻性鳞屑为主，基底呈红斑。瘙痒一般不明显。

3. 类固醇皮炎　有长期使用糖皮质激素的病史，可见局部血管扩张、色素沉着甚至轻度皮肤萎缩等。

五、治疗方案及原则

（1）口服红霉素或四环素，每日 4 次，每次 0.25g。

（2）急性期可用生理盐水、1%～3% 硼酸液冷敷，如感染较重时可用 0.1% 依沙吖啶或 1∶（5～10）碘伏液冷敷。其他可短期使用复方皮质激素霜，如查到蠕形螨，可外用过氧化苯甲酰洗剂。

第四节　汗疱症

一、概述

汗疱症（pompholyx）又称出汗不良性湿疹（dyshidrotic eczema），是一种发生于手掌、足跖部的水疱性皮肤疾病。

病因及发病机制尚不完全清楚，过去认为是由于手足多汗，汗液潴留于皮内而引起；现在多认为汗疱为一种内源性皮肤湿疹样反应。近来还注意到镍、铬等金属的系统性过敏及精神因素与其发病有关。

二、临床表现

典型损害为位于表皮深处的米粒大小水疱，呈半球形，略高出皮面，无炎症反应，散在或成群发生于手掌、手指侧面及指端，少见于手背、足底，常对称分布。水疱内容清澈、发亮，偶尔可变浑浊。水疱一般不自行破裂，干涸后形成脱皮，露出红色新生上皮，薄而嫩，此时有疼痛感。周围皮肤正常。本病有不同程度的瘙痒及烧灼感。一般于春末夏初开始发病，夏季加剧，入冬自愈。常每年定期反复发作。

三、诊断要点

根据季节性发作、对称发生于手掌、损害多为小水疱、干后脱皮等特点诊断并不困难。

四、鉴别诊断

1. 水疱型手癣　有足癣病史，皮损多为一侧性，一般不对称，可侵犯指甲引起甲真菌病，侵犯到手背引起边缘成弧形的皮损，真菌检查阳性。

2. 汗疱型癣菌疹　水疱较浅、疱壁较薄，常有活动的皮肤癣菌病灶，病灶治愈后癣菌疹即自愈，癣菌素试验阳性。

3. 剥脱性角质松解症　主要表现为表皮剥脱，与汗疱症十分相似，有时很难区别。但剥脱性角质松解症无明显的深在性小水疱。

五、治疗方案及原则

1. 治疗原则　镇静、止痒，预防继发损害。

2. 治疗方案　如下所述：

（1）全身治疗：短程口服泼尼松可迅速收效，一般泼尼松每日 30mg，连服 5～7d。对情绪紧张的患者可适当应用镇静剂。

（2）局部治疗：早期水疱性损害的治疗以干燥止痒为主，可用 1% 酚炉甘石洗剂或 3%～5% 甲醛或乌洛托品溶液外搽；开始脱皮时可用皮质类固醇霜剂或软膏、曲安西龙尿素软膏等；局部反复脱皮、干燥疼痛者，可外用 10% 尿素酯、肝素钠软膏、2%～5% 水杨酸软膏等。

第五节 湿疹

湿疹（eczema）是由多种内外因素引起的真皮浅层及表皮炎症。病因复杂，一般认为与变态反应有关。临床上急性期皮损以丘疱疹为主，有渗出倾向；慢性期以苔藓样变为主，易反复发作。

一、病因和发病机制

尚不清楚，可能与以下因素有关。

1. 内部因素　慢性感染病灶（慢性胆囊炎、扁桃体炎、肠寄生虫病等）、内分泌及代谢改变（如月经紊乱、妊娠等）、血液循环障碍（如小腿静脉曲张等）、神经精神因素（如精神紧张、过度疲劳等）、遗传因素（如过敏素质），其中遗传因素与个体的易患性及耐受性有关。

2. 外部因素　本病的发生可由食物（如鱼，虾，牛、羊肉等）、吸入物（如花粉、屋尘螨、微生物等）、生活环境（如日光、炎热、干燥等）、动物毛皮、各种化学物质（如化妆品、肥皂、合成纤维等）所诱发或加重。

本病的发病机制与各种外因、内因相互作用有关，某些患者可能由迟发型变态反应介导。

二、临床表现

根据病程和临床特点可分为急性、亚急性和慢性湿疹。

1. 急性湿疹　好发于面、耳、手、足、前臂、小腿外露部位，严重者可弥漫全身，常对称分布。皮损多形性，常表现为红斑基础上的针头至粟粒大小丘疹、丘疱疹，严重时出现小水疱，常融合成片，境界不清楚。皮损周边丘疱疹逐渐稀疏，常因搔抓形成点状糜烂面，有明显浆液性渗出。自觉瘙痒剧烈，搔抓、热水洗烫可加重皮损。如继发感染则形成脓疱、脓痂、淋巴结肿大，甚至出现发热等全身症状；如并发 HSV 感染，可形成严重的疱疹性湿疹。

2. 亚急性湿疹　因急性湿疹炎症减轻或不适当处理后病程较久发展而来，表现为红肿及渗出减轻，但仍可有丘疹及少量丘疱疹。皮损呈暗红色，伴少许鳞屑及轻度浸润；仍自觉有剧烈瘙痒。再次暴露于致敏原、新的刺激或处理不当，可导致急性发作。如经久不愈，则可发展为慢性湿疹。

3. 慢性湿疹　由急性湿疹及亚急性湿疹迁延而来，也可由于刺激轻微、持续而一开始就表现为慢性化。好发于手、足、小腿、肘窝、股部、乳房、外阴、肛门等处，多对称发病。表现为患部皮肤浸润性暗红斑上有丘疹、抓痕及鳞屑，局部皮肤肥厚、表面粗糙，有不同程度的苔藓样变、色素沉着或色素减退。亦有自觉明显瘙痒者，常呈阵发性。病情时轻时重，延续数月或更久。

4. 几种特殊类型的湿疹　如下所述：

（1）手部湿疹：手部接触外界各种刺激的机会较多，故湿疹发病率较高，但一般很难确定确切原因。多数起病缓慢，表现为手部的干燥暗红斑，局部浸润肥厚，边缘较清楚，冬季常形成裂隙。除特应性素质外，某些患者发病还可能与职业、情绪等因素有关。

（2）乳房湿疹：多见于哺乳期妇女。表现为乳头、乳晕、乳房暗红斑，其上有丘疹和丘疱疹，边界不清楚，可伴糜烂、渗出和裂隙。可单侧或对称发病，瘙痒明显，发生裂隙时可出现疼痛。仅发生于乳头部位者称为乳头湿疹。

（3）外阴、阴囊和肛门湿疹：局部瘙痒剧烈，常因过度搔抓、热水烫洗而呈红肿、渗出、糜烂。长期反复发作可慢性化，表现为局部皮肤苔藓样变。

（4）钱币状湿疹：好发于四肢。皮损为密集小丘疹和丘疱疹融合成的圆形或类圆形钱币状斑片，边界清楚，直径为 1～3cm 大小，急性期潮红，渗出明显，慢性期皮损肥厚、色素增加，表面覆有干燥鳞屑，自觉瘙痒剧烈。

三、组织病理

急性湿疹表现为表皮内海绵形成，真皮毛细血管扩张，血管周围有淋巴细胞浸润，少数为中性粒细胞和嗜酸性粒细胞；慢性湿疹表现为角化过度与角化不全，棘层肥厚明显，真皮浅层毛细血管壁增厚，胶原纤维变粗。

四、诊断和鉴别诊断

根据急性期多形性、对称性皮损、有渗出倾向、瘙痒剧烈等特点，慢性期苔藓样变等特征，本病一般诊断不难。

五、治疗

应注意避免各种可疑致病因素，发病期间应避免食用辛辣食物及饮酒，避免过度洗烫。

1. 内用药物治疗　目的在于抗炎、止痒。可用抗组胺药、镇静安定剂等，一般不宜使用糖皮质激素，有继发感染者加用抗生素。

2. 外用药物治疗　应充分遵循外用药物的使用原则。急性期无渗出液或渗出不多者可用氧化锌油，渗出多者可用冷湿敷，渗出减少后糖皮质激素霜剂，可和油剂交替使用；亚急性期可选用糖皮质激素乳剂、糊剂，为防止和控制继发性感染，可加用抗生素；慢性期可选用软膏、硬膏、涂膜剂；顽固性局限性皮损可用糖皮质激素做皮损内注射。

第六节　特应性皮炎

特应性皮炎又称异位性皮炎（atopic dermatitis）、遗传过敏性皮炎。目前认为本病是与遗传、免疫功能紊乱有关的特发性皮肤炎症性疾病。近年有增加趋势。本病患者细胞免疫功能异常，Th_1 细胞活性下降，而 Th_2 淋巴细胞活性增加，IL－4、IL－5 表达增加，促进了 B 细胞分泌 IgG。由于 Th_1 细胞活性低及皮肤屏障功能障碍，容易发生各种皮肤感染。

异位性本身的含义是：①常有易患哮喘、过敏性鼻炎、湿疹的家族性倾向。②对异种蛋白过敏。③血清中 IgE 水平升高。④外周血嗜酸性粒细胞增多。本病表现为瘙痒、多形性皮损并有渗出倾向，常伴发哮喘、过敏性鼻炎。

一、病因和发病机制

病因尚不完全清楚，可能与下列因素有关。

1. 遗传学说 根据流行病学调查，儿童发病与其父母过敏素质相关。母亲有特应性皮炎者，其子女出生后 3 个月内发病率可达 25% 以上，2 岁内发病率可达 50% 以上。如果父母双方均有特应性疾病史，其子女特应性皮炎发病率可高达 79%。双生子研究也支持特应性皮炎的遗传学说。有研究显示同卵双生子与异卵双生子，如果一方患特应性皮炎，另一方患病的概率分别为 77% 和 15%。研究发现特应性皮炎患者存在以下 5 个易感基因位点：20p、17q25、13q12 ~ q14、5q31 ~ 33 和 3q21。

2. 免疫学说 其实验室依据有：约 80% 患者血清 IgE 水平增高，患者外周血单核细胞可产生大量前列腺素 E_2，后者又可直接刺激 B 细胞产生 IgE。患者 Th_2 细胞在皮损中显著增高，其产生的 IL – 4 和 IL – 5 也可导致 IgE 增高和嗜酸性粒细胞的增多；皮肤朗格汉斯细胞数量异常，后者可激活 Th_2 细胞并刺激其增殖。高亲和力 IgE 受体发生突变，这种突变的遗传来自母方，其突变结果导致子女出现特应性素质。该受体存在于肥大细胞、单核细胞和朗格汉斯细胞表面，对于调节 IgE 介导的变态反应非常重要。

3. 环境因素 外界环境中的变应原（如屋尘螨、花粉等）可诱发特应性皮炎，某些患者用变应原进行皮试可出现皮肤湿疹样改变。

总之，特应性皮炎的病因与发病机制目前还不很清楚，一般认为可能是遗传因素与环境因素相互作用，并通过免疫途径介导产生的结果。

二、临床表现

本病临床表现多种多样，可表现为急性和慢性反复发作。本病在不同年龄阶段有不同临床表现，通常可分为婴儿期、儿童期、青年成人期。

1. 婴儿期 约 60% 患者于 1 岁以内发病，以出生 2 个月以后为多。初发皮损为颊面部的瘙痒性红斑，继而在红斑基础上出现针头大小的丘疹、丘疱疹，密集成片，皮损呈多形性，境界不清，搔抓、摩擦后很快形成糜烂、渗出和结痂等；皮损可迅速扩展至其他部位（如头皮、额、颈、腕、四肢屈侧等）。病情时重时轻，某些食品或环境等因素可使病情加剧，可出现继发感染。一般在 2 岁以内逐渐好转、痊愈，部分患者病情迁延并发展为儿童期特应性皮炎。

2. 儿童期 多在婴儿期特应性皮炎缓解 1~2 年后发生，并逐渐加重。少数自婴儿期延续发生。皮损累及四肢屈侧或伸侧，常限于肘窝、腘窝等处，其次为眼睑、颜面部。皮损暗红色，渗出较婴儿期为轻，常伴抓痕等继发皮损。久之形成苔藓样变。此期瘙痒仍很剧烈，形成"瘙痒–搔抓–瘙痒"的恶性循环。

3. 青年成人期 指 12 岁以后青少年期及成人阶段的特应性皮炎，可以从儿童期发展而来或直接发生，好发于肘窝、腘窝。皮损常表现为局限性苔藓样变，有时可呈亚急性湿疹样改变，部分患者皮损表现为泛发性干燥丘疹。瘙痒剧烈，搔抓出现血痂、鳞屑及色素沉着等继发皮损。

三、实验室检查

多数患者血清 IgE 升高，外周血嗜酸性粒细胞增多，对多种变应原过敏等，细胞免疫功能可低下。

四、诊断和鉴别诊断

婴儿期、儿童期皮损多见于面部和肘窝、腘窝等处，呈红斑、丘疹、丘疱疹、渗出、糜烂等多形性皮损；青年成人期皮损常表现为肢体屈侧或伸侧的苔藓样变，且呈慢性复发性经过，结合患者本人及其家族中有遗传过敏史（哮喘、过敏性鼻炎、特应性皮炎）、嗜酸性粒细胞增高和血清 IgE 升高等特点应考虑本病的可能。目前国际上常用的特应性皮炎诊断标准为 William。于 1994 年制定的标准。

Williams 诊断标准：持续 12 个月的皮肤瘙痒加上以下标准中的 3 项或更多。

（1）2 岁以前发病。

（2）身体屈侧皮肤受累（包括肘窝、腘窝、踝前或颈周，10 岁以下儿童包括颊部）。

（3）有全身皮肤干燥史。

（4）个人史中有其他过敏性疾病或一级亲属中有过敏性疾病史。

（5）有可见的身体屈侧湿疹样皮损。

本病需与湿疹、慢性单纯性苔藓、婴儿脂溢性皮炎等进行鉴别。

（1）湿疹：常无家族史，无一定好发部位。

（2）慢性单纯性苔藓：皮损为苔藓样变和多角形扁平丘疹，无个人和家族遗传过敏史，无特殊的皮损发生和发展规律，无血清和皮肤点刺试验的异常发现。

（3）婴儿脂溢性皮炎：常发生于婴儿的头皮、耳后、肩间及鼻唇沟处，以灰黄色或棕黄色油腻性鳞屑为特征性皮损，无遗传过敏性家族史。

五、治疗

注意发现可能加重病情的环境因素（如搔抓、刺激性食物等），并尽量避免；适当减少洗澡及使用肥皂的次数，以免过多去除皮脂膜，同时可外用保湿剂。

1. 外用药物治疗　原则与湿疹相同（参见湿疹）。糖皮质激素是控制病情、缓解症状的主要药物，应根据年龄和皮损状况适当选用，同时应注意长期使用可能引起的不良反应。近年来外用免疫调节剂（如他克莫司和子囊菌素软膏）治疗本病取得较好疗效。

2. 内用药物治疗　口服抗组胺药可不同程度地缓解瘙痒和减少搔抓；继发细菌感染时需加用抗生素；除皮损明显渗出外，一般不提倡使用抗生素预防感染。

第七节　荨麻疹

荨麻疹（urticaria）俗称"风疹块"，是由于皮肤或黏膜小血管反应性扩张及渗透性增加而产生的一种局限性水肿反应。本病较常见，15%～25% 的人一生中至少发生过一次。

一、病因

多数患者不能找到确切原因，尤其是慢性荨麻疹。常见病因如下：

1. 食物　主要包括动物性蛋白（如鱼、虾、蟹、贝、肉类、牛奶和蛋类等）、植物性食品（如荨类、可可、番茄和大蒜等）以及某些食物调味品和添加剂，这些食物中有的可作为变应原引起机体变态反应，有的则可刺激肥大细胞释放组胺。

2. 药物 许多药物通过引起机体变态反应而导致本病［常见的如青霉素、血清制剂、各种疫苗、呋喃唑酮（痢特灵）和磺胺等，有些药物叫为组胺释放物（如阿司匹林、吗啡、可待因、奎宁、肼苯达嗪、阿托品、毛果芸香碱、罂粟碱和多黏菌素 B 等）］。

3. 感染 各种病毒感染（如病毒性上呼吸道感染、肝炎、传染性单核细胞增多症和柯萨奇病毒感染等）、细菌感染（如金黄色葡萄球菌及链球菌引起的败血症、扁桃体炎、慢性中耳炎、鼻窦炎等）、真菌感染（包括浅部真菌感染和深部真菌感染）和寄生虫感染（如蛔虫、钩虫、疟原虫、血吸虫、蛲虫、丝虫和溶组织阿米巴等）均可能引起荨麻疹。

4. 物理因素 各种物理性因素（如冷、热、日光、摩擦及压力等）均可引起某些患者发病。

5. 动物及植物因素 如动物皮毛、昆虫毒素、蛇毒、海蜇毒素、荨麻及花粉等。

6. 精神因素 精神紧张可通过引起乙酰胆碱释放而致病。

7. 内脏和全身性疾病 风湿热、类风湿关节炎、系统性红斑狼疮、恶性肿瘤、代谢障碍、内分泌紊乱等疾病均可成为荨麻疹尤其是慢性荨麻疹的病因。

二、发病机制

一般可分为免疫性与非免疫性两类。

1. 免疫性 多数为 I 型变态反应，少数为 II 型或 III 型。

I 型变态反应以急性荨麻疹多见。主要是由 IgE 介导的肥大细胞脱颗粒，释放组胺、白三烯、血小板活性因子（PAF）、细胞因子等引起。具体的机制为变应原诱导机体产生 IgE，该抗体以 Fc 段与肥大细胞和嗜碱性粒细胞表面相应的受体结合，使机体处于对该变应原的致敏状态。当相同变应原再次进入体内，通过与致敏肥大细胞或嗜碱性粒细胞表面的 IgE 特异性结合，促使其脱颗粒，释放一系列生物活性介质（组胺、缓激肽、花生四烯酸代谢产物），引起小血管扩张，通透性增加，平滑肌收缩和腺体分泌增加，从而产生皮肤、黏膜、呼吸道和消化道等一系列局部或全身变态反应症状。

根据变态反应发生的快慢和持续时间的长短，可分为速发相反应和迟发相反应两种类型。速发相反应通常在接触变应原数秒钟内发生，可持续数小时。该反应的化学介质主要是组胺。迟发相反应发生在变应原刺激后 6 ~ 12h，可持续数天。参与该相反应的化学介质为白三烯、血小板活化因子、前列腺素 D2 和细胞因子等。

II 型变态反应性荨麻疹多见于输血反应。

III 型变态反应引起的荨麻疹是由补体介导，多见于血清病及荨麻疹型血管炎。抗原抗体复合物沉积于血管壁，激活补体，使肥大细胞和中性粒细胞释放组胺等活性介质，引起血管通透性增加及水肿。

抗 IgE 受体抗体可使肥大细胞脱颗粒引起慢性荨麻疹。

2. 非免疫性 药物、感染和生物源物质等还可通过非免疫途径使肥大细胞脱颗粒，释放组胺等介质。常见的药物有放射造影剂、阿片制剂、非甾体抗炎药（NSAID）、血管紧张素酶抑制剂；常见的感染有乙型肝炎病毒、EB 病毒等感染。常见的生物源物质有蛇毒、细菌毒素、蛋白胨等。

三、临床表现

根据病程可分为急性和慢性荨麻疹，前者在短时间内能治愈。

1. 急性荨麻疹　起病常较急。患者常自觉皮肤瘙痒，很快于瘙痒部位出现大小不等的红色风团，呈圆形、椭圆形或不规则形，开始为孤立或散在，逐渐扩大并融合成片；微血管内血清渗出急剧时，压迫血管；风团可呈苍白色，皮肤凹凸不平，呈橘皮样。数小时内水肿减轻，风团变为红斑并逐渐消失，持续时间一般不超过24h。但新风团可此起彼伏，不断发生。病情严重者可伴有心慌、烦躁、恶心、呕吐，甚至血压降低等过敏性休克样症状。胃肠道黏膜受累时可出现恶心、呕吐、腹痛和腹泻等，累及喉头、支气管时，出现呼吸困难，甚至窒息。感染引起者可出现寒战、高热、脉速等全身中毒症状。

2. 慢性荨麻疹　皮损反复发作超过6周以上者称为慢性荨麻疹。全身症状一般较急性者轻，风团时多时少，反复发生，常达数月或数年。偶可急性发作，表现类似急性荨麻疹。部分患者皮损发作时间有一定规律性。

慢性特发性荨麻疹是指原因不明的慢性荨麻疹。有的资料显示，该型荨麻疹可能不是由变态反应引起，而是肥大细胞超敏反应释放组胺、白三烯、前列腺素等炎性介质引起。患者的IgE水平正常，血白细胞数和血沉正常。外部抗原不参与其发病过程，不并发其他全身疾病。组织病理显示血管周围淋巴细胞浸润，肥大细胞比正常人增加10倍。近期也有资料显示，该型荨麻疹有相当的比例是由自身免疫引起的，确切机制尚不清楚。

3. 特殊类型荨麻疹　如下所述：

（1）皮肤划痕症：亦称人工荨麻疹。表现为用手搔抓或用钝器划过皮肤后，沿划痕出现条状隆起，伴瘙痒，不久后可自行消退。本型可单独发生或与荨麻疹伴发。

（2）寒冷性荨麻疹：可分为两种类型。一种为家族性，为常染色体显性遗传，较罕见，出生后不久或早年发病，皮损终身反复出现；另一种为获得性，较常见，表现为接触冷风、冷水或冷物后，暴露或接触部位产生风团或斑块状水肿，病情严重者可出现手麻、唇麻、胸闷、心悸、腹痛、腹泻、晕厥，甚至休克等。有时进食冷饮可引起口腔和喉头水肿。寒冷性荨麻疹患者被动转移试验可阳性，冰块可在局部诱发风团。本病可为某些疾病的临床表现之一，如冷球蛋白血症、阵发性冷性血红蛋白尿症等。

（3）胆碱能性荨麻疹：多见于青年。主要由于运动、受热、情绪紧张、进食热饮或酒精饮料后，躯体深部温度上升，促使乙酰胆碱作用于肥大细胞而发病。表现为受刺激后数分钟出现风团，直径为2～3mm。周围有1～2cm的红晕，常散发于躯干上部和上肢，互不融合。自觉剧痒，有时仅有剧痒而无皮损，可于0.5～1.0h内消退。偶伴发乙酰胆碱引起的全身症状（如流涎、头痛、脉缓、瞳孔缩小及痉挛性腹痛、腹泻）等，头晕严重者可致晕厥。以1：5 000乙酰胆碱作皮试或划痕试验，可在注射处出现风团，周围可出现卫星状小风团。

（4）日光性荨麻疹：较少见，常由中波、长波紫外线或可见光引起，以波长300nm左右的紫外线最敏感。风团发生于暴露部位的皮肤，自觉瘙痒和刺痛；少数敏感性较高的患者接受透过玻璃的日光亦可诱发。病情严重的患者可出现全身症状（如畏寒、乏力、晕厥和痉挛性腹痛等）。

（5）压力性荨麻疹：本病发病机制不明，可能与皮肤划痕症相似。常见于足底部和长期卧床患者的臀部，表现为皮肤受压 4~6h 后局部发生肿胀，可累及真皮及皮下组织，一般持续 8~12h 消退。

四、诊断和鉴别诊断

根据发生及消退迅速的风团，消退后不留痕迹等临床特点，本病不难诊断。但多数患者的病因诊断较为困难，应详细询问病史、生活史及生活环境的变化等。

本病应与丘疹性荨麻疹、荨麻疹性血管炎等进行鉴别；伴腹痛或腹泻者，应与急腹症及胃肠炎等进行鉴别；伴高热和中毒症状者，应考虑并发严重感染。

五、治疗

物理性荨麻疹可用抗组胺药治疗，迟发性压力性荨麻疹可选糖皮质激素治疗。

寒冷性荨麻疹常用赛庚啶，胆碱能性荨麻疹常用羟嗪治疗。

绝大部分荨麻疹患者用抗组胺药有效，常首选第 2 代抗组胺药，也可合用第 1 代抗组胺药。

急性荨麻疹用 H_1 受体拮抗剂，严重者加皮质激素，有休克征象可用肾上腺素皮内注射。

慢性荨麻疹首选 H_1 受体拮抗剂，无效者可 2~3 种合用，并可加量或换用药物，顽固者联用 H_1 受体拮抗剂 + H_2 受体拮抗剂 + 抗白三烯制剂；症状控制后减少用药种类和剂量。

慢性荨麻疹不能每日用皮质激素治疗。

脓毒血症或败血症引起者应立即使用抗生素控制感染，并处理感染病灶。

伴有过敏性休克及喉头水肿者，应立即抢救。方法为：①0.1% 肾上腺素 0.5~1.0ml 皮内注射。注射后患者可有心动过速引起的心慌，应事先给患者说明。如注射后血压不升，必要时可重复注射。②地塞米松 5~10mg 肌内注射或静脉注射。

夏季可选止痒液、炉甘石洗剂等，冬季则选有止痒作用的乳剂（如苯海拉明霜）。

第八节　血管性水肿

一、概述

血管性水肿（angioedema）又称巨大性荨麻疹、血管神经性水肿、Quincke 病。本病是一种发生于皮下组织较疏松部位或黏膜的局限性水肿。分获得性和遗传性两种类型，后者罕见。

二、临床表现

1. 获得性血管性水肿　最常见于皮肤组织疏松的部位如眼睑、口唇、舌及外阴，亦常见于手足肢端。呈突然发生的皮肤或黏膜局限性肿胀，边界不甚清楚，可单个或多个。皮损呈肤色、淡红色或稍显苍白，患者不痒或有轻度烧灼和不适感，有明显的肿胀感，但压之无凹陷，持续数小时至数日后自行消退，不留任何痕迹，亦可在同一部位反复发生。风团可有可无。根据黏膜受累部位的不同，可发生声音嘶哑、呼吸困难，严重的喉头水肿可造成室息；也可出现吞咽困难或腹痛、腹泻等症状。

2. 遗传性血管性水肿　有家族史，大多在 10 岁前发病，可反复发作，甚至终生罹患，但在中年后发作的次数及发病严重程度逐渐减少及减轻。患者主要表现为突然出现单个局限性、非凹陷性皮下水肿，伴有肿胀不适感，无瘙痒，水肿持续 1～2d 后自行消退。水肿常发生在面部或肢体一侧，亦可发生在外生殖器。先有感染或外伤时，可伴发暂时性匐形、环状或网状红斑。除皮肤外，如消化道黏膜受累，可出现恶心、呕吐、腹胀、腹痛、腹泻等症状，严重时可发生肠梗阻。偶有喉头或咽喉部水肿导致呼吸困难，或发生暂时性咳嗽、胸膜渗出、胸痛等。实验室检查其特征为 C1 酯酶抑制物（C1 INH）、补体 C2 和 C4 含量下降，皮损发作时检测尤为显著。

三、诊断要点

（1）根据好发部位。

（2）突然出现的无症状性肿胀，在数小时及数日后自行消退。

（3）儿童期发病，且有家族史，同时伴有早期出现的消化道和呼吸道症状，血清学检查发现血中 C1 酯酶抑制物、C2 和 C4 降低则应诊断遗传性血管性水肿。

四、鉴别诊断

1. 接触性皮炎　有明确的过敏物质接触史。皮损多单一，局限在接触部位，脱离接触后皮损很快痊愈，病因较易明确。

2. 虫咬皮炎　由于昆虫叮咬、刺蜇引起的急性风团样反应，除局部肿胀外尚有发红、灼热和痛痒等。

3. 丹毒　局部为紧张发亮的水肿性红斑，局部有疼痛、灼热，压痛明显，可伴有畏寒发热等全身中毒症状，血白细胞及中性粒细胞数增高等。

五、治疗方案及原则

1）获得性血管性水肿的治疗与荨麻疹治疗相同。

2）遗传性血管性水肿用一般的抗组胺药物治疗效果不佳。可使用：

（1）抗纤溶药物，具有阻止纤溶酶原转化成纤溶酶，抑制 C1 酯酶的活性。6 - 氨基己酸，每次 2～4g，每日 3～4 次，同时有预防及减少复发的作用。

（2）雄性激素（腺垂体阻滞剂——达那唑有轻度抗雄性激素作用）可以刺激机体 C1 酯酶抑制物的合成而产生疗效。常用达那唑每日 0.2～0.6g 或司坦唑醇（康力龙）每日 2mg，两者疗效相近。有些患者舌下含服睾酮有效。

（3）桂利嗪可抑制 C4 活化，有一定效果。每次 25mg 口服，一日 3 次。

（4）对急性严重发作病例，可使用新鲜血浆输注。有喉头水肿导致窒息时应及时吸氧、采取气管切开或气管插管。必要时可使用肾上腺素及糖皮质激素。

第七章

红斑、丘疹、鳞屑性疾病

第一节　银屑病

银屑病是一种常见的、慢性并且容易反复发作的、以红斑、脱屑、表皮增生过度为主要皮损的皮肤病。本病在自然人群中的发病率为 0.1% ~ 0.3%，男女老幼皆可罹患，但患者中男性略多于女性，以 25 ~ 45 岁的青壮年为多，约占 81%。银屑病分为寻常型、关节型、脓疱型、红皮病型四个类型，占 90% 以上的绝大多数患者表现为寻常型，其次是关节型和脓疱型，红皮病型多是因治疗用药不当而造成的，自发形成红皮病型银屑病者很少见。

一、病因

1. 遗传因素　银屑病是一种多基因遗传病，多基因遗传病是一些在人群中发病率较高并且常有家族性患病现象。这些疾病受多对基因控制，每对基因对疾病形成的作用微小，这些微小的作用通过累积并与环境相互作用后才得以表达。其特点有：①发病风险与遗传度密切相关，遗传度越高，Ⅰ级亲属发病率也越高。②患者的亲属发病率随先证者与该亲属关系的近远而增减，关系越近，发病率越高。③家系中该患者越多，该家系成员中的发病风险越高。④病情越严重，家系中的发病风险也越高。⑤当其患病率存在性别差异时，少发性别的亲属患病风险率较高。⑥近亲婚配的后代患病机会大于非近亲婚配者。⑦父母之一为患者时，发病风险率增高。⑧患儿有正常同胞者发病风险率小于无正常同胞者。⑨同卵双生患病率大于异卵双生的患病率。

银屑病的发生是由遗传因素决定的患者易感性和患者所处环境两方面因素造成的。因两方面因素之间所占的比例不同而使有些患者遗传现象明显，有些患者遗传现象不明显。银屑病的遗传率在 63% 左右，这一数值与高血压病（62%）和冠心病（65%）的遗传率接近。银屑病的家族阳性率在 32% ~ 48%，一般情况是，如果父母双方都是银屑病患者，子女发病率为 50% ~ 66%；如果父母中只有一方是银屑病患者，子女发病率为 16.4% 左右。有的报道将银屑病患者按其年龄和皮损程度分为Ⅰ、Ⅱ两型，Ⅰ型是指发病年龄早、皮损范围大的患者，Ⅱ型是指发病年龄在 40 岁以上、皮损范围小、局限在某一部位的患者，临床统计表明Ⅰ型银屑病各级亲属患病率均高于Ⅱ型银屑病。

2. 感染因素　最常见的是上呼吸道感染，如扁桃体炎、慢性咽炎、慢性鼻炎等。上呼吸道感染既是银屑病的始发因素也是银屑病的复发因素。尤其是儿童和急性点滴状银屑病患者，绝大多数是由上呼吸道感染引发，其致病菌主要是口腔链球菌、化脓性溶血性链球菌、葡萄球菌、分枝杆菌等，其次还有真菌、病毒等微生物感染。临床表现多以咽痛、发热后全身出现点滴状银屑病样皮损为始发症状。此外，居住或工作环境潮湿也是常见的诱发因素。这些可能与感染造成的免疫交叉反应以及在特定环境下机体免疫能力下降有关。

3. 精神因素　精神因素对银屑病的发生和加重影响很大，30%～50%患者在经历重大生活事件后发病，70%～80%患者因精神紧张而复发或皮损加重。在相同标准下，银屑病患者的抑郁情绪测定数值很高，银屑病患者中有79%自诉精神压抑。一般人群中有55%认为患银屑病比患哮喘、糖尿病好，而银屑病患者中有80%认为不如患哮喘、糖尿病好。银屑病患者中A型性格是B型性格的4.7倍，提示患者具有不稳定神经质倾向，更易出现精神紧张、情绪抑郁，患者性格除偏执外，还存在多方面的心理障碍，如社交困难，担心被疏远、歧视、拒绝、议论，自觉羞愧，害怕遗传给后代等。女性心理压力大于男性，对该病的治疗容易产生绝望。银屑病患者的失眠，很大程度上不是由于皮肤瘙痒造成的，而是情绪抑郁造成的。与其他皮肤病相比，应激造成银屑病的发生和加重率分别是70.2%和65.7%，而造成荨麻疹、痤疮、斑秃的发生和加重率仅为16.4%和35.8%，可见精神因素对银屑病的影响显著高于对其他与精神有关的皮肤病的影响。研究表明，银屑病患者存在脑特定部位的异常低灌注，阳性率达82.61%，阳性部位依次为颞叶、枕叶、顶叶、额叶。焦虑、抑郁症状明显的患者，其脑局部血流低灌注更加明显。提示银屑病患者存在脑局部血流障碍，其特定部位的低灌注与其情感障碍有关。患者存在交感神经兴奋不足，同时还存在副交感神经张力下降，并且其异常程度与皮损面积之间有相关性。病程在1年以下的患者中，胃电图异常者约占62.1%，病程在1～5年的患者中，胃电图异常者约占92.3%，其临床表现主要为浅表性胃炎，可见银屑病与神经系统有着多方面的关系。

4. 皮肤屏障功能降低　皮肤的角质层可阻止外部环境中的刺激物和过敏原侵入，同时还可防止体内的水分流失。角质层如砖墙，角质细胞起砖的作用，角质脂质如外墙涂料，但角质层脂质在角质细胞间形成的是多重的双层结构，这保证水分在角质细胞内潴留，在防止水分流失方面起最为重要的作用。角质细胞因含有充分水分而丰满，从而阻止了细胞间裂隙的形成。过多地洗浴和使用洗涤剂、肥皂及一切能去油脂的理化物质都可破坏表皮脂质。寒冷和干燥也是使表皮脂质减少的重要因素，同时表皮角质细胞水分流失，如干燥时水分即从皮肤表面蒸发，直到与外周环境达到新的平衡为止。角质细胞的水分流失，细胞间裂隙形成，刺激物和过敏原进入表皮，激活体内T细胞和B细胞，促使免疫应答。

皮肤表面有许多不同的类固醇物质，它们多数来源于皮脂腺，部分来源于表皮，人体表皮脂质膜中的类固醇物质主要是胆固醇，而且主要来源于表皮细胞，是表皮细胞分化、成熟而最终死亡引起的副产品，成熟死亡的角质细胞与处于增殖期的表皮细胞相比，所含固醇类明显增高并有蜡酯和脑酰胺积聚。银屑病患者的表皮角化不全，上述正常的生理过程得来的物质，在银屑病患者的表皮上就难于形成，从而银屑病患者从最基础、最前线、最大面积、最大的空间和时间上失掉了防御能力，这可能也是银屑病皮损反复不愈的原因之一。

5. 免疫功能紊乱　机体的免疫性就是机体具有保护自己免受其他物质损害的特性。免疫系统发挥作用的过程是相当复杂的，即有免疫分子间的相互配合、相互制约，又有神经和内分泌对其影响，这些错综复杂的相互关系中，某一环节出现问题都会造成一系列的不正常反应。免疫系统一旦紊乱，很难说清相互之间的因果关系，银屑病就是一个典型的实例。虽然说疾病的产生与免疫功能下降有关，但事实上最多见的是因免疫平衡失控、免疫细胞因子之间的相互制约的力度紊乱造成的，由于不同的细胞因子可引发不同的反应，而相同的反应也可由多种不同的细胞因子所引发，所以在解释银屑病的变化过程时，很难用单一的因素来说明问题。

细胞免疫的变化，主要是因 T 淋巴细胞自身活化程度提高及分泌细胞因子紊乱造成。T 细胞在正常情况下多处于不工作的睡眠状态，当巨噬细胞将抗原递呈给 T 细胞后，T 细胞才进入工作的清醒状态，将细胞从睡眠中唤醒叫作"活化"。银屑病皮损中，表皮和真皮内都有过多活化了的 T 细胞存在。但对它们是在进入皮肤前受血循环中某种因素的刺激、还是在移入皮肤后受局部环境的影响而活化这一问题尚在研究中。部分研究认为，因外周血中增殖的单个核细胞数目、T 淋巴细胞、B 淋巴细胞都明显增高，并且与银屑病病情程度显著相关，说明淋巴细胞在进入皮肤前已被激活。然而不少研究提示，T 淋巴细胞主要是在皮肤局部被激活，如银屑病皮损及其边缘非受累皮肤中存在带有特定 T 细胞受体（TCR）的 T 细胞的多克隆或寡克隆扩增，而外周血却少有这种变化。皮损中 $CD4^+$/$CD8^+$ 比率高于血液中的比率，提示银屑病皮损中 $CD4^+$T 细胞增多，点滴状皮损的自然消退与皮损中 $CD8^+$T 细胞的介入和 $CD4^+$T 细胞的减少有关。T 细胞及其分泌细胞因子的异常是造成角质形成细胞分化异常的主要因素。

银屑病患者的血液中和局部皮损中存在着多种细胞因子的异常。如皮损中有活性的 $IL-1\alpha$ 减少，而无活性的 $IL-1\beta$ 增多；具有炎性介质作用的 $IL-6$、$IL-8$ 显著增高；银屑病皮损中具有促使角质形成细胞分化的转移生长因子、表皮生长因子的 mRNA 水平及其受体明显高于正常人和未累及的皮肤；T 淋巴细胞的活化产物，可溶性白介素 -2 受体在银屑病患者血清中升高；在血清中还可检查到可溶性细胞间黏附因子 -1、$E-$选择蛋白、$\gamma-$干扰素等，这些细胞因子既可影响角质形成细胞的分化又可影响局部血管的正常生长。

6. 药物因素　临床和研究表明某些药物可以诱发或加重银屑病，如 $\beta-$肾上腺素受体阻断剂、血管紧张素转化酶抑制剂、锂制剂、抗疟药物、抗血脂类药物、四环素、吲哚美辛等，这些药可能与某些酶代谢、cAMP、淋巴细胞活化等有关。

需要强调注意的是含有解热止痛作用的感冒类药物和某些抗生素对本病的诱发作用。因为这些药物会影响前列腺素的合成，前列腺素是存在机体内组织间的一种局部激素，皮肤的生长、分化有赖于前列腺素 E 与前列腺素 F 之间的平衡，前列腺素的前身是花生四烯酸，花生四烯酸经环氧合酶作用而变为前列腺素。银屑病患者表皮存在这种转化功能的失调，若某些药物是通过影响这个过程来达到治疗目的的（如吲哚美辛就是通过阻断这个转化过程来减少前列腺素的生成，从而达到止痛的目的），那么就不可避免地在治疗过程中诱发或加重银屑病。而银屑病患者时常又容易患感冒、咽痛等，此类药可能成为银屑病患者的常备药。有些患者一感冒或咽痛就服用此类药物，服药后感冒、咽痛减轻，但随后或 1~2 周后皮损加重，皮损加重时就外用或服用免疫抑制类药物，免疫抑制后感染加重，即出现感冒、咽痛，因此又服上述抗感染药，随后皮损又加重，如此反复而进入恶性循环。

碳酸锂是治疗躁狂症的代表药，有安定作用，被临床广泛应用。有研究表明，碳酸锂可能是通过诱导某些细胞因子的分泌，如白介素 -6、白介素 -2、干扰素、肿瘤坏死因子等而影响角质形成细胞的增殖、分化，从而使银屑病加重。

7. 饮酒　存在于血管内皮细胞中和血管外膜的神经纤维中的一氧化氮原生酶，促使局部产生生理用量的一氧化氮，生理用量的一氧化氮对血管有一定的松弛作用和神经传导作用。银屑病患者的血管内皮细胞中的一氧化氮原生酶比正常人低，乙醇（酒精）可以直接破坏这种酶，从而造成血管紧张和细胞因子之间比例的系列变化。血管紧张必然导致局部供氧量下降，从而引发一系列反应。所以银屑病患者不能喝酒，喝酒会促使发病和原有的皮损加重。

二、临床表现

临床上根据银屑病症状表现的偏重及特征，一般将其分为寻常型、关节型、脓疱型、红皮病型四型，其中寻常型银屑病所占比例最大。初发皮损的部位以头部最多，其次是小腿、肘部、大腿、背部、前臂等。银屑病皮肤损害特点是边界清楚、有鳞屑、可见薄膜现象和点状出血点。

（一）寻常型银屑病

寻常型银屑病是临床上最常见的一种。寻常型银屑病的皮损一般比较广泛，身体各个部位均可发生，呈对称性，但好发于头皮、肘、膝伸侧面和臀部。少数病例为局限性，如局限于头部、小腿、后背等。皮损初起为炎性红色丘疹或斑丘疹，边界清楚，周围有炎性红晕，基底浸润明显，鳞屑较少。以后皮损可消失也可逐渐扩大。皮损颜色或变淡而逐渐消失；或皮损因转为慢性而肤色变成黯褐色；或随着皮损的不断加重而肤色鲜红或潮红等。皮损在急性期时鳞屑较少，慢性期时增多。

1. 临床上依据皮损的大小、鳞屑的厚度分类

（1）点滴状：皮损以直径在 0.1~0.5cm 大小的红丘疹为主，散布于全身各处，多见于20 岁以下患者，儿童最多见。此类患者常伴有咽喉部不适感或扁桃体炎，尤其是初次发病者或因感冒发烧、扁桃体炎而引发的银屑病患者，绝大多数的皮损是点滴状表现。

（2）小斑块状（钱币状）：当点滴状皮损逐渐扩大、相互融合，皮损由红丘疹状变为斑块状，但斑块的直径一般在 5cm 以内，而且丘疹比较扁平，鳞屑的厚度不严重者，此类患者的病情也多与上呼吸道感染有关，从病程来讲，一般是较短者或虽然病程较长但没有过多地使用免疫抑制剂、细胞毒制剂者。点滴状、小斑块状皮损的自愈率明显高于大斑块状、地图状和蛎壳状。

（3）大斑块状：红丘疹的直径一般大于5cm，丘疹的形态与小斑块状相似，但鳞屑的厚度较小斑块状厚，皮损可遍布全身，但多见于四肢，其次是背部，多伴有甲损害。此类有的是由点滴状银屑病发展而来，一般病程在 5 年以上。也有部分患者初起就是斑块状，这样的患者多有家族史，皮损易固定在头皮、发际边缘及肘、膝部等。

（4）地图状：斑块状皮损不断扩大，数年后相互融合形成大片、不规则的皮损，有的皮损中央消减，周围严重，甚至红斑突起，整个皮损边缘无规则、中央高低不平，其上覆盖的鳞屑也厚薄不等，整个皮损形状如地图状。

（5）蛎壳状（疣状）：皮损为红或黯红色大斑片状，皮损上面覆盖着厚厚的灰白色鳞屑，其斑片常呈突起状、鳞屑呈蛎壳状，鳞屑间黏附较紧且难剥离。此类患者多伴有骨损害和严重的甲损害，多数患者曾使用过诸多治疗方法。

2. 临床上依据病情的发展分期

（1）进行期：新皮损不断出现，旧皮损继续扩大。是病情的发展期，也有称其为急性

期。此期因炎症较严重，可见皮疹色红，周围红晕扩大，薄膜现象及筛状出血现象典型易见。此时患者机体敏感性增加，当用热水烫洗或用手剥离鳞屑时，都会使皮损明显加重，如果刺激外观正常皮肤（擦破、创伤、注射的针孔、X线照射的部位等），即可发生银屑病样皮损，临床称为"同形反应"，一般在受伤后 5～9d 出现。因此对进行期银屑病的治疗要避免刺激，尤其不可为缓解瘙痒而采用烫洗、擦洗及外用刺激性药物，以免使病情加重—进行期皮损以点滴状居多，其次是钱币状、地图状。

（2）静止期：新皮损未见出现、旧皮损也未见消退。是皮损处于相对不发展的阶段，也有称此为稳定期或慢性期。这是临床最常见的病情，皮疹虽红但周围红晕不再扩展，鳞屑可比进行期增多但皮损范围几乎不再扩大，机体对外界刺激仍敏感但没有进展期那么强烈，但烫洗、剥屑仍可使皮损加重。此期一般可维持很长时间，是银屑病最常见、最持久的表现状态。静止期以斑块状、地图状为主，点滴状的静止期一般比斑块状短，易进入消退期。

（3）消退期：新皮损未见出现、旧皮损在消退。皮疹逐渐缩小、变平。皮损的消退表现不同，有从周围开始逐渐消退缩小的，也有因从中心开始消退而呈环形或半环形的，有消退后留有色素沉着斑者，也有留有色素减少斑者，但当完全消退后，无论原以何种形式消退者，其皮损均与正常皮肤一样，不留任何痕迹。

一般点滴状、小斑块状消退较快，斑块状、地图状等消退较慢。发病时间越短，消退相对越快些。患病时间长、反复发作次数多，消退相对缓慢。消退的快慢与皮损的数目、皮损面积的大小，一般没有明显的差别，主要是与皮损的自愈力有关。皮损的自愈力的实质是皮肤对外界刺激的应付能力，是机体、皮肤自平衡的能力。

3. 寻常型银屑病特殊体征

（1）头发特征：头皮是银屑病的好发部位，常见一些患者初始发病就起于头皮。头皮的皮损多为圆形，易融合成小斑块、大斑块状，鳞屑较厚，皮损部位的头发聚拢在一起，呈现着很有特点的外观形态，尤其是在留短发的男性患者中，可见到一簇一簇如毛笔头状的头发，但毛发本身正常。边界清楚的斑块、厚厚的鳞屑、毛笔头状的发型和毛发本身正常这些特点是与其他病变区别的要点。

（2）指（趾）甲特征：患银屑病的儿童中有 10% 左右有甲损害，成人中 80%～90% 有甲损害。受损害的指（趾）甲上可见点状凹坑（顶针样指甲）、纵嵴、变色增厚。受损的指甲数目不等，程度也轻重不一。同时可见甲缘红肿、溃烂、脓疡，严重者甲板下也可见脓疱。点状凹陷是最常见的甲损害，点状凹陷、纵嵴、沟是由于甲母质处银屑病所致，在甲母角化过程中，由于甲角化细胞的细胞核残留，引起这些病灶点状凹陷，虽然其他病变也可引起点状凹陷，但银屑病性点状凹陷要深而大；当甲母质的中间部位受损时，出现白甲；因甲下有糖蛋白沉积，使甲呈黄色油污外观；甲角化过度造成甲增厚和甲远端向上翘起。需注意的是，有的甲损很像是真菌侵袭造成的"灰指甲"，尤其是一些伴有真菌感染的指甲，在检查时常由于真菌阳性反应而给予制菌药，但结果疗效不理想，此时需要考虑银屑病的问题。

（二）关节型银屑病

当银屑病患者伴有明显的骨关节病变时被称为"关节病型银屑病"。关节病型银屑病除有典型的银屑病样皮肤损害外，患者还伴有类风湿样关节炎症状。

多数患者（大约有 75%）的关节病变是继发于银屑病之后；少数患者（大约占 10%）的关节病变发生在银屑病之前；还有部分患者的关节病变是与银屑病同时发生的，但最多见的是随着银屑病的反复发作，病程年久、症状恶化，而后出现关节改变。但关节症状的缓解或恶化与皮损的缓解或恶化的关系不成比，两者不平行，临床上常可见到关节症状很重，但皮损不明显者，也有皮损很严重而关节无症状或症状很轻者。一般蛎壳状皮损或伴有明显甲损害的患者多伴有关节症状。关节型银屑病的遗传基因表达似乎比其他类型银屑病更明显一些，有资料显示，Ⅰ级亲属有相同疾病的患者与Ⅰ级亲属没有相同疾病的患者相比，其患病的可能性要高40倍。在单卵双生儿中关节型银屑病的发病有明显的一致性，范围在30%～70%。当脊椎受累时，HLA－B27基因的表达率上升到近70%。创伤偶尔以多种反应方式在关节型银屑病的发生中起着始动作用。锂剂可使银屑病恶化并诱发关节型银屑病。关节型银屑病通常发病缓慢，但有1/3以下患者发病相当突然，这些患者病症的严重程度及不同的症状表现可提示患者可能同时患有Reiter综合征或痛风等。

银屑病性关节炎的特征是以类风湿因子为阴性的病变，即大多数患者在检查血清中类风湿因子时，没有发现血清中有类风湿因子。一般认为，若血清中有类风湿因子，即类风湿因子为阳性者，该患者可能存在着与类风湿性关节炎重叠的病症，也就是说，该患者即患有银屑病又患有类风湿性关节炎。类风湿性关节炎除有血沉增快、类风湿因子阳性外，其病变均为对称性的病变，而银屑病多是不对称的病变，对称性多关节炎不足25%，而且银屑病患者对关节的痛苦感觉没有类风湿患者对关节的痛苦感觉强烈。虽然银屑病可以在任何年龄中发病，但其关节病变在20岁以前很少见到，一般是在30岁以后关节病变才逐渐上升，40岁以后则多见，60岁时达高峰。有明显关节病变的银屑病患者，与没有关节病的银屑病患者相比，更易发生指、趾甲改变，伴有关节炎的患者基本都有不同程度的甲损害；而伴有严重甲损害的患者，大多数也有潜在的或明显的骨、关节病变。典型的斑块型、蛎壳型银屑病患者，几乎均伴有骨、关节病变。关节型银屑病一般是随着发病的时间的延长而逐渐显露的，严重的银屑病患者中有30%～40%伴有明显的关节症状。

甲床的角化过度可造成甲远侧端向上弯曲、甲剥离；点状凹陷、纵嵴和沟是由于甲母质处银屑病所致，可能由于甲角质形成细胞核残留，这些病灶脱落，引起点状凹陷；当甲母质的中间部位受损时，临床表现为白甲。与类风湿性关节炎相比，银屑病性关节炎的症状轻，有研究表明，发病8年后，类风湿性关节炎患者中仅有36%能胜任工作，而银屑病性关节炎患者中仍有69%能胜任工作。有资料报道，关节型银屑病大体可分为以下几类：

1. 不对称的少关节性关节炎　此类大约占70%，以近端指、趾关节及掌指关节为主，膝关节、髋关节也常受累，可因指、趾腱鞘炎而引起香肠状指。

2. 远端指、趾节间关节炎　此类占5%～10%，远端指趾间关节受侵蚀、关节腔狭窄、关节内和关节周围积液，少数可见笔置于杯状畸形，并伴有明显甲营养不良。

3. 对称性多关节炎　此类不足25%，与类风湿性关节炎相似，但病情较轻，血清中类风湿因子为阴性。

4. 脊椎型关节炎　此类以男性多见，脊椎的改变很像强直性脊椎炎，但相当不对称，骶髂关节炎占10%～50%，以单侧性的骶髂关节炎或不对称性脊椎旁韧带骨赘的发生为特点，并且常无症状。

5. 毁形性银屑病性关节炎　大约有5%的患者外周关节炎出现受累指趾骨的骨质溶解，引起指趾骨叠进、缩短，致使严重畸形，该类型常始于早年，有时可见发热、体重减轻等全身症状，具有皮损广泛和骶髂关节炎频繁发作的特征。

6. 前胸壁慢性复发性无菌性髓炎型　又名掌跖脓疱病伴胸锁骨关节炎，有2%关节型银屑病患者可出现胸骨柄和肋胸关节受累而形成的“前胸壁综合征”，如果与脓疱型银屑病有关联时被称为“前胸壁慢性复发性无菌性骨髓炎”，临床表现为不典型的前胸廓痛。此型多为掌跖脓疱型银屑病患者，即掌跖脓疱型银屑病患者伴有胸骨柄和肋胸关节受累而形成的“前胸壁综合征”。但这不是绝对的，患者的掌跖脓疱疹症状可以很明显，也可以不太明显，而掌跖脓疱疹不明显者多有明显的关节症状。因有少数掌跖脓疱型银屑病患者伴有灶性骨损害，表现为慢性复发性多灶性骨髓炎（CRMO）和胸肋锁骨骨肥厚（SCCH）。研究表明，骨质疏松可能与掌跖脓疱型银屑病本身有关，有可能是掌跖脓疱型银屑病的一种系统性表现，慢性复发性多灶性骨髓炎和胸肋锁骨骨肥厚很可能是其骨改变病谱中的一个极端表现。

7. 银屑病性甲－皮肤肥厚－骨膜炎（POPP）　此类型的突出特征为大拇指受累，指甲也受累，但一般关节不受累。POPP与远端指趾节间型的区别是：POPP是肢端致密的骨膜反应和骨的缩合，导致“象牙”指（趾）骨，但不累及远端指趾关节。临床上POPP有明确的疼痛和软组织肿胀，甲分离、甲板纵嵴必然存在，同时可有因甲下真皮的炎症播散至末端指趾骨引起的骨损害。甲下炎症和骨侵蚀在局部共同导致肢端骨质溶解的现象。

（三）脓疱型银屑病

脓疱型银屑病分为泛发性和局限性两型。

1. 泛发性脓疱型银屑病　初始即为泛发性脓疱型银屑病的很少见，而初始即为掌跖局限型银屑病相对多见。泛发性脓疱型银屑病皮损的特点是：在红斑的基础上出现2～3mm大小的黄色浅表性脓疱，较密集，有的呈环状、半环状排列，表面覆盖不典型的银屑病样鳞屑，边缘处可见较多的小脓疱。有的相互融合成直径为1～2cm的脓湖。取其脓液检查，是无菌性的。脓疱经1～2周后可自行干枯、结褐色痂、形成小片鳞屑，此时在鳞屑下或原无皮损处又出现新的脓疱，如此反复发作。虽然全身各处均可发生皮损，但以四肢为多见，并可伴有甲床损害，甲床也可出现小脓疱。泛发性脓疱型银屑病大多为急性发病，在急性发作时可伴有高热、关节疼痛、关节肿胀、外周血中白细胞增多、血沉加快等，甚者可并发肝、肾等系统的损害。

全身泛发脓疱型银屑病多见于中老年患者，其中有一部分在银屑病发病2年内发生，多与不正确使用外用药有关。大部分是已有数年银屑病病史，然后发生脓疱型银屑病，此时即与刺激有关，也与患者自身整体功能不协调有关。症状为在炎性红斑性皮肤上出现脓疱，几乎周身受累，常伴有发热、外周血中白细胞明显增多，急性期时可伴有低血钙。寻常型斑块状银屑病当皮损因受刺激而发红时，可在燔红的斑块上发生脓疱，寻常型银屑病皮损与脓疱型皮损同时存在，所以有称其为“混合型银屑病”。此外，临床上可有3种情况：

（1）急性发作型：起病迅速，在寻常型皮损的基础上突然发红，红斑周围绕有红晕，红斑上出现2～3mm大小的黄色浅表性脓疱，这种现象也可同时在原正常皮肤上出现。可伴发热、乏力、关节不适等全身症状。皮损可呈周期性反复发作，并进行性加重。

（2）发疹型：起病急，很快泛发，但消退也快。常见由感染或药物激发。

（3）环型：环形红斑边缘出现脓疱，皮损呈亚急性或慢性表现，系统性反应较少见。

2. 局限性脓疱型银屑病　局限性脓疱型银屑病以掌跖脓疱型银屑病相对多见。“掌跖脓疱型银屑病”是临床常见的局限性银屑病中的一个类型。其皮损仅限于手足部，损害为对称性，多始于手部的大、小鱼际和足底、足跟侧面，逐渐发展至以赤白肉际为界限的全手掌和全足底，常累及指、趾端，伴有严重的甲损害。皮损的特点是：在红斑的基础上出现 2～3mm 大小的黄色浅表性脓疱，较密集，有的呈环状、半环状排列。因脓疱是从真皮中出来的，所以越小的时候上面的皮越厚、越不易破溃。脓疱可逐渐长大并融合，有的脓疱相互融合成直径为 1～2cm 的脓湖。特点是"无菌性"，即取其脓液检查，是无菌性的。脓疱经 1～2 周后可自行干枯、结褐色痂，痂脱落后形成小片鳞屑，此时在鳞屑下或原无皮损处又出现新的脓疱，如此反复发作，以致在同一块斑片上可同时见到脓疱、结痂、鳞屑等不同期的皮损。并且常常可以同时见到受损害的指、趾甲，指、趾甲受累后可见甲缘红肿、溃烂、变形、混浊、肥厚、脓疡，严重者甲板下也可见脓疱、有脓液积聚，甲可出现萎缩、碎裂、溶解。

（四）红皮病型银屑病

初始即为红皮症型银屑病较罕见，多是突然停用糖皮质激素类药物或其他类型的免疫抑制剂而造成的，也常见于因外治不当、刺激过大或感染发热而出现的继发性症状，泛发性脓疱型银屑病容易转为本型。此外，因上呼吸道感染、严重失眠或情绪波动、日晒等也可引发红皮病型银屑病。红皮病型银屑病是银屑病的一种特殊的炎症类型，常累及体表达 75% 以上。不稳定型寻常型银屑病在治疗失控时，皮损可以进行性发展而覆盖大部分皮肤，引发红皮病；泛发型银屑病因累及皮肤广泛，并且脓疱与皮肤炎症共存，若以皮肤燔红为主时也可称为红皮病型银屑病。

三、诊断及特殊检查

（一）诊断要点及一般检查

1. 寻常型银屑病　根据好发部位以及界限清楚的红斑、明显的鳞屑、典型的薄膜现象、清楚的筛状出血点即可诊断。

（1）光镜检查：寻常型银屑病患者可有明显的、不同程度的甲皱微循环异常。

（2）实验室检查：部分寻常型银屑病患者可见红细胞的平均体积（MCV）、平均血红蛋白量（MCH）、平均血红蛋白浓度（MCHC）及体积分布宽度（RDW）4 项指标异常。一般情况是：患者的平均红细胞体积值明显增大；患者的红细胞体积分布宽度值明显增大；患者的平均红细胞血红蛋白浓度值明显降低；少数患者的平均红细胞血红蛋白量出现异常。

2. 关节型银屑病　关节型银屑病常与寻常型银屑病或脓疱型银屑病同时存在，大小关节皆可受累，尤其以指关节最易受累，受累关节可肿胀、疼痛。特点是游走性、不对称、类风湿因子检查为阴性。

（1）实验室检查：类风湿因子阴性，血沉可增快。

（2）X 线检查：受累骨关节边缘有轻度肥大性改变，部分患者呈类风湿性关节炎的骨关节破坏，但常累及远端指间关节，如软骨消失、关节面侵蚀、关节间隙变窄、软组织肿胀、骨质疏松等。

3. 脓疱型银屑病　脓疱型银屑病主要特点是在寻常型银屑病基础上出现多数小脓疱，并且反复发生。

实验室检查：白细胞增多，血沉增快，部分患者可有低蛋白血症及低钙血症。

4. 红皮病型银屑病　红皮病型银屑病皮肤呈弥漫性发红、干燥、覆以薄鳞屑。特点是在弥漫的皮损之中，有正常皮肤形成的"皮岛"。因患者绝大多数都有明确的银屑病病史，所以比较容易诊断。

实验室检查：白细胞计数增高。

（二）特殊检查

1. 放射性核素对银屑病患者骨损害的检查　银屑病的病变过程中有众多细胞因子参加，而且其中起重要作用的细胞因子同时对骨代谢也有明显的影响，所以随着银屑病病情的发展，骨病变的现象也越来越显露。因银屑病患者对骨损害的自我感觉比较弱，除关节病型银屑病患者有明显的关节肿胀、疼痛外，一般患者没有特别的异常感觉，但这并不表明没有骨损害。放射性核素异常浓度是该处胶原代谢异常的反应，对寻常型银屑病患者进行放射性核素检查显示55%为阳性反应，骨关节放射性核素异常浓集，其中以颅骨最多，下颌骨、肋骨次之；关节部位以膝关节最多，踝关节、肘关节次之。对骨显像的阳性部位做 X 线拍照对比，结果绝大多数 X 片上皆无任何异常反应。由此可见，上述骨关节的损害是一种银屑病自身所致的损害，银屑病的皮肤表现只是我们临床肉眼所见的病变之一而已，其实患者此时不仅仅免疫功能紊乱，而且内分泌、神经系统也受到影响，从而常伴随着失眠、急躁、咽痛、易感冒、女性患者还可见月经不调等自己可以感觉到的症状，而骨损害、微循环障碍等是肉眼看不到、自己也感觉不到的病变，但确是影响患者身体健康的病变。

2. 脑电图对银屑病患者神经系统的检查　从银屑病的发生、加重及治疗用药都体现了神经因素的作用。随着研究的深入，越来越明确了神经系统与银屑病的发生、发展是一个多层次的、复杂的关系。对银屑病患者进行脑电图检测，发现 3/4 的患者存在界限性及轻度异常脑电波，并且其异常程度与皮损广泛度一致，皮损情况好转后，脑电图也可恢复正常。国内报道，银屑病患者伴脑电图界限性异常者占 47.0% 左右，伴脑电图轻度异常者占 27.5% 左右，伴脑干功能异常者占 35.5% 左右。国外报道，银屑病患者伴脑电图异常者占 58.06%。许多研究表明，银屑病患者存在自主神经功能不稳定，交感神经兴奋性降低，而副交感神经的抑制性降低，使神经即兴奋不到一定高度也松弛不下来。

3. 银屑病患者的微循环状况的检查　寻常型银屑病患者的红细胞变形能力降低；病程 1 年以上患者与病程不到 1 年的患者相比，红细胞膜 Na^+、K^+、ATP 酶活性前者高于后者，细胞膜 Mg^{2+}、ATP 酶的活性降低，红细胞膜的变形能力降低，可能与此有关，但两者没有形成线性关系。银屑病患者微血管的管襻弯曲畸形者约占 56.34%、管径扩张者约占 37.68%，微血管内血流缓慢，管襻顶端有瘀血、管襻周围视野模糊，并有渗出和出血，与正常人比较有非常显著性差异。但目前对银屑病患者存在的微循环障碍问题、全血黏度的增高及血小板聚集功能的变化、红细胞变形能力的下降等一系列问题是因是果还很难说清。

四、治疗

（一）促细胞分化剂

1. 维 A 酸类药物　维 A 酸是维生素 A 衍生物，在维持上皮组织正常角化过程中起重要作用，可通过调节表皮的增生和分化，使角化过度和角化不全的角质形成细胞恢复正常；通过促进淋巴细胞和单核细胞分化、激活巨噬细胞和表皮朗格罕斯细胞来增强机体免疫，从而产生抗炎作用。因其有上述抑制细胞增殖、促进细胞分化、抗炎等作用而被用于银屑病的治疗，现已有三代产品。第一代维A酸均为维A酸受体非选择性药物，临床代表药物有13-顺维A酸、全反式维A酸。第二代维A酸主要是阿维A酯和阿维A，由于两者的药代动力学的不同而导致其药效与不良反应不同，阿维A有代替阿维A酯的可能，但目前阿维A酯尚未退出市场。第三代的代表物是他扎罗汀和阿达帕林，因两者所作用的受体不同，而被临床用于治疗不同的病症。国内已合成多环芳香维A酸乙酯，又名芳维A酸乙酯。如果用治疗指数来衡量药效，以全反式维A酸为1，则13-顺维A酸相当于全反式维A酸的2.5倍，阿维A酯相当于全反式维A酸的10倍。维A酸类药物的不良反应从大到小的排列顺序为：13-顺维A酸>全反式维A酸>阿维A酯>芳香维A酸乙酯。维A酸可治疗多种皮肤病，其作用主要是通过维A酸受体（RAR）介导的。体内有多种类型的维A酸受体，维A酸的不同药理作用取决于对不同受体的选择性。据维A酸受体的化学结构及结合配体的特异性，将其分为两类：RAR（α、β、γ）和RXR（α、β、γ）。皮肤中维A酸的受体主要是RAR-γ，真皮中有少量的RAR-β。RXRs除了以纯二聚体形式存在外，还可与RARs、维生素D_3受体或其他核受体形成杂二聚体形式存在，其次与激素（如胸腺素、皮质类固醇）和（或）维生素D_3有交叉的信号传导途径。因为第一、二代维A酸类药物化学结构中含有多个交替的单、双键，构型易变，能与多种RA受体（包括RAR-α、RAR-β、RAR-γ，RXR-α、RXR-β、RXR-γ）结合，产生广泛的生理效应，同时也出现较多的不良反应。第三代维A酸类药物的化学结构不存在异构体，与RARs选择性结合，而不与RXRs结合，从而可使不良反应减少。目前维A酸类药物合成品有1 500多种，用于治疗银屑病的主要有第二代维A酸和第三代维A酸。

第二代维A酸称为芳香维A酸，其治疗银屑病的代表药物是阿维A酸和阿维A酯。阿维A酸为阿维A酯的首次代谢物，疗效相同，但不良反应小。阿维A酯有高度的亲脂性，在治疗停止后，皮下脂肪仍可缓慢释放该药。一次剂量给药后的半衰期为6~13h，长期服药后半衰期是80~120d以上，完全排除需要1~2年，具有很高的致畸风险，因此育龄妇女用该药后需要避孕2年。阿维A酸是阿维A酯的游离酸衍生物，口服50mg，4h后达血浆峰值浓度，一次剂量口服后的半衰期仅2h，多次给药后半衰期为50h，其亲脂性相对较弱，因此大大减小了致畸风险，故可用其替代阿维A酯。另外，服阿维A酸时不能同时饮酒，因为乙醇可使其重新酯化成阿维A酯。阿维A酯及其衍生物阿维A酸，均能控制上皮细胞的增殖和分化。它们的不良反应相似，除维生素A增多的症状如黏膜的干燥、掌跖脱屑、弥漫性可逆性脱发、虚弱、头痛和厌食外，致畸作用，是该药最显著的危险。阿维A酸虽然比阿维A酯的亲脂性低50%且能较迅速地清除，但仍存在致畸的危险。此外，因该药对斑块状银屑病疗效较差，停药后常复发，缓解期不会延长，所以建议不作为首选的单用药物。成人一般用量阿维A酸为每日25~50mg；阿维A酯为每日50~75mg，逐渐减为每日25mg或10mg。

第三代维A酸称为聚芳香维A酸（polycorotinoid），用于治疗银屑病的代表药为乙炔维A酸，又名他扎罗汀，代号AGN190168，化学名为乙基6-[2（4，4-二甲基二氢苯并噻喃-6y1）-乙炔]烟酰胺酯。乙炔维A酸在体内的代谢物他扎罗汀酸与RAR有较高亲和力，与其亚型亲和力强弱的顺序依次为RAR-β>RAR-γ>RAR-α，而不与RXRs结合。与受体结合后，其作用有两方面：①直接作用，通过被称为"维A酸反应元件"的介导，促进某些基因的转录，从而诱导细胞分化。②间接作用，通过拮抗癌基因蛋白AP-1和NF-

IL6 所诱导的基因转录而抑制细胞增殖和减少炎症反应。从而发挥其抗增生和抗炎作用，故治疗银屑病有效。实验已表明他扎罗汀能减少表皮分化的标志也使炎症标志 ICAM－1 的细胞减少或消失。临床试验外用 8 周后，近 60% 的患者获得好到极好的疗效。经静脉给大鼠注射他扎罗汀每公斤体重 0.5～1.5mg，只得到其代谢物他扎罗汀酸的有关数据，其稳态分布容积为 309ml，平均滞留时间为 75mm；而 13－顺维 A 酸分别为 230ml 和 108min；阿维 A 酸分别为 1 368ml 和 128min。并且在所有研究的动物的任何组织中均未测到他扎罗汀酸，提示临床应用不良反应要少于第一、二代产品，但有中度至重度的刺激性不良反应，如红斑、烧灼感等。

维 A 酸内服虽然有促进正常角化、增强免疫、减少皮脂分泌等多种功能，但维 A 酸局部外用主要是产生一种角质层剥离剂的作用。因可抑制张力原纤维合成，减少角化细胞间的接触，从而使角质细胞易溶。局部应用维 A 酸通过完整皮肤的吸收率小于 5%，但若皮肤破损、溃烂时就会使吸收率增大，由于维 A 酸进入体内后储存在肝脏，然后再与肝脏生产的蛋白结合并以这种结合形式进入血循环，若肝损害则有碍于蛋白的产生并限制了维 A 酸的正常转运，高浓度的维 A 酸对肝有毒性，最终可导致肝硬化，所以有肝功能不良者即便是外用维 A 酸也应小心，尤其是当皮肤破溃时。外用剂型的 0.1% 他扎罗汀凝胶的疗效优于 0.05% 他扎罗汀凝胶，但停药后的持续效应 0.05% 优于 0.1% 他扎罗汀凝胶。0.05% 和 0.1% 的他扎罗汀凝胶与肤轻松治疗斑块型银屑病均有效，在改善斑块厚度方面、减少鳞屑方面两者疗效基本相似，在改善红斑方面他扎罗汀凝胶不如肤轻松，但停药后的持续效应他扎罗汀凝胶远远优于肤轻松，可持续达 12 周之久。

无论短期或长期服用该类药物均有不同程度的脱发、唇炎、韧带及肌腱钙化等不良反应。具体讲：①早期主要是皮肤黏膜反应，口唇干燥和唇炎发生率占 85%，面部红斑、睑结膜炎、口干、眼干等干燥症均高于 30%。是因不同的维生素 A 受体没有被选择性地激活而引起。这也与维 A 酸减少皮脂分泌的药效作用有关。②一般对肝无毒性，但长期应用可引起肝损。用药者中 5% 出现轻度转氨酶增高，但仅 10% 有严重或持续性变化，发生严重肝毒性约 1%；20%～30% 发生高三酰甘油血症或 LDL/HDL 比例升高。维生素 A 以维 A 酸形式被肝脏储存，再以维 A 酸结合蛋白形式释放进入循环，肝损害有碍于后者的产生并限制其运转正常。高浓度的维生素 A 对肝脏有毒性，最终可导致肝硬化，所以长期大量服用维生素 A、或原有肝损害、或两者均有者，易产生肝毒和神经毒。神经毒性的表现以头痛、记忆力减退、行走不稳为主，甚者可出现构语障碍及共济失调。但停药后，上述症状可消失。③长期应用可引起骨质疏松、骨骺闭锁、骨膜与肌腱钙化、骨肥厚症、骨生成迟缓，其发生率均小于 15%。④动物实验中异维 A 酸的致畸主要发生在脊椎系统、中枢神经系统及内脏，胚胎毒性表现为流产和死产，其致畸率大于反应停，约占 25.6%。⑤他扎罗汀与其他维 A 酸类药物比较，上述出现血脂异常、骨毒性等常见的不良反应明显降低，动物口服他扎罗汀实验表明，低剂量耐受性好，但高剂量、长期给药这些不良反应也会出现。此外，需要注意与其它药相互作用的关系：与维生素 A 合用易引起维生素 A 过多综合征；与四环素合用可出现所谓"假脑瘤"，表现为颅内压增高、头痛、头晕、视觉障碍，停药后可恢复；与皮质类固醇合用，也可出现上述现象。

2. 维生素 D 类药物　维生素 D 属于脂溶性维生素，常见的有两种：源于维生素 D_2 的骨化醇（calciferol）和源于维生素 D_3 的胆骨化醇（cholecalciferol）。维生素 D_2 的前身是存于酵母等低等植物中的麦角固醇，经紫外线照射后变成维生素 D_2；维生素 D_3 的前身存在于人和大多数动物组织中，人皮肤中含有其前身物 7 - 脱氧胆固醇，经紫外线照射后变成维生素 D_3。维生素 D_3 在肝脏细胞线粒体中的 25 - 羟化酶作用下，羟化变成 25 - 羟维生素 D_3 [25 - (OH) D_3]，再经肾脏羟化成 1，25 - (OH)$_2D_3$ 及 24，25 - (OH)$_2D_3$。1，25 - (OH)$_2D_3$ 是 $VitD_3$ 的生物活性型，对维持体内钙、磷代谢平衡及骨的矿化起重要作用，被临床用于治疗肾病性骨营养不良、甲状旁腺功能减退、抗 VitD 佝偻病等。在临床治疗上述病变时发现该维生素 D 类似物治疗银屑病有效，但因对高血钙的不良反应有顾虑而未能应用，此后开始对其类似物进行探索，使其在治疗银屑病方面更有前途。临床上常用于治疗银屑病的维生素 D_3 类似物有 3 种：骨化三醇（calcitriol）、他骨化醇（tacalcitol）、钙泊三醇（calcipotriol）。

骨化三醇是维生素 D_3 的生物活性形式，是此类药物中较早用于治疗银屑病的药物。骨化三醇在生理浓度下即能抑制角质形成细胞增生，骨化三醇与维生素 D_3 受体结合后可以控制角质形成细胞的增殖并诱导其分化，它是通过与细胞内受体蛋白结合而发挥作用，这种受体蛋白属于雌激素、糖皮质激素、甲状腺素、维 A 酸类蛋白受体基因家族成员，存在于许多类型细胞膜上，包括血液循环中活化的 B、T 淋巴细胞；正常皮肤中除角质层外，所有表皮形成细胞、皮肤附属器细胞、皮肤中 50% ~60% 的朗格汉斯细胞、单核细胞、淋巴细胞均表达该受体。骨化三醇以浓度依赖方式抑制 Th_1 的 IFN - γ 分泌，并抑制 Th 克隆分泌的 IL - 4 和 IFN - γ，其抑制 IL - 4 的浓度是 IFN - γ 浓度的 10 倍，对 Th_2 细胞克隆的 IL - 4 分泌无作用，可直接抑制 B 细胞分泌免疫球蛋白，减少单核细胞黏附分子白细胞功能相关抗原（LFA - 3）、细胞间黏附分子（ICAM - 1）的表达。临床表明外用骨化三醇治疗银屑病有效，但因易被吸收而引起骨钙增高，所以限制了它的应用。

钙泊三醇是骨化三醇 [1，25 - (OH)$_2D_3$] 的类似物，是一种全新的维生素 D_3 类似物，它与维生素 D_3 受体的亲和力与骨化三醇相同，但对血钙影响极低，仅为骨化三醇的 0.5% ~1.0%。因为保留了维生素 D_3 调节细胞分化和抑制细胞增殖的作用，同时因其对钙代谢的影响低于维生素 D_3 100 倍，而成为一种较理想的治疗银屑病药。银屑病患者的皮损与正常皮肤相比，基底层及基底层上方表皮细胞维生素 D_3 受体表达显著增强，同时细胞周期中 G_1 期变异最大，G_1 期变短是造成银屑病患者表皮细胞增殖速度过快的决定性因素，而细胞周期素（CyclinD1）、周期蛋白依赖性激酶（CDK4）、周期蛋白依赖性激酶抑制物（P16）是 G_1 期的主要调控因子，正常人皮肤中 CyclinD1、CDK4 的 mRNA 不表达或仅在基底层弱表达，而 P16 的 mRNA 于表皮全层强表达；而银屑病皮损中，其 CyclinD1、CDK4 的 mRNA 于表皮全层强表达，P16 的 mRNA 仅在棘层上部弱表达。钙泊三醇可以降低其过高表达的维生素 D_3 受体水平、使其 CyclinD1、CDK4 在 mRNA 和蛋白质水平上的表达均被下调，而 P16 被上调。这是由于活化的 $VitD_3$ 及衍生物与角质形成细胞内的受体结合形成复合物，通过与特异的 DNA 结合部位，即靶基因启动区域内的 VitD 反应元件结合，调节靶基因的转录而实现。钙泊三醇可抑制体外 IL - 1 诱导的小鼠胸腺细胞的增生，减少银屑病患者表皮中 IL - 6 含量，抑制单核细胞、T 细胞产生 IL - 2、IL - 6、IFN - α、IFN - γ 等淋巴因子，选择性地抑制 IL - 1 诱导的 T 细胞增殖，抑制角质形成细胞上的 IFN - γ 诱导 HLA - DR 的表达及黏附分子的表达等。因在单核细胞、激活的 T 及 B 淋巴细胞也有高亲和力的 $VitD_3$ 受体，外用钙泊三醇后能调节单核、巨噬细胞的功能，抑制花生四烯酸从中性粒细胞中释放，抑制炎症细胞的游走，使表皮、真皮炎症浸润减轻。在角质形成细胞增殖试验中，分别加入骨化三醇、钙泊三醇 1×10^{-8} M，孵育 2 周，与正常对照组相比，观察放射标记的胸苷掺入的 DNA，以测抑制细胞增殖情况，结果骨化三醇使 DNA 减少 71%、钙泊三醇减少 64%，细胞数也相应减少。观察包壳蛋白阳性率，以测诱导表皮细胞分化情况，结果骨化三醇为 328%、钙泊三醇为 388%。活检发现：银屑病患者用药 1 周后，多形核白细胞明显减少；2 周后表皮增生细胞明显减少；4 周后角蛋白 16^+ 细胞、T 淋巴细胞减少；但 $CD14^+$ 细胞、朗格汉斯细胞受影响。动物实验表明：钙泊三醇在肝脏经历快速代谢，鼠、小猪的口服半衰期为 $12 \sim 60$ min。钙泊三醇于 1987 年由丹麦利昂制药公司合成，1991 年开始在欧洲一些国家上市用于治疗寻常型银屑病，主要用于治疗轻度到中度的斑块型银屑病，其疗效类似中效或强效的皮质类固醇软膏。他骨化醇对维生素 D_3 受体亲和力及体外疗效与骨化三醇相似，而诱发高血钙、皮肤刺激等的不良反应小。1×10^{-7} M 的他骨化醇可使 90% 的细胞生长被抑制，59% 的细胞 DNA 合成受抑制，分化细胞从 6.4% 上升到 24.1%。

此类药物的不良反应主要是局部皮肤刺激，表现为烧灼、瘙痒、红斑、脱屑、干燥。肾功能不全者，或超大量大面积使用，或患者已存有钙代谢轻度紊乱，可出现高血钙、高尿钙症，表现为头痛嗜睡、肌无力、恶心呕吐等。皮损改善后即停止用药，虽然没有如停用糖皮质激素样的反跳现象，但银屑病仍然可以逐渐复发，所以一般需要继续间歇性地使用以维持疗效。

（二）肾上腺糖皮质激素类药物

肾上腺糖皮质激素（简称糖皮质激素）是目前应用最广泛的药物，用于治疗银屑病的剂型除单一成分的注射剂、口服片剂、外用膏霜外，还有大量外用复合剂，商品名繁杂。尤其是此类外用药，因见效快、止痒效果明显，普遍被患者选用。因该类药物有明显的反跳现象和不良反应，加大了临床治疗难度。氢化可的松、可的松为糖皮质激素的代表药，两者的区别是前者在 C_{11} 是羟基，后者是氧。天然存在的糖皮质激素第 1、2 碳原子之间是单键，而绝大部分人工合成品是不饱和的双键，双键在体内进行加氢还原灭活反应降低，所以药物作用较强。为提高局部作用，这些糖皮质激素多引入了疏水性化合物基团（缩醛基或缩酮基）或者以短链脂肪酸进行了酯化。如曲安奈德、糠酸莫美他松、丁酸氢化可的松等。局部应用皮质激素是临床最常见的处方药，但长期应用会出现皮肤萎缩和毛细血管扩张。以往对此类药的研究重点在增强药效，近年来重点转到提高药物的效益与危险的比率上，即充分利用皮质激素的抗炎作用的同时减少其抗增生作用，以减少萎缩的发生。如由此产生的糠酸莫米松对皮肤萎缩现象仅相当于 1% 的氢化可的松。临床可注重选用此类外用药，但还需考虑银屑病的皮损类型以及以往所用过的药物情况。

（三）抗肿瘤及抑制免疫药物

抗肿瘤药物又称为细胞毒药物，因为他们对具有增殖能力的细胞均有毒性，能有效地将处于分裂、增殖的细胞杀死，分裂率越高、增殖越快的细胞，受损越大。血细胞、黏膜细胞、表皮基底细胞、骨细胞等都是在生理状态下具有增殖能力的细胞，所以无论使用抗肿瘤药物的治疗目的是什么，对这些细胞都将受到不同程度的杀伤。因白细胞、淋巴细胞的生长期远远短于红细胞、表皮细胞，当使用细胞毒性药后，在表皮细胞尚未受到抑制时，具有免疫作用的白细胞和淋巴细胞就已被杀伤，连续用药后还要损伤红细胞等，所以抗肿瘤药物本身就有抑制机体免疫功能的作用，仅是因为主要应用的范围和目的是为了抗肿瘤，而不是像糖皮质激素是为控制免疫反应而已。随着医药界对恶性肿瘤研究的深入发展，此类新药也在不断地增多，既有成分明确的合成药物，也有成分不明确的中药，临床应用时应尽可能地搞清楚其产生效果的机制，从药物作用机制来分析临床效果，结合临床现象来预测病情发展趋势、制定相应的治疗方案，不可仅以短期的临床现象来断定治疗效果，否则对人体容易盲目地造成比银屑病更大的损害。

根据抗肿瘤药发挥细胞毒作用的原理及来源，可将我们常用的抗肿瘤及抑制免疫药物分为抗代谢类、烷化类、抗生素产物类。银屑病因有表皮过度增殖的病理现象，所以使用此类药物的频率很高，需要注意的是，银屑病不是恶性疾病，此类药物有一定毒性，一般是用于糖皮质激素治疗无效者，或用糖皮质激素有禁忌证的、病情严重的患者。

1. 抗代谢类

（1）白血宁（aminopterine）、甲氨蝶呤（methotrexate，MTX）：白血宁与甲氨蝶呤是一种叶酸拮抗剂，对二氢叶酸还原酶有强力抑制作用，使二氢叶酸不能变成四氢叶酸，从而使脱氧尿苷酸生成脱氧胸苷酸的过程受阻，因此阻断了 DNA 及 RNA 的合成，是一种周期特异性抗癌药物，主要杀死处于 S 期的细胞，即杀死处于快速分裂的细胞，同时具有很强的免疫抑制作用，对类风湿性关节炎有明显的疗效。银屑病存在表皮增殖过度的病理现象，此类药可以明显地抑制增殖期的表皮细胞而改善银屑病的表皮症状，尤其对关节型银屑病，可达到关节、皮损同时改善的目的。白血宁于 1951 年开始临床用于治疗银屑病，因其不良反应较大，后被 MTX 取代，1971 年美国 FDA 批准 MTX 可治疗严重型的银屑病。体外实验表明 MTX 明显抑制增殖的淋巴样细胞，特别是激活的 T 细胞，而对表皮细胞作用微弱，这是因该类药对分裂繁殖比率高的细胞作用强的性质决定的。当 MTX 的血药浓度达 $1 \times 10^{-7} \sim 5 \times 10^{-7} mol/L$，与淋巴样细胞接触 24h 后，淋巴样细胞系被杀伤达 95% 以上，而角质形成细胞被杀伤不足 10%。银屑病患者血中增殖的淋巴细胞比正常人增多，说明体内增殖的被激活的淋巴样细胞是 MTX 治疗银屑病的主要靶细胞。对用传统的治疗方案及糖皮质激素局部治疗无效的银屑病患者，可用 MTX 治疗。在服用 MTX 时加服叶酸，不仅不影响银屑病的治疗，还可以防止胃肠道反应和巨红细胞贫血的发生。MTX 治疗银屑病起作用的量是每日 $2.5 \sim 25.0mg$，一次服 25mg 以下剂量吸收良好，超过 25mg 时胃肠吸收不稳定。一般服药后 $1.0 \sim 1.5h$ 达血浓度高峰值，其半衰期为 4.5h，60% ~90% 的原药从肾脏排泄，10% 以下从胆汁排泄，单剂量口服后血中药物水平，在肾功能正常者，其发挥生物学作用约维持 1d。

此药的治疗量与中毒量很接近，故在应用时需注意安全，其重要的不良反应为急性骨髓抑制，特别是老年患者、有肾脏损害和（或）叶酸缺乏者容易发生，也可能是用药过量或药物相互作用等原因造成的。长期应用的危险是肝纤维化，包括肝纤维化和肝硬化，这与氨甲蝶呤的累积量相关。其他潜在的不良反应有恶心、厌食、头痛、发热、贫血、白细胞减少、血小板减少、出血和肺纤维化等。如果患者有肝肾疾患、妊娠、血液病应禁用，具有溃疡病、急性感染、饮酒过度者应慎用。由于本品对肝脏的损害有时不能通过测定肝功能反映出来，必要时需进行肝穿刺活体检查，所以容易被漏诊。可考虑通过检测血清中Ⅲ型胶原蛋白氨基端肽原的水平或用肝扫描和超声摄影来代替肝脏组织活检，以利于监测长期服用 MTX 后对肝脏的影响。动物试验表明服用磷脂酰胆碱可防止肝损害。MTX 诱发的肝硬化是非进行性的，研究表明当肝硬化首次发现时，MTX 的累积量为 590 ~9 980mg，平均

3 130mg，直至最后一次就诊或死亡时，平均累积量为 5 885mg。另外需要注意 MTX 与其它药物相互间的作用关系，MTX 吸收后有 50% ~60% 与血浆蛋白结合，磺胺可从蛋白中置换出 MTX，使其不良反应增加；万古霉素、新霉素、制霉菌素能减少 30% ~50% TMX 的吸收；非甾体抗炎药如水杨酸类既可置换与蛋白结合的 MTX，又在肾小管竞争抑制 MTX 的排泄，青霉素、保泰松也抑制 MTX 从肾小管排泄，故临床用此类药时要警惕可能增加 MTX 的毒性；此外其他叶酸拮抗剂可增加其毒性；并须注意禁止与其他骨髓抑制剂合用；酒精和肝毒性药可增加该药致肝损害的危险性；单用于治疗银屑病时不增加发生皮肤癌的危险性，但可增加 PUVA 诱发皮肤癌的危险。

（2）6 - 巯基嘌呤（purinethol，6 - MP）、硫唑嘌呤（azathioprine，Aza 或 AZP）：6 - 巯基嘌呤是次黄嘌呤的硫酸盐衍生物，而硫唑嘌呤则是用硝咪唑取代 6 - MP 的氢而形成的衍生物。比较两者抑制抗小鼠的自发花环形成细胞抗体形成的剂量反应曲线时发现 Aza 在等剂量时比 6 - MP 更有效，且毒性更小。本类药物干扰嘌呤代谢的所有环节。因能阻断次黄嘌呤转变为腺嘌呤核苷酸及鸟嘌呤核苷，故抑制嘌呤核苷的合成，进而抑制细胞 DNA、RNA 及蛋白质的合成。本品主要作用于细胞周期的 S 期。口服后迅速被氧化为硫脲酸，在 24 ~ 48h 内有 60% 自尿中排出，少量分布于肝、肾、脾，可进入细胞内，有一定蓄积作用。Aza 曾被用于治疗多种皮肤病，一般用于对糖皮质激素疗效不佳者，治疗银屑病的疗效不及甲氨蝶呤，但也有用甲氨蝶呤无效而用 Aza 有效者。一般初始量为每公斤体重每日 1 ~2mg，分 1 ~2 次口服。维持量为初始量的一半或最小有效量，需服用 6 ~8 周才见效。不良反应主要是骨髓抑制和致畸。

（3）羟基脲（hydroxyurea，HU）：羟基脲系尿素的衍生物，为核苷酸还原酶抑制剂。其作用机制是抑制核苷二磷酸还原酶，阻止核苷酸还原为脱氧核苷酸，从而抑制脱氧核糖核酸的合成，而不干扰核糖核酸或蛋白质的合成，杀害 S 期细胞。口服给药吸收较好，血中药物浓度不到 1h 即可达高峰，然后迅速下降，一次给药后在 24h 内排出 50% ~80%。本品对顽固性银屑病和脓疱型银屑病均有肯定疗效，能减轻全身性脓疱性银屑病的脓疱、发热和中毒症状。短期用药，其毒性作用较甲氨蝶呤小。成人一般用量为每日 0.5g，分 2 次口服。毒性反应主要有骨髓抑制、胃肠道反应、眩晕、倦怠和性欲减退，但肝、肾很少受累，但肾功能不良者仍需慎用。个别病例可产生畸胎。治疗银屑病多是用于因用 MTX 出现肝损害时，一般在用药后 4 ~5 周内就可获得疗效。

（4）阿糖胞苷（cytarabine，Ara - C）：阿糖胞苷又名爱力生、赛德萨、阿扎立平等。阿糖胞苷经脱氧胞苷激酶催化及磷酸化成为胞嘧啶阿糖胞苷及磷酸阿糖胞苷，为一种抗嘧啶类抗代谢物，它能抑制 DNA 多聚酶，阻断胞嘧啶核苷酸还原为脱氧胞嘧啶核苷酸，因而抑制 DNA 合成，但对 RNA 和蛋白质的合成无显著影响。为 S 期的周期特异性药物，并对 G_1/S 及 S/G_2 转换期有作用。治疗银屑病用口服剂，一般用量为每公斤体重每日 125 ~200mg。

2. 烷化类

（1）环磷酰胺（cyclophosphamidnm，CPM、CTM、CY）：环磷酰胺又名癌得星、环磷氮芥等。环磷酰胺于 1958 年合成，在未代谢前几乎无烷基化活性，对组织无直接损害，在肝细胞微粒体酶系统作用下分解为活性代谢产物氯乙基磷酰胺等而发挥作用。环磷酰胺有高度细胞毒作用，主要损害正在增殖中的细胞，一次注射 100mg/kg 以上剂量即能减少脾、胸腺、周围血液中的淋巴细胞，且恢复较慢。能有力地抑制抗体反应，包括胸腺依赖与非胸腺依赖性抗体。其作用与用药时间极为重要，在免疫的第 1 至第 4d 给一次剂量可以产生最大效应，但如果在免疫前或免疫 4d 后给药，则几乎不产生抑制作用。对细胞免疫反应的复杂后果是根据它对 T 效应细胞（Th）及 T 抑制细胞（Ts）的作用平衡的结果。动物给予高剂量环磷酰胺后可引起淋巴器官的萎缩，尤其是胸腺及脾，以后脾脏即增生，形成脾肿大，而脾肿大时伴有 Ts 产生。大量长期应用本品，继发感染的发生率很高，这主要由于骨髓抑制后白细胞减少和免疫功能降低的缘故。环磷酰胺的代谢产物对肾小管直至膀胱的上皮细胞均有毒性。本品除有骨髓抑制外，还抑制生殖功能，杀伤精子、损伤卵巢，对于女性还可损伤毛囊引起脱发。因不良反应较多，所以不推荐用于银屑病。

（2）乙亚胺（ethylene diaminetetracetylimide，ICRF154）、丙亚胺（razoxane，ICRF159）、乙双吗啉（bimolan，AT1727）：乙亚胺、丙亚胺、乙双吗啉三者为酰化剂类药，作用机制可能是双哌嗪二酮部分分解开，对氨基发生酰化作用，形成 CO - NHR 或与巯基形成 - CO - SR，抑制细胞周期的 G_2 和 M 期，抑制细胞内 DNA 的合成，阻止细胞分裂，对增殖细胞作用明显。此类药对银屑病有效，曾普遍用治疗寻常性银屑病，但停药后缓解持续时间不长，有骨髓抑制、胃肠反应等不良反应，特别是该类药可促发白血病的发生，故临床上已不主张应用。乙亚胺又名双酮嗪，成人一般用量为每日 300 ~ 400mg，分 2 ~ 3 次口服，一周内服药 5 ~ 6d，停服 1 ~ 2d，以减少毒性反应，3 ~ 4 周为一疗程。丙亚胺又名双哌嗪二酮丙烷，成人一般用量为每日 100 ~ 150mg，分 2 ~ 3 次口服，该药除对寻常型银屑病有效外，对关节型、脓疱型银屑病也有效，对关节型银屑病的疗效可能优于甲氨蝶呤和乙双吗啉。乙双吗啉的化学名为 1，2 - 双［N_4 - 吗啉甲基 - 3，5 - 二氧哌嗪］乙烷，为乙亚胺的衍生物，是在乙亚胺的分子上接上两个对称的吗啉甲基而成，这样可以增加乙亚胺的水解度，并能释出吗啉甲基，从而增加乙亚胺抑制 DNA 合成的作用，成人一般用量为每日 0.6 ~ 0.8g，分 3 ~ 4 次口服。

3. 抗生素产物类

（1）环孢素 A（cyclosprin A，CyA、CsA）：环孢素 A 又名环孢霉素 A 等。环孢素 A 是山道明的主要成分，是真菌的代谢产物，为第三代新型强力免疫抑制剂。1972 年从真菌中提取、1980 年完成化学合成的一种环状多肽化合物。本品可逆性地抑制 Th 细胞功能，抑制其生成各种淋巴因子；抑制 T 和 B 淋巴细胞的增殖和分化。体内吸收后，多蓄积于皮肤和脂肪组织，常用于多种组织器官移植的排斥反应的预防及一些免疫性疾病的治疗，对严重型银屑病有较好的疗效，但限于对糖皮质激素无效者。环孢素 A 在体外试验中显示，能抑制人表皮细胞组织型胞浆素原激活物（tPA）mRNA 的转录，而 tPA 涉及细胞的生长、分化和移动。环孢素 A 可干扰抗原或致裂原触发的 T 细胞激活过程，因此能抑制细胞及体液免疫，它主要的靶细胞是 Th，对 B 细胞的直接作用很小。环孢素 A 作用的靶位可能是细胞因子基因，干扰细胞因子的产生及分泌，减少 T 细胞诱导的巨噬细胞产生 IL - 1 及 IL - 1 诱导的 IL - 2 的产生，进而调节内皮细胞黏附因子 ICAM - 1 的表达，但是却有利于 Ts 细胞的产生。已证实 CsA 治疗银屑病性关节炎和银屑病性皮损有效，CsA 对银屑病治疗的主要效果不是对角质形成细胞的直接作用，而是针对 $CD4^+$ T 细胞及其有关的细胞因子而产生的作用。CsA 与其细胞内的受体蛋白结合形成复合物，然后与钙调磷酸酶结合，抑制 IL - 2 基因转录，阻断 T 细胞的活化，使 T 细胞的细胞因子产生下降。体外试验表明口服治疗剂量的 CsA 对角质形成细胞的增殖无直接影响，主要是通过抑制 T 细胞及其信号传导物而作用于角质形成细胞。但对移植于裸鼠身上的人表皮角质形成细胞的研究发现，CsA 在体内对人角质形成细胞有直接抗增殖作用。该药被认为是短期系统治疗有效的最佳药物，能迅速而完全清除银屑病，但远期疗效不理想。其制剂有口服和静脉注射两种，口服吸收不完全，其生物利用率仅为静脉给药的 30%。但治疗皮肤病多用口服制剂，剂量在每公斤体重每日 3~5mg 之间，分 2 次口服。一般认为每公斤体重每日 5mg 较少引起不良反应，口服后血药浓度在 35h 达高峰，半衰期为 19h。主要在肝脏中代谢，通过胆汁清除。肝酶诱导剂，如利福平、巴比妥类、苯妥英钠、卡马西平、补米酮、灰黄霉素、双苯内酰脲、磺胺类药等可增加其肝脏代谢而降低其血药浓度；红霉素、酮康唑、伊曲康唑、二性霉素乙、甲氰咪胍、地尔硫革、雄激素、雌激素、大剂量强的松龙等，可降低其肝代谢而增加其血药浓度和毒性；氨基苷类、非甾体类抗炎药、二性霉素乙等，可增加其肾毒作用。服用本药期间应避免食用高钾食物（新鲜果汁、新鲜豌豆、脱脂奶粉等）、避免服用高钾药物、避免饮酒。银屑病皮损内局部注射环孢素 A 有效，但因注射部位疼痛所以不太现实，现在已有临床试验有效的外用药 as-comycin 即将上市。

该药不良反应的总发生率为 30%~55%，其药效与不良反应很接近，血浆浓度不能低于 100ng/ml，在 200ng/ml 以上才起到好的治疗效果，但因个体吸收易变，所以血浆浓度波动很大不易掌握。当血中浓度高于 400ng/ml 时，则易出现肾毒，当高于 600ng/ml 易出现中枢神经系统毒性。短程治疗者有 5%~26% 发生高血压，可用钙离子阻断剂治疗，因钙离子阻断剂不干扰环孢素代谢。肾毒是其严重的不良反应，肾毒性是剂量相关性的，药物浓度的峰值与肾毒性相关，长期使用 CsA 可引起肾小球滤过率下降 25%，仅部分可逆，以间质纤维化和闭塞性血管病变为特点，患者的敏感性是发生肾毒的主要因素。此外还有肝毒、中枢神经系统毒性及致癌性，后者主要见于因器官移植而用本品者，此类患者中淋巴瘤的发生率为其他患者的 28~49 倍，但不排除与糖皮质激素合用有关。

临床治疗结果表明，治疗用药量越大，疗效越好、维持时间越长，但不良反应也越大。中等严重程度的银屑病，以每公斤体重每日 3mg 的起始量已足够，分 2 次口服。严重患者以每公斤体重每日 4mg 为最合适的起始剂量，如病情需要每 2 周可增加每公斤体重每日 0.5mg，最大可增加到每公斤体重每日 5mg。为巩固疗效、防止复发不要很快停药，见效后应以每公斤体重每日 1.5~3.0mg 左右维持效果，若不采用维持量，几乎 100% 复发。银屑病诱导治疗结束后停用环孢素者大多数在 1~2 个月内复发，而改为维持量可较满意地控制病情，但超过每公斤体重每日 1.5mg 才能取得维持效果，每公斤体重每日 3mg 是较合理的维持剂量。但需要注意的是，诱导与维持剂量差越大，复发越快。

为了减少不良反应，寻求治疗的最低有效剂量，以每公斤体重每日 7.5mg、5mg、3mg 进行临床观察治疗，研究显示皮损改善率别为 80%、65%、36%。以每公斤体重每日 3mg、1.5mg、安慰剂进行维持剂量治疗时，观察复发的百分率分别是：43%、79%、95%，复发时间分别为（12±1）周、（9±1）周、（7±1）周。

肾毒性是最常见的严重不良反应，可引起肾小动脉收缩，导致肾小动脉永久改变及肾间质纤维化，因肾损害有慢性及不可逆性的危险，故环孢素治疗银屑病时疗程不要超过 2 年。

（2）他克莫司（tacrolimus，FK506）：他克莫司是一种新的大环内酯类药物，它与细胞内的 FK 结合蛋白结合形成复合物，该复合物与钙调磷酸酶结合，抑制 IL-2 产生，选择性地抑制 T 淋巴细胞增殖及活化，其作用机制与环孢素相似，比环孢素效果强 10~100 倍。体外实验表明本药有强烈的抗炎作用，能干扰 IgE 受体介导的反应、干扰 IL－2 mRNA 的产生及 T 细胞生长因子的蛋白合成；特别是能显著减少在银屑病损害中增高的细胞因子炎症介质 IL－8，从而抑制表皮和真皮中中性粒细胞和活化 T 细胞的聚集。FK506 的不良反应与环孢素相同或低于环孢素，但口服造成的系统不良反应仍然过大，故目前倾向于发展其外用制剂，外用疗效与丙酸氯倍他索相似，但不会出现皮肤萎缩现象。最常见的不良反应为轻度至中度的腹泻、感觉异常和失眠，腹泻可能与 FK506 的大环内酯结构的抗菌成分有关。

（3）SDZ281－240：SDZ281－240 是大环内酯类子囊霉素的一种，外用后可使银屑病的临床症状、组织病理等获得明显改善并恢复正常。SDZ281－240 具有免疫抑制作用的机制可能与 FK506 一样，通过阻断钙依赖的细胞内信号及对共同的溶细胞的巨噬细胞素受体的结合性阻断，最终导致对淋巴因子转录的抑制，并可通过干扰 T 细胞的早期活化达到免疫抑制作用。双盲对照观察治疗银屑病，结果显示：外用 1%SDZ281－240、0.1%SDZ281－240 的效果与外用 0.05%丙酸氯倍他索效果相似。并且发现 SDZ281－240 对鼠脾细胞增生活化有较强的抑制作用，但对人角质形成细胞增生抑制作用很低。

（4）阿法赛特（alefacept，LFA－3Tip，Amevive）：阿法赛特是一种通过重组技术合成的，主要作用于 T 细胞上 CD2 的蛋白质，含有 LFA－3 膜外第一区部分区和人 IgG1－Fc 部分。该药作用于人体时，其中 LFA－3 膜外区部分区与表达 CD2 细胞表面的 CD2 结合，Fc 部分与 NK 细胞表面 FcγR 结合，然后刺激 NK 细胞释放颗粒酶 B，再与穿孔素共同作用使桥联的 CD2+ 靶细胞发生胞内酶联反应使靶细胞凋亡；另外，还可阻断 CD2 与 LFA－3 的结合，从而降低促使 T 细胞活化的协同刺激作用。上述作用的结果，可减少银屑病患者病灶部位以及周围血循环中的活化 T 细胞和记忆 T 细胞，达到治疗目的。

（5）昂他克（denileukin diftifox，$DAB_{389}IL－2$，Ontak）：昂他克是一种通过 DNA 重组技术合成的作用于 IL－2R 的融合蛋白，含有 IL－2R 结合区和白喉毒素分子部分。该药与 IL－2R 结合后，使白喉毒素分子进入到表达 IL－2R 的细胞中，引起细胞的死亡。该药能选择性的杀死活化的 T 淋巴细胞，因它对活化的 T 细胞的亲和力是静止 T 细胞的 1 000 倍。多中心的 II 期临床显示，治疗严重斑块型银屑病患者的最小剂量可能是每公斤体重每日为 5μg，2 周内给药 3d，连续 8 周。最常见的不良反应有发热、无力、皮疹、背痛、恶心、呕吐。

第二节　副银屑病

一、概述

副银屑病（parapsoriasis）又称类银屑病，是一组病因不明的损害以红斑、丘疹、浸润、鳞屑为主的慢性炎症性皮肤病。目前分型尚不统一，一般分为四型，即点滴型、苔藓样型、斑块型和痘疮样型。常无明显自觉症状，偶有瘙痒者，慢性经过，治愈困难。

二、临床表现

1. 点滴型　又称慢性苔藓样糠疹。皮损呈淡红色或红褐色斑丘疹，散发性其直径为 1～5mm，表面有细小鳞屑。大多数皮损在发生后数周自行消退，可遗留下一过性色素减退斑。

随后又有一批新皮疹发生，反复不断。好发于躯干四肢，屈侧皮损较明显。一般无自觉症状，偶有轻微瘙痒。病程经过数月或数年不等，大多能自愈。

2. 苔藓样型　皮损呈针头至粟粒大小的红色或红褐色丘疹，顶部扁平，部分皮损有轻度萎缩。好发于颈部两侧，也可发生于躯干及四肢，偶有泛发全身者，但颜面、掌跖及黏膜罕见。自觉症状与点滴型大致相同。

3. 斑块型　此型又分为小斑块型和大斑块型。

（1）小斑块型又称指状皮病（digitate dermatosis）：皮损为淡红色或橙红色斑片，形如指印状，直径1~5cm，表面覆有少许鳞屑。常分布于躯干及四肢近端，中年男性多见。慢性经过，持续存在多年不退甚至伴随终生。一般多无自觉症状，少有轻微瘙痒。

（2）大斑块型：此型可能为蕈样肉芽肿的前驱期，大约有10%的病例在若干年后转变成为蕈样肉芽肿，也有发生系统性淋巴瘤如霍杰金氏病的报告。其皮损形状较大，且不规则，直径5~10cm，边缘清楚呈淡红色或褐红色斑片，表面覆有少许鳞屑，部分陈旧性皮损表面伴有毛细血管扩张，褐红点状色素沉着及萎缩性改变，类似皮肤异色症的表现。好发于躯干及四肢近端。多见于中老年男性。病程冗长。一般无自觉症状或仅有轻微瘙痒，一旦出现剧烈瘙痒，则有可能为蕈样肉芽肿的先兆，若转变为蕈样肉芽肿，其瘙痒反而消失，也有个别病例剧烈瘙痒多年而无恶变。

4. 痘疮样型　又称急性痘疮样苔藓样糠疹，较少见。本型疑与病毒或弓形虫感染有关。有人认为应将本型归属于变应性淋巴细胞性小血管炎类疾病。发病较急，初发疹呈红色粟粒至豌豆大小的圆形丘疹，随后逐渐形成红褐色的斑丘疹、丘疱疹、血疱以及脓疱，并发生坏死、结痂，表面覆盖鳞屑或痂皮，消退后遗留有轻度色素沉着或减退斑，或轻度凹陷性瘢痕。皮损多发于躯干及四肢屈侧，也可泛发全身。多见于青少年。一般无自觉症状，也可伴发热，全身不适、乏力、关节痛及浅表淋巴结肿大的病例，但全身健康无大碍。本型病程数周至数月不等，可自愈。数年内有可能复发，多为良性过程。

三、诊断要点

（1）由于本组疾病形态各异，病理改变无特异性，故有时诊断较为困难。

（2）病程冗长，治疗抵抗，效果不佳者。

（3）多见于中青年，红斑、丘疹、鳞屑、坏死结痂等损害明显，而无明显自觉症状，又难以用其他相关皮肤病解释者，应考虑到本病的诊断。

（4）组织病理：前三型病理变化基本相似，均为慢性炎症表现。点滴型可见灶性角化不全，中度棘层肥厚，表皮嵴轻度延长及表皮水肿。苔藓样型真皮浅层呈条带状浸润，可侵入表皮，类似扁平苔藓，但有角化不全，可鉴别。斑块型表皮下呈带状炎性浸润，炎性细胞可侵入表皮，可出现异形细胞。表皮可出现基底细胞液化和色素失禁。痘疮样型则显示急性炎症和坏死。早期表皮细胞水肿变性，表皮内有水疱形成，可产生表皮坏死。真皮内小血管周围淋巴细胞呈血管炎样浸润。

四、鉴别诊断

1. 银屑病　银白色鳞屑较大且厚，刮除表面鳞屑后可见筛状出血点，有不同程度痒感，易复发。

2. 玫瑰糠疹 母斑现象，皮疹长轴与皮纹一致，病程短，有自限性。

3. 扁平苔藓 紫红色多角形扁平丘疹，Wickham 纹，剧痒，黏膜可受累。

4. 血管萎缩性皮肤异色症 好发于颈、胸、四肢，皮损局限性，有明显萎缩，毛细血管扩张和散在色素沉着或减退斑。

5. 丘疹坏死性结核疹 好发于四肢伸侧。绿豆大暗红色丘疹、脓疱，部分中心坏死，上覆暗红色痂皮，痂脱落后留有瘢痕，多伴有其他部位的结核病灶。病理有特征改变。

6. 蕈样肉芽肿浸润期 多呈浸润明显的斑块，瘙痒剧烈，常伴有进行性消瘦、乏力及内脏损害。组织病理有特异性改变。

7. 疾病鉴别 除上述疾病外，还应同二期梅毒疹、脂溢性皮炎、结核样型麻风、药疹、水痘、夏令水疱病、淋巴瘤样丘疹病、皮肤变应性血管炎等疾病鉴别。

五、治疗方案及原则

本病目前尚无特效疗法，但下列方法可有一定疗效。

1. 局部治疗

（1）外用药物：维 A 酸软膏、维胺酯维 E 软膏、冰黄肤乐软膏、10% 尿素软膏以及糖皮质激素软膏可用于各型皮损。0.1% ~ 0.3% 蒽林软膏和 0.03% ~ 0.05% 氮芥溶液则对斑块型及苔藓样型有效。

（2）物理疗法：PUVA 和 UVB 照射疗法对斑块型、点滴型和苔藓样型均有一定效果。应注意保护患者眼睛。

（3）浅层 X 线照射疗法：对局部浸润明显或有恶变倾向而其他方法治疗无效时，可考虑选择此疗法。

（4）沐浴疗法：矿泉浴、糠麸浴、药浴均可采用。

2. 全身治疗

（1）维生素 D_2：每日 15 万 ~ 25 万 U，分 2 ~ 3 次口服，持续 3 ~ 4 月，对点滴型及斑块型有效。

（2）维生素 E、B 族维生素（B_1、B_6、B_{12}）、烟酸及维生素 C 均可按常规剂量应用。

（3）抗组胺类药物：有人认为本病与某些病灶过敏因素有关，因此可酌情选用。

（4）氨苯砜：25 ~ 50mg，每日 2 ~ 3 次，对点滴型与痘疮样型有效。

（5）四环素或红霉素：0.25 ~ 0.50g，每日 4 次，用于痘疮样型。

（6）MTX：每周 3 次，2.5 ~ 5.0mg，每日 2 次，连续 3d，停 4d，连续 3 ~ 4 周，用于痘疮样型，注意每周查血常规。

（7）雷公藤多甙：20mg，每日 3 次口服，连续 2 ~ 3 月，注意查肝肾功能及血常规，可作为治疗本病的首先药物之一。

（8）糖皮质激素：对病情较重的痘疮样型可应用泼尼每日 30 ~ 40mg，分 2 ~ 3 次口服，待病情控制后，迅速减量至停药。

（9）中医中药：根据不同患者辨证论治，亦能有一定效果。

第三节 多形红斑

多形红斑（erythema multiforme，EM）是一急性炎症性综合征，表现为红斑、丘疹、水疱等两种以巨皮损同时并存，可累及黏膜。病情轻重不一，重者又称 Stevens - Johnson 综合征。

一、病因和发病机制

典型的轻型 EM 通常与单纯疱疹病毒（HSV）感染有关。口唇单纯疱疹相关性多形红斑（HAEM）在疱疹发生后 1 ~ 3 周（平均 10d）出现，也有些 EM 发生前并无疱疹。应用聚合酶链反应（PCR）和原位杂交技术，在轻型 EM 皮损处可发现 HSV DNA 和抗原。大多数特发性 EM，尤其是轻型和肢端累及者也与复发性 HSV 感染有关。

Stevens - Johnson 综合征以及无典型靶损害的病例多由药物引起。常见的药物有磺胺、某些抗生素、别嘌呤醇和抗惊厥药，药物的异常代谢及其不良反应导致发病。

支原体感染和放疗也可引起 EM。支原体引起的 EM 多有明显的黏膜累及和大疱，而无典型的虹膜状损害。放疗，尤其在脑瘤同时给予苯妥英而可的松减量时可诱发 EM，常先发生在放疗处，然后泛发全身。

因为在 EM 皮损处发现有活化的 T 细胞，表皮内有细胞毒细胞和抑制细胞，真皮内 T 细胞占优势；轻型 EM 与特异性 HLA 类型（HLA - DQ3）有关，而 Stevens - Johnson 综合征与药物异常代谢有关，所以认为 EM 的发病有遗传因素。

二、临床表现

典型的 EM 是一种自限性、复发性疾病。好发春秋季。青壮年多见。没有或仅有轻度前驱症状（持续 1 ~ 4 周）。皮损具有特征性，起初为边界清楚的红斑，24 ~ 48h 后变为隆起、水肿性丘疹，皮损直径可达数厘米，单个皮损周边为红色环，中央皮损变平，可有紫癜，色微暗。经典的虹膜状损害包括 3 层：中央为暗淡的紫癜，可有水疱，外围是隆起、水肿性的苍白环，周边是红斑。皮损对称分布，肢端好发，约 10% 的病例可泛发躯干，黏膜累及中轻者常常局限在口腔，较严重者有 2 处或更多处的黏膜受累。可有 Koebner 现象或光敏感。

Stevens - Johnson 综合征为重症 EM，常有明显的发热性疾病的前驱症状。任何年龄均可发病。皮损分布于躯干或黏膜。单个损害为扁平的红斑或瘀斑，形成非典型的虹膜状损害，中央可有水疱。皮损逐渐变大，易融合。黏膜损害突出，大多数患者有 2 处以上黏膜受累。

三、组织病理

早期在虹膜状损害的周围皮肤，真皮炎症较表皮改变明显。表皮改变在虹膜状损害中央，或在紫癜区，或在坏死区较明显。真皮的早期变化因皮损的不同部位而异。表皮角朊细胞坏死，基底细胞空疱变性，形成显微镜下和肉眼水疱。真皮血管周围和表真皮交界处为单核细胞浸润。未见淋巴细胞破碎性血管炎，常见嗜伊红细胞。

四、诊断和鉴别诊断

根据水肿性的多形性皮疹及好发部位，一般不难诊断。如有典型虹膜样皮疹，则更易确诊。当以大疱为主时，应与自身免疫性大疱性疾病鉴别，如以黏膜受损为主时，尤其应与天疱疮区别。当皮损小且水疱周围有红斑时，应与大疱性类天疱疮区别。

五、治疗

取决于致病原因与皮损程度。如明确病因为 HSV 时，预防是基础。面部、口唇外涂防光霜剂、软膏，以防止 UVB 引起 HSV 发作；如皮损反复发作，或为生殖器疱疹引起，可予抗疱疹病毒药物如阿昔洛韦、万乃洛韦、泛昔洛韦等。应选择长期服用的抑制剂量，可预防 90% 以上病例复发。

大多数轻型 EM（HAEM）病程具有自限性，仅需支持疗法。严重病例可系统给予皮质激素。当抗病毒药物治疗效果差时，应用氨苯砜和抗疟药偶可有帮助。当其他方法都无效时，硫唑嘌呤可控制疾病，但一旦停用，疾病可能复发。

如皮损累及范围超过人体表面积 10%～30% 时，应将患者安置在烧伤病房治疗，这将降低病死率和发病率。眼部受累时，应予有效的眼科处理，因为在严重的 EM，视力障碍是常见的并发症。免疫抑制剂的应用，尤其是系统糖皮质激素的使用很有争议。一旦皮肤发生脱落，免疫抑制剂仅能加重病情，如在早期适当剂量应用可使皮损停止发展。是否应用免疫抑制剂应尽早决定，当适当而积极的治疗有效时，免疫抑制剂尽可能迅速停用。

第四节　离心性环形红斑

离心性环形红斑（erythema annulare centrifugum）是一最常见的环状红斑，病因未明，病程慢性，多复发。

一、临床表现

（1）皮损初起为单个或多个水肿性红色丘疹，缓慢向四周扩大（每日 2～3mm）而形成不同圆心或同圆心的环状、半环状红斑，直径很少超过 10cm，弧形的边缘隆起。特征性表现足环状红斑的边缘很少是陡直隆起，其内缘缓和倾斜，伴些许鳞屑，可触及坚硬如橡皮样的硬结。单个皮损数周后缓解、消退，新的相同的皮损复又出现。典型病例无痂和水疱，不典型者伴有毛细血管扩张和紫癜。

（2）自觉症状轻微。

（3）好发躯干，尤其是臀部和大腿内侧。

（4）皮损可持续数月至数年，大多数病例可自发缓解。常复发。

（5）不伴黏膜损害。

（6）组织病理示表皮轻度海绵形成或灶性角化不全，但通常是正常的。真皮内见致密淋巴细胞，且与血管有关，称之为"外套袖子"式排列。

（7）病因不明，有些病例与皮肤真菌病有关，极少数与内脏癌肿有关。

二、鉴别诊断

应与有环状损害的疾病，包括环状肉芽肿、二期梅毒、体股癣、亚急性皮肤型红斑狼疮、Hansen 病、边缘性红斑、迁移性红斑、环状等麻疹型药疹、蕈样肉芽肿等鉴别。

三、治疗

明确原发疾病并予相应治疗。对皮损可予抗组胺类和非甾体类抗炎药物治疗，必要时可予糖皮质激素治疗。在活动期时，皮损对局部皮质激素治疗敏感。

第五节 慢性迁移性红斑

慢性迁移性红斑（erthoma chroninum migrans）系一种蜱咬后所发生的疾病，临床所表现的环状红斑为 Lyme 病的早期皮肤损害。

一、临床特点

（1）有蜱咬史，在蜱叮咬处留下一小红斑疹或丘疹，经 3～32d（平均7d）后，逐渐向四周扩大，其进行性发展的边缘通常微微隆起，皮肤温度高，色红至紫红，无鳞屑，或质地变硬，有水疱或坏死。皮损中央消退，留下周围一圈红斑而成环状，直径 3～68cm（平均15cm）。半数患者有烧灼感，少有瘙痒和疼痛。在红斑处可发生斑秃。

（2）可伴有流感样症状。

（3）好累及大腿、腹股沟和腋窝等部位。

（4）男女均可感染。最常见发病年龄 20～40 岁。好发季节为 5～11 月。

（5）病原体为蜱所携带的螺旋体。

（6）皮肤活检显示浅深部血管周围和间隙内有混合细胞浸润，包括淋巴细胞、浆细胞和嗜伊红细胞，后者在皮损中央尤其明显。Warthin - Staroy 染色后，在真皮上部可见螺旋体。

（7）67% 患者酶联免疫吸附试验（ELISA）阳性。

二、防治

可选择多西环素、阿莫西林等治疗，效果好。青霉素过敏者可予红霉素，疗效差些。局部对症处理。

第六节 红皮病

红皮病（erythroderma）又名剥脱性皮炎（exfoliative dermatitis），是一种由多种因素引起的以全身性或非常广泛的顽固性鳞屑和瘙痒性红斑为特征的慢性皮肤病，常伴脱发。

一、临床特点

（1）皮损初起为局部红色斑块，迅速扩展至全身。广泛分布的皮损呈鲜艳的猩红色，特别是面部和四肢，常有水肿和淡黄色渗液。数天后出现明显的脱屑，鳞屑可小薄，也可以是大片状，后者在手、足处常见。以后皮损变暗红色，上有小片鳞屑反复大量剥脱。头皮表面有厚痂，常伴毛发脱落。在未经治疗的病例中，肤常有化脓性微生物的继发感染。

（2）常伴难以忍受的瘙痒。

（3）初始时全身症状明显。因皮肤血管扩张、体温丧失，患者常伴寒战。结膜和上消化道黏膜因脱屑而易被感染。

（4）病程可长达数年。

（5）易复发。

（6）原发疾病包括银屑病、湿疹、神经性皮炎、药疹、毛发红糠疹、脂溢性皮炎和其他皮肤病（如落叶性天疱疮、皮肤癣菌症、挪威芥），还包括蕈样肉芽肿、Sezary 综合征、霍奇金病、白血病及其他内脏肿瘤。

二、防治

（1）局部外用糖皮质激素。

（2）皮损严重者系统给予糖皮质激素治疗。

（3）红皮病型银屑病给予 acitretin 和环孢素，原发为毛发红糠疹的红皮病给予 isotretin-oin 均有效果。

（4）必要时可给予免疫抑制剂，如硫唑嘌呤、甲氨蝶呤、环磷酰胺等。

（5）积极治疗原发疾病如淋巴瘤和白血病。

（6）由药物引起者必须禁用致病药物。

第七节　玫瑰糠疹

玫瑰糠疹（pityriasis rosea）是一种常见的、轻度炎症性发疹性皮肤病，原因不明，临床特征为好发于躯干和四肢近端的瘙痒性橙红色丘疹和斑疹。

一、病因

病因未明。与病毒感染可能有关，但仍未证实。

二、临床表现

好发年龄为 15～40 岁，女性患者更多见。春秋季多发。皮损为橙红色丘疹和斑疹，开始是分离的，以后可互相融合。皮疹呈卵圆形或环行，表面有纤细的皱纹和圈领状脱屑。起病初期的皮损称母斑，母斑通常较以后出现的皮疹大，可持续 1 周或更长时间。当母斑消退时，皮疹迅速播散，并经过 3～8 周后，通常会自行消退。

皮损的分布和表现具特征性。斑疹的长轴与卵裂线平行。皮损常常泛发全身，主要累及躯干，常不累及曝光部位，但有时可见头皮累及。有时皮损可局限于某一部位，如颈、大腿、腹股沟或腋窝，并融合成环状斑片，与体癣相似。丘疹型玫瑰糠疹常见于儿童，特别是 5 岁以下的儿童，黑人儿童尤其好发。紫癜型玫瑰糠疹的皮损是瘀点和瘀斑，沿着颈、躯干和四肢近端的皮纹分布。玫瑰糠疹的口腔损害不常见，可与皮损同时发生，无自觉症状，表现为黏膜上红斑，边缘隆起，中央有溃疡或已愈合。

患者常感中度瘙痒。本病恶化和复发不常见。

玫瑰糠疹样皮损可出现在某些金属如 captopril、砷、金、铋等，以及某些药物，如可乐亭、丙嗪（普马嗪）、曲吡那敏（扑敏宁）、盐酸盐或巴比土酸盐等引起的反应中。

三、组织病理

表皮轻度棘层肥厚，局灶性角化不全，红细胞外渗。急性期有海绵状态。真皮内血管周围有轻度淋巴细胞浸润。

四、诊断和鉴别诊断

根据临床特征易于诊断，但需与脂溢性皮炎、体癣、梅毒疹、药疹、病毒疹和银屑病等疾病鉴别。脂溢性皮炎好发前胸、肩胛间和关节曲侧，灰色鳞屑斑，头皮和眼睑常有鳞屑。体癣少见如此广泛分布的皮疹，花斑癣皮疹与本病也有相似之处，取皮屑做直接真菌检查可区分。梅毒疹大小一致呈褐色，无或少鳞屑，不痒或轻痒，且伴全身性腺病，黏膜损害，掌（跖）皮疹，螺旋体检查阳性，常有下疳。疥疮和扁平苔藓与本病丘疹型易混淆。

五、治疗

对症治疗，经过适当治疗可显著缩短病程。

在急性炎症期过后，可应用 UVB 治疗，以加速皮损的消退。局部加用皮质激素可使症状减轻。

皮质激素洗剂、霜剂或喷雾剂可迅速减轻症状。口服抗组胺药也有效。对严重泛发者，可短期口服或肌内注射激素。单纯润肤剂对皮肤干燥、避免刺激有帮助。

第八节　单纯糠疹

单纯糠疹是一种病因不明、通常发生在儿童和青少年面部的鳞屑性浅色斑，俗称"虫斑"。

一、临床特点

（1）初起为大小不等圆形或椭圆形、边缘不太明显的淡红斑，1～2周后红色逐渐消退，变成浅色斑，表面干燥，上覆少量灰白色糠状鳞屑。斑片通常为多发性，常对称，直径1～4cm。

（2）一般无自觉症状，有时轻度瘙痒。

（3）好发面部。

（4）病程数月或更长，有些患者鳞屑全部消失后白斑尚可持续1年或更久。

（5）多见儿童和十几岁的青少年。男女均可受累。无季节性。

（6）病因不明。祖国医学认为与肠寄生虫有关。

（7）组织病理学检查无诊断价值。

二、鉴别诊断

应与白癜风、体癣等鉴别。白癜风为色素消失斑，境界清楚，周边皮肤色素往往加深，表面无鳞屑，无一定好发部位。体癣为环状皮损，且边缘炎症明显，刮取鳞屑做直接真菌镜检可找到菌丝。

三、治疗

局部搽 5% 硫磺霜或 5% 硫磺煤焦油软膏。有肠寄生虫时应做驱虫治疗。

第九节　毛发红糠疹

毛发红糠疹（pityriasis rubra pilaris）是一种慢性皮肤病，病因不明，表现为毛囊性小丘疹、播散性黄红色鳞屑性斑片，常伴掌（跖）角化过度。

一、临床特点

（1）初起头皮常有鳞屑和红斑似脂溢性皮炎：原发皮损为毛囊性丘疹，呈红褐色或橙红色，针头大小，逐渐变尖顶，中央有角质栓，其中常有毛发嵌入。皮损好发于颈部、躯干和四肢伸侧，尤其是第 1、2 指骨（趾）背侧。以后丘疹增多，密集融合成边界清楚、大小不同的斑块，粗糙增厚，有轻、中度鳞屑，外观似鹅皮肤，触之锉手。以后毛囊性丘疹逐渐减少、消失，而代之局部或全身红皮病表现。具特征性的变化是在受累部位有小的正常皮肤（称皮岛）。皮损分布通常为对称性和播散性。

（2）常伴掌（跖）角化过度，易皲裂，尤其是跖部角化过度超越跖缘，形成境界清楚的黄红色斑块，又厚又硬如着凉鞋。甲色黯淡、粗糙增厚、易碎裂。

（3）Koobner 征阳性。

（4）可有瘙痒。

（5）部分病例与恶性肿瘤有关。

（6）好发年龄为 5 岁以下及 51～55 岁，男女无差别。

（7）病因不明：少年发病可能与常染色体异常有关，成年发病可能与维生素 A 异常有关。

（8）病理显示表皮角化过度，有角质栓，毛囊周围灶性角化不全。真皮内有轻度单核细胞浸润。

二、鉴别诊断

应与银屑病区别，后者为银白色、有光泽、多层的鳞屑，丘疹向四周扩展形成斑片。还应与扁平苔藓鉴别，扁平苔藓为发亮、紫色或暗红色丘疹，扁平、环状的斑块，少有累及头面、掌（跖）。还应与维生素 A 缺乏症、亚急性皮肤型红斑狼疮、皮肌炎等区别。

三、治疗

对症治疗是重要的，可局部外用温和的润滑剂，Lac–Hydrin 尤其有效。

系统予以视黄醇是有效的，合成的视黄醇更好。维 A 酸可缓解或治愈疾病。维生素 A 与维生素 E 合用常有效。

外用皮质激素疗效不一。一般来说，不是很有效，急性期短期内用皮质激素是有益的。

甲氨蝶呤口服疗效好。硫唑嘌呤对小部分患者有效。光化学疗法结合系统视黄醇和环孢素治疗对大多数严重病例有效。另外，预防和治疗继发感染也很重要。

第八章

遗传性皮肤病

第一节　鱼鳞病

鳞病是一组以皮肤干燥伴片状黏着性鱼鳞状皮屑为主要临床表现的遗传性角化异常性皮肤病。根据遗传方式、组织学表现和皮损形态，将其分为寻常型鱼鳞病、性联隐性鱼鳞病、大疱性鱼鳞病样红皮病、板层状鱼鳞病、火棉胶婴儿和非大疱性先天性鱼鳞病样红皮病等多种类型。

寻常型鱼鳞病为常染色体显性遗传；性连锁鱼鳞病为性连锁遗传；板层状鱼鳞病为常染色体隐性遗传；大疱性先天性鱼鳞病样红皮病由 K1/K10 基因突变引起；非大疱性先天性鱼鳞病样红皮病可能与鳞屑脂质中烷属烃增多有关；火棉胶婴儿的发病可能为几种遗传型鱼鳞病的混合病因所致。

一、诊断要点

1. **寻常型鱼鳞病**　如下所述：

（1）好发年龄：皮损一般于出生后 3 个月～5 岁发生，男女均可发病。

（2）好发部位：好发于四肢伸侧及背部，尤以两小腿伸侧为著，对称性分布，很少累及四肢屈侧及褶皱部位。

（3）典型损害：皮肤干燥粗糙，伴有灰白色至淡棕色鱼鳞状鳞屑，周边微翘起。中央黏着较紧，有时鳞屑间可出现网状白色沟纹，跖部皮肤可增厚，臀及股部常有毛囊角化性丘疹。患儿可伴有湿疹、过敏性鼻炎或支气管哮喘等特应性疾病。

（4）自觉症状：一般无自觉症状，冬季皮肤干燥时可有轻微瘙痒。

（5）病程：皮损冬重夏轻，青春期后症状可有所缓解，但很难完全消退，常伴随终生。

（6）实验室检查：鱼鳞状损害活检组织病理示：表皮变薄，颗粒层减少或缺乏，毛囊孔和汗腺可有角质栓塞，皮脂腺数量减少，真皮血管周围有散在淋巴细胞。

2. **性联隐性鱼鳞病**　如下所述：

（1）好发年龄：出生时或出生后不久发病，患者仅为男性。

（2）好发部位：皮损好发于四肢伸侧，头皮、面、耳后、颈、腹及皱褶等部位也常受累，但不累及掌跖、毛发和指（趾）甲。

（3）典型损害：皮损为干燥性鱼鳞状黑棕色大而显著的鳞屑，与皮肤附着较紧，不易剥脱和擦洗掉。患者常伴有角膜混浊和/或隐睾，部分可伴支气管哮喘、过敏性鼻炎、变态反应性结膜炎、异位性皮炎等疾病，老年患者常有雄激素性脱发。携带致病基因的女性胫前可有轻度鱼鳞病样改变。

（4）自觉症状：一般无自觉症状，少数可有轻微瘙痒。

（5）病程：皮损无明显季节变化，症状也不随年龄增长而改善，常伴随终生。

（6）实验室检查：脂蛋白电泳显示 β 低密度脂蛋白增加，皮肤成纤维细胞中类固醇硫酸酯酶缺乏或含量明显降低。

皮损组织病理与寻常型鱼鳞病相似。

3. 板层状鱼鳞病　如下所述：

（1）好发年龄：皮损出生时即已发生，男女均可发病。

（2）好发部位：出生时皮损包绕全身皮肤，包括头皮及四肢屈侧。

（3）典型损害：出生时全身覆有类似胶样的角质膜，2 周后膜状物逐渐脱落，皮肤弥漫性潮红，逐渐出现大片四方形灰棕色鳞屑，中央固着，边缘游离，重者犹如铠甲，常伴掌跖角化、皲裂和指（趾）甲改变，多数患者的毛囊开口似火山口样，约 1/3 患者伴有睑外翻。

（4）自觉症状：无自觉症状或皮肤有紧缩感。

（5）病程：皮损在幼儿期可完全消退恢复正常，也可持久存在。

（6）实验室检查：板层状损害活检组织病理改变为非特异性，主要为中度角化过度，灶性角化不全，中度棘层增厚，真皮上部慢性炎症细胞浸润。

4. 大疱性先天性鱼鳞病样红皮病　如下所述：

（1）好发年龄：出生时或生后 1 周内发病，男女均可发病。

（2）好发部位：皮损泛发周身，以四肢屈侧及皱褶处为重。

（3）典型损害：出生时皮肤覆有较厚的大小不等似鳞屑的角质片，重者似铠甲样覆盖全身，出生后不久鳞屑脱落，留有潮红斑，并陆续出现水疱和大疱，一般红斑和水疱可在数周或数月后消退，出现广泛鳞屑及局限性角化性疣状条纹，类似"豪猪"样外观。

（4）自觉症状：潮红斑可有疼痛，疣状损害和鳞屑一般无明显自觉症状。

（5）病程：皮损随年龄增大可自行缓解。

（6）实验室检查：早期损害活检组织病理示：表皮松解性角化过度，表现为致密的角化过度，内含粗大颗粒，棘层肥厚，颗粒层及棘层上部网状空泡化，可有松解形成表皮内水疱或大疱，真皮上部中度慢性炎症细胞浸润。

5. 非大疱性先天性鱼鳞病样红皮病　如下所述：

（1）好发年龄：皮损出生时即已发生，男女均可发病。

（2）好发部位：全身皮肤均可受累。

（3）典型损害：90% 以上患者出生时表现为火棉胶样婴儿，胶膜脱落后出现鳞屑性红皮病样损害，以后出现灰白色浅表性黏着的光亮鳞屑；面、手臂和躯干部的鳞屑较为细薄，双下肢鳞屑则呈板层样，可在 2 ~ 4 周内反复脱落和再发，约 70% 患者伴有掌跖角化。

（4）自觉症状：皮损角化明显者可有轻微瘙痒。

（5）病程：大多数患者的皮损常在青春期自行缓解。

（6）实验室检查：板层状损害组织病理示：表皮角化过度，伴有轻度角化不全和棘层肥厚，真皮浅层少量淋巴细胞浸润。

6. 火棉胶婴儿　如下所述：

（1）好发年龄：多见于早产儿，出生时即已发病。

（2）好发部位：损害覆盖全身皮肤。

（3）典型损害：出生时皮肤光亮紧张，被覆紧束干燥的一层棕黄色火棉胶样薄膜，致使婴儿肢体限定于某一特殊的体位，常伴有双侧眼睑及口唇外翻。火棉胶样膜常在出生后24h内破裂，破裂处边缘翘起，膜下潮湿发红，高低不平，15～30d 火棉胶样膜全部脱落，皮肤轻微红肿伴糠秕样脱屑，以后演变成其他不同类型鱼鳞病。一般无系统损害和永久性器官畸形。

（4）自觉症状：触摸皮损时患儿可能因疼痛哭闹。

（5）病程：一般2～4周糠秕样脱屑累及全身，以后演变成其他不同类型鱼鳞病。眼睑及口唇外翻可逐渐恢复正常。

二、治疗

1. 一般治疗　皮肤尽量避免使用碱性清洁剂清洗，以防皮肤过度干燥。沐浴后涂搽保湿润肤膏或油剂，以减少水分经皮肤丢失，保持皮肤湿润。年龄较小的患儿应避免过热环境，伴有眼睑损害者应加强眼睛保护。

2. 全身治疗　如下所述：

（1）寻常型和性联隐性鱼鳞病：维生素 A 可改善皮肤角化过度，常用量为小儿2.5万～5.0万 U/d、婴幼儿0.5万～2.5万 U/d、新生儿0.10万～0.15万 U/d，分次口服，可同时口服维生素 E，一般儿童用量为1mg/d，单次或分次口服。

（2）先天性鱼鳞病样红皮病：12 岁以上患儿可口服异维 A 酸，开始用量为 0.5mg/（kg·d），4 周后增加至1mg/（kg·d），耐受性较差者初始用量为 0.1mg/（kg·d），12 周为一个疗程。亦可选用阿维 A 酸，常用量为 0.5～1.0mg/（kg·d），分2～3 次口服，逐渐增加剂量，疗程4～8 周。此类药物可明显缓解症状，但不能根治。

3. 局部治疗　如下所述：

（1）寻常型鱼鳞病：轻症者可涂搽 10% 鱼肝油、10% 尿素霜、肝素钠软膏等润滑和保湿剂；重症者可外用3%～6% 水杨酸软膏、5% 乳酸铵或羟丁二酸霜或乳膏、0.005% 卡泊三醇软膏、40%～60% 丙二醇水溶液等，每周2～3 次，对多数患者有较好疗效。

（2）性联隐性遗传性鱼鳞病：该病由于角质层类固醇硫酸酯酶缺乏，使胆固醇硫酸盐含量相对增加，游离胆固醇相对减少，外用10% 胆固醇霜、6% 水杨酸丙烯乙二醇，以及40%～60% 丙二醇封包等，可提高细胞间水合能力、减少胆固醇硫酸盐浓度而起到祛除鳞屑的作用。

（3）先天性鱼鳞病样红皮病：皮损较湿润者可外涂 10% 甘油、3% 乳酸水溶液等，每日3 次。干燥性皮损外用 0.025% 维 A 酸乳膏、10% 尿素霜等，可促进角质溶解，减少鳞屑。

4. 中医治疗　可选用三油合剂（由蛋黄油、大枫子油、甘草油等量混匀而成）或杏仁油膏（杏仁 30g，猪油 60g，捣烂如泥）涂搽患处，每日 2 次。也可选用大黄汤（桂枝、桃仁各 30g，大黄 15g，共研细末，用纱布包裹，加水 1 000ml，煎至 500ml）温洗患处。

第二节 色素失禁症

一、概述

色素失禁症（incontinentia pigmenti）是一种罕见的先天性疾病，特点是四肢及躯干出现红斑、水疱、疣状增殖及奇形怪状的色素斑，常并发眼、骨骼和中枢神经系统发育缺陷。

本病为 X 连锁显性遗传。因男性性染色体只含一个 X，如系致病基因则为致死基因，胎儿难以成活，多于妊娠期死亡。女性染色体为 XX，其中一个致病基因可被另一正常 X 所保护，因而可以出生成活，故临床所见绝大多数为女性患者。少数男性患者被认为是基因突变的结果。

二、临床表现

患本病多数见于女性，于出生后一周左右发病。皮肤发疹分三期。

1. 红斑、丘疹、水疱期　开始在躯干和四肢伸侧皮肤反复出现红斑、丘疹、风团、水疱或大疱，尼氏征阴性。迁延数周或数月。

2. 疣状增殖期　水疱性损害转变为疣状损害，呈结节状、斑块状或条索状，有时形成溃疡，此期损害多见于手、足背及趾、跖部，持续数月。

3. 色素沉着期　在躯干和四肢出现溅水状、树枝状、地图状、蛛网状、涡纹状等多种形态的由浅灰到青褐色色素斑。色素性皮损不一定发生在原有红斑、水疱或增殖部位，也不沿血管和神经走向分布。约有 2/5 患儿未经过一、二期即直接出现色素沉着斑。

患儿一般情况良好，部分患儿可出现瘢痕性脱发，有的并发指（趾）甲发育不良。在红斑水疱期，患儿外周血及皮肤损害内嗜酸性粒细胞增多。

有时患者伴有其他系统或器官疾病，如智力缺陷、小头畸形、四肢强直性瘫痪及癫痫、白内障、斜视、视神经萎缩、渗出性脉络视网膜炎；不少患儿有出牙迟、缺齿及齿畸形；骨骼改变如四肢短小、多指、并指等亦偶可见。

三、诊断要点

1. 主要诊断依据　婴儿期发病，几乎全系女婴，初起为红斑、水疱、大疱性损害，尼氏征阴性；继之出现疣状损害，多呈条索状分布在躯干和四肢伸侧；最后为色素沉着期，损害为奇异的色素斑，数年后可减轻，乃至完全消退。

2. 病理改变　炎症期表皮有角质层下水疱和海绵形成，疱内及周围有大量嗜酸性粒细胞。疱间表皮内有角化不良细胞。真皮呈非特异性炎症改变，有单核细胞及嗜酸性粒细胞浸润。增殖期表皮角化过度，棘层肥厚，基底层水肿，棘层内散在角化不良细胞。色素性损害表皮正常或棘层轻度肥厚，基底细胞液化变性，色素失禁，真皮浅层噬黑素细胞增多，内含大量黑素颗粒。

3. 电镜观察　一、二、三期表皮内都有角化不良细胞，巨噬细胞对黑素颗粒及角化不良细胞的吞噬作用增强。真皮浅层噬黑素细胞增多。

四、鉴别诊断

1. 本病大疱期应与下列疾病区别　如下所述：

（1）儿童型线状 IgA 大疱性皮病：系单一性大疱，炎症不明显，多发生在手、足及生殖器部位，愈后色素沉着轻微，病理改变为表皮下水疱。

（2）大疱性表皮松解症：膝、肘伸侧等压迫摩擦部位反复发生大疱，尼氏征阳性，愈后留有萎缩性瘢痕，无明显色素沉着。

（3）色素性荨麻疹：有色素性风团，可出现水疱。病理检查水疱下组织内有大量肥大细胞浸润。

（4）肠病性肢端皮炎：水疱多发生在口、鼻、眼、肛门周围，常伴有腹泻及脱发，对硫酸锌治疗反应良好。

2. 本病增殖期应与线形疣状痣鉴别　线形疣状痣一般发病较晚，皮损多局限于一侧肢体。

五、治疗方案及原则

（1）无特殊疗法，主要是对症处理。

（2）炎症期发疹严重者可用抗组胺药或糖皮质激素。

（3）预防感染。

（4）色素斑多在 30 岁以前自行消失，故不必急于治疗。

第三节　神经纤维瘤病

神经纤维瘤病是一种遗传性神经外胚叶异常性疾病。属常染色体显性遗传，发病为神经纤维瘤蛋白基因或神经纤维瘤蛋白 −2 基因突变导致神经外胚叶发育异常所致。

一、诊断要点

1. 好发年龄　多自幼年发病，男性较为多见。

2. 好发部位　皮肤损害多发生于面部及躯干，口腔黏膜及内脏多器官也可受累。

3. 皮肤黏膜损害　如下所述：

（1）皮肤色素斑：多自幼儿期发生或出生时即有，可为本病首发皮肤损害，除掌跖外，可发生于身体任何部位。皮损为境界清楚的圆形、卵圆形和不规则形棕黄色至暗褐色斑点斑片，称之为牛奶咖啡色斑，数目多少不等，直径数毫米至数厘米，本病患者此斑直径在 1.5cm 以上者常超过 6 片。约 20% 患者的腋窝及会阴部有雀斑样点状色素沉着斑，称之为 Crowe 征。

（2）皮肤软纤维瘤：迟发于皮肤色素斑，一般在童年晚期至青春期早期发生，多见于躯干部。损害为有蒂或无蒂的圆锥形、半球形或球形质软的肿块或扁平隆起的包块，直径数毫米至数厘米或更大，肤色、粉红色或紫红色，表面平坦或突起于皮面，触之有疝囊感，可将肿瘤推入底部，压力移除后恢复原状。数目多少不等，数个至数百个或更多。结节偶可破溃引起出血，甚至大出血。

（3）丛状神经纤维瘤：为沿周围神经分布大小不等的结节及包块，可因整个神经及其分支被侵犯而形成绳索样、串珠样或丛状肿块。瘤体生长缓慢，可形成组织弥漫增生性象皮肿样损害，偶可恶变。

（4）口腔损害：口腔受累见于5%～10%的患者，为大小不等的乳头瘤样损害，主要发生于舌、上腭、唇和颊黏膜，较常见的损害为单侧性巨舌。

4. 皮肤外损害　约60%患者伴有智力障碍；约40%患者有神经系统病变，主要为神经系统肿瘤，以视神经胶质瘤、星形细胞瘤和末梢神经胶质瘤最为多见，可引起癫痫发作；约10%的患者有脊柱畸形、脊柱后凸与后侧凸；多数患者伴有内分泌障碍，如肢端肥大症、爱狄森病、性早熟、甲状旁腺机能亢进、男子乳房发育和肾上腺嗜铬细胞瘤等；发生于胃肠道的神经瘤可引起消化道出血和梗阻等，但内脏受累与皮肤损害的严重程度并不平行。

5. 自觉症状　丛状损害常有刺痛、瘙痒和压痛。系统损害出现各自相应的受累症状。

6. 病程　皮肤、黏膜及内脏损害持续终生。

7. 实验室检查　皮肤色素斑活检组织病理示：表皮内黑素细胞增加，角质形成细胞和黑素细胞内可见巨大的球形色素颗粒。皮肤神经纤维瘤活检组织病理示：瘤体位于表皮下，无包膜，但界限分明，由神经鞘细胞、成纤维细胞、内皮细胞、神经束膜成纤维细胞和轴索等组成，杂乱地分布于含有胶原和黏液样物质的基质内口。头颅 CT、MRI 和脊髓 MRI 检查可发现神经纤维瘤。

二、治疗

1. 一般治疗　本病为常染色体显性遗传疾病，神经纤维瘤可遍布全身，甚至可侵入中枢神经引起智力发育障碍或头痛头晕，应禁止近亲结婚，必要时可考虑绝育。加强皮肤保护，避免用力挤压瘤体和外伤，防止瘤体破溃出血。系统受累者应定期体检，并加强对严重和可能发生癌变的损害进行监测，若出现癫痫、消化道出血和癌变，应及时进行处理。

2. 全身治疗　癫痫发作给予苯妥英钠等抗惊厥药物治疗，但效果不理想。肥大细胞阻滞剂酮替芬，可抑制皮肤神经纤维瘤体内的肥大细胞分泌功能。使瘤体的瘙痒、疼痛等症状得以缓解，甚至可使肿瘤生长速度减缓，以及全身症状得以好转，一般间断性试用，常用量为酮替芬2～4mg/d，分次口服。

3. 物理治疗　面部及影响美容的色素斑，可选用脉冲染料激光、YAG 激光、红宝石激光等去除，但复发率较高。位置表浅较小的纤维瘤，可采用液氮冷冻、电灼、微波、CO_2 激光、Nd：YAG 激光等方法去除。

4. 手术治疗　面部数量较多且位置表浅较小的纤维瘤，可行皮肤磨削术较大或影响肢体功能的瘤体和丛状纤维瘤，可行外科手术切除，切除深度达皮下组织，分层封闭切口；较小的瘤体也可使用环钻去除，伤口封闭或开放；中枢神经肿瘤可考虑行神经外科手术切除。

5. 中医治疗　如下所述：

（1）痰湿凝结证：发病初期，咖啡斑大小不等，纤维瘤小而少，质地柔软，色白不赤，舌质红，脉滑数或细数。治宜理气化痰，活血散结，方选内销瘰疬丸加减，药用车前子、连翘各15g，地骨皮、桔梗各12g，夏枯草、海藻、贝母、杏仁、陈皮、瓜蒌各10g，甘草5g，每日1剂，水煎取汁分次服。

（2）正虚气郁证：病程日久，全身散在回密集分布大小不等的疝囊状肿瘤，可有随喜怒消长的现象，伴有大小不等的咖啡斑，形体虚弱，气短倦怠，夜眠不安，舌红，苔少，脉细。治宜益气活血，行气散结，方选血府逐瘀汤加减，药用生黄芪、丹参各15g，全当归、枳壳各12g，穿山甲、丝瓜络、党参、茯苓、桃仁、红花、陈皮、川芎各10g，每日1剂，水煎取汁分次服。

第四节　结节性硬化症

结节性硬化症是一种以面部血管纤维瘤、癫痫和智力障碍为主要临床表现的复合型发育不良性疾病。属外显不完全的常染色体显性遗传，损害起源于外胚叶或中胚叶，可能与胚胎细胞分化障碍有关。

一、诊断要点

1. 好发年龄　皮肤损害常在3~10岁发生，癫痫可与皮损同时或先后发生。
2. 好发部位　皮肤、黏膜及内脏多器官均可受累。
3. 皮肤损害　如下所述：

（1）面部血管纤维瘤：见于70%~75%的患者，常在3~10岁发生，青春期加重。损害为黄红色、褐红色或肤色质硬且韧的扁平丘疹、结节和斑块，大小不一，直径1~10mm或更大，表面光滑亮泽，可见扩张的毛细血管，压之褪色，损害与皮肤粘连，但与皮下组织不粘连，可活动。数量多少不定，散在或密集成群，主要发生于鼻唇沟、颊和鼻部，有时颏、耳郭、颈、额及眼睑等处也可发生。

（2）甲周纤维瘤：见于19%~55%的患者，常在青春期后发生，儿童少见。损害为发生于甲皱襞、甲根或甲下的赘生物，鲜红色、淡红色或肤色，质坚韧，表面较光滑，可为指状突起或更大，少数表面角化结痂。瘤体数量一般较多，分布常不对称，齿龈也可出现类似损害。

（3）纤维瘤样斑块：为主要发生于头皮及额部的皮色或黄褐色斑块，表面光滑，隆起于皮面，形状不规则，质如橡皮样硬。斑块大小不等，单发或多发。

（4）色素减退斑：发生率94%~97%，主要发生于躯干和臀部，尤多见于臀部。该斑形态多样，可为条索状、卵圆形、柳叶状、多角形或碎纸屑样的白色或乳白色斑，直径数毫米至数厘米不等，境界较清楚，在滤过紫外线灯下显现更为清楚，表面光滑无鳞屑，不隆起于皮面，数量一般较多，散在分布或密集成片，互不融合。该色素减退斑可为本病的首发或唯一皮肤损害。

（5）鲨鱼皮样斑：发生率为21%~80%，一般在青春期前出现，随年龄增长该斑发生率也常增高。损害为不规则形隆起于皮面质较软的斑块，皮色、淡棕色或粉红色，境界清楚，边缘整齐无浸润，表面常皱缩呈橘皮样，直径数毫米至数厘米不等，数量多少不定，多发或单发。主要发生于躯干和腰骶部，尤多见于腰骶部。

（6）其他损害：部分患者尚可伴发咖啡牛奶斑、软纤维瘤、痣、白发等。

4. 皮肤以外损害　如下所述：

（1）神经系统病变：约2/3患者伴有不同程度智力障碍，其中约75%患者的癫痫发生于1岁以内，几乎有智力障碍者均发生癫痫，而智力正常患者也约有2/3发生癫痫，且可有不同程度瘫痪、小脑共济失调等表现，少数患者脑部发生错构瘤样结节或室管膜下结节，以及颅内恶性肿瘤等。

（2）眼部症状：约40%患者发生视网膜星形细胞瘤，约50%患者发生视网膜色素脱失斑。少数可发生原发或继发性视神经萎缩、斜视、白内障、视盘水肿等。

（3）肾脏病变：有报道约53%儿童患者有肾脏损害，平均发生年龄约为6.9岁，女性多于男性，绝大多数为双侧肾脏受累。主要为肾血管肌脂肪瘤、肾囊肿、肾细胞癌、嗜酸粒细胞癌等，其中肾血管肌脂肪瘤与智力障碍有一定的相关性，如智力障碍的患者100%患有肾血管肌脂肪瘤，而智力正常的患者仅约38%患有肾血管肌脂肪瘤。

（4）肺部病变：主要为淋巴管平滑肌瘤病，其特征为肺组织囊泡被高弹性的平滑肌细胞扭曲。常出现干咳、咯血、呼吸困难或自发性气胸，严重者可出现呼吸衰竭。

（5）心血管病变：心脏病变主要表现为心横纹肌瘤，一般发生于多个腔室，常出现心律失常，若瘤体巨大而横贯心脏的传导通路，则易发生房室折返性心动过速，可致突发性死亡。偶可形成动脉瘤，主要发生于主动脉、颈动脉、腋动脉、肾动脉或颅内动脉。

5. 一般症状　皮肤纤维瘤可伴有阵发性刺痛，皮肤以外损害可出现相应受累器官的症状。

6. 病程　皮肤及其他脏器损害呈慢性经过，病程漫长。

7. 实验室检查　头颅X线摄片及CT、MRI可见多灶性结节和钙化。

二、治疗

1. 一般治疗　本病无特效治疗方法，主要治疗癫痫、并发症及系统性损害。智力严重障碍者应加强监护，防止发生意外，伴有内脏器官损害者应定期体检，若病情发生变化应及时进行相应处理。

2. 全身治疗　癫痫发作给予苯妥英钠等抗惊厥药物治疗，但疗效多不理想。其他内脏损害应用药物治疗效果也较差。

3. 物理治疗　面部血管纤维瘤及甲周纤维瘤，可采用液氮冷冻、电灼、微波、CO_2激光、Q铒激光等方法治疗，但容易复发。

4. 手术治疗　如面部血管纤维瘤可采用皮肤磨削术祛除；癫痫药物治疗不能控制者，可考虑行神经外科手术治疗；心脏横纹肌瘤及甲下纤维瘤直接将瘤体切除等。

第九章

性传播疾病

第一节　梅毒

梅毒（syphilis）是一种由梅毒螺旋体（treponema pallidum）引起的慢性、全身性的性传播疾病，主要传播途径是性接触，也可通过胎盘、血液及其他非性接触途径传播。该病临床经过缓慢，几乎可侵犯全身各个系统，在临床表现方面，可以多年无症状而呈潜伏状态，也可以产生多种多样的症状与体征，易与其他疾病混淆。

通常根据传染途径分为后天获得性梅毒和先天梅毒（胎传梅毒）；根据病程的长短分为早期梅毒和晚期梅毒，早期梅毒病程在 2 年以内，晚期梅毒病程长于 2 年。其中早期获得性梅毒又分为一期梅毒、二期梅毒及早期潜伏梅毒；晚期获得性梅毒包括三期梅毒及晚期潜伏梅毒。

（一）一期梅毒

1. 临床表现　如下所述：

（1）硬下疳（hard chancre）：潜伏期一般为 2～4 周。多为单发，也可多发；直径为 1～2cm，为圆形或椭圆形潜在性溃疡，界限清楚，边缘略隆起，创面清洁；触诊基底坚实、浸润明显，呈软骨样的硬度；无明显疼痛或触痛。此症多见于外生殖器部位。

（2）腹股沟或患部近卫淋巴结肿大：可为单侧或双侧，不痛，相互孤立而不粘连，质硬，不化脓破溃，其皮肤表面无红、肿、热。

（3）一般无全身症状。

（4）自然病为程 3～6 周，愈后不留瘢痕或留有浅表瘢痕。

2. 诊断要点　如下所述：

1）流行病学史：患者有多个性伴，有不安全性行为，或有性伴感染史。

2）临床表现：符合一期梅毒（primary syphilis）的临床表现。

3）实验室检查

（1）暗视野显微镜检查：皮肤黏膜损害或淋巴结穿刺液可查见梅毒螺旋体。

（2）非梅毒螺旋体抗原血清学试验（USR 或 RPR）：阳性。如感染不足 2～3 周，该试验可为阴性，应于感染 4 周后复查。硬下疳出现后 6～8 周，全部患者血清学反应呈阳性。

（3）梅毒螺旋体抗原血清学试验（rPPA、TPHA 或 FrA－ABS）：阳性，少数可阴性。

3. 诊断分类　如下所述：

（1）疑似病例：根据临床表现和非梅毒螺旋体抗原血清学试验阳性，可有或无流行病学史。

（2）确诊病例：应同时符合疑似病例的要求和暗视野显微镜检查阳性、梅毒螺旋体抗原血清学试验阳性中的任一项。

4. 鉴别诊断　如下所述：

（1）硬下疳：需与软下疳、生殖器疱疹、性病性淋巴肉芽肿、糜烂性龟头炎、白塞氏（Behcet）综合征、固定型药疹、皮肤结核等发生在外阴部的红斑、糜烂和溃疡鉴别。梅毒螺旋体血清学试验可明确诊断。

（2）梅毒性腹股沟淋巴结肿大：需与软下疳、性病性淋巴肉芽肿引起的腹股沟淋巴结肿大鉴别。梅毒螺旋体血清学试验可明确诊断。

（二）二期梅毒

1. 临床表现　如下所述：

（1）二期梅毒（secondary syphilis）患者可有一期梅毒史，病程在 2 年以内。

（2）早期有低热、头痛、流泪；咽喉疼痛及肌肉骨关节痛等症状。

（3）皮损呈多形性，包括斑疹、斑丘疹、丘疹、鳞屑性皮损、毛囊炎及脓疱疹等，常泛发。掌跖部易见暗红斑及脱屑性斑丘疹。外阴及肛周皮损多为丘疹及疣状斑片。皮损一般无自觉症状，可有瘙痒。口腔可发生黏膜斑。患者可发生虫蚀样脱发。二期复发梅毒皮损数目较少，皮损形态各异，常呈环状或弓形或弧形。

（4）偶见骨膜炎、关节炎、眼部损害及神经系统受累。

（5）自然病程 2～6 周，约 25% 患者会反复发作，成为二期复发梅毒。

2. 诊断要点　如下所述：

1）流行病学史：常有硬下疳史，有多性伴、不安全性行为史或性伴感染史，或有输血史。

2）临床表现：符合二期梅毒的临床表现。

3）实验室检查

（1）暗视野显微镜检查：二期皮损尤其扁平湿疣及黏膜斑，易查见梅毒螺旋体。

（2）非梅毒螺旋体抗原血清学试验：阳性。

（3）梅毒螺旋体抗原血清学试验：阳性。

3. 诊断分类　如下所述：

（1）疑似病例：根据临床表现和非梅毒螺旋体抗原血清学试验阳性，可有或无流行病学史。

（2）确诊病例：应同时符合疑似病例的要求和暗视野显微镜检查阳性、梅毒螺旋体抗原血清学试验阳性中的任一项。

4. 鉴别诊断　二期梅毒皮损形态多样，需与多种皮肤病相鉴别，一般皮损暗视野显微镜检查梅毒螺旋体或梅毒血清学检查可明确诊断。

（1）梅毒性斑疹：需与玫瑰糠疹、银屑病、扁平苔藓、手足癣、白癜风、花斑癣、药疹、多形红斑、远心性环状红斑等鉴别。

（2）梅毒性丘疹和扁平湿疣：需与银屑病、体癣、扁平苔藓、毛发红糠疹、尖锐湿疣等鉴别。

（3）梅毒性脓疱疹：需与各种脓疱病、脓疱疮、臁疮、雅司等鉴别。

（4）黏膜梅毒疹：需与传染性单核细胞增多症、地图舌、鹅口疮、扁平苔藓、麻疹、化脓性扁桃体炎等鉴别。

（5）梅毒性脱发：需与斑秃鉴别。

（三）三期梅毒

1. 临床表现　如下所述：

1）三期梅毒（tertiary syphilis）：患者可有一期或二期梅毒史，病程 2 年以上。

2）常有皮肤黏膜、骨关节、内脏、心血管系统或神经系统受累的症状。

3）晚期良性梅毒表现

（1）皮肤树胶样肿（gumma）：好发于下肢、面部、臀部、头部及掌跖部、其表现为暗红色或古铜色结节或斑块，可发生溃疡，中心破溃后有生橡胶样分泌物流出，愈后中心色素减退，周围色素沉着。

（2）黏膜树胶样肿：好发于腭部、咽喉部、舌部及鼻中隔，硬腭及鼻中隔损害容易发生穿孔。

（3）结节性梅毒疹：好发于四肢伸侧及大关节附近，呈对称分布，表现为皮下结节，不发生破溃。

（4）骨梅毒：好发于长骨，尤其是胫腓骨；表现为骨膜炎、骨炎及骨髓炎。

（5）眼梅毒：好发于角膜，表现为角膜炎，可引起角膜混浊或角膜穿孔，严重时可导致失明。

4）内脏梅毒：受累脏器包括肝、食管、胃、喉、眼、睾丸及造血系统，临床上较少见。

5）心血管梅毒：包括单纯性主动脉炎、主动脉瓣关闭不全、冠状动脉狭窄及主动脉瘤等。

6）神经梅毒：包括无症状神经梅毒、梅毒性脑膜炎、脑血管梅毒、麻痹性痴呆及脊髓痨等。

2. 诊断要点　如下所述：

1）流行病学史：有早期梅毒的病史、有多性伴、不安全性行为史或性伴感染史。

2）临床表现：符合三期梅毒的临床表现。

3）实验室检查

（1）梅毒血清学检查：非梅毒螺旋体抗原血清学试验（USR 或 RPR）阳性；梅毒螺旋体抗原血清学试验（TPPA、TPHA 或 FTA – ABS）阳性。

（2）脑脊液检查：白细胞计数大于等于 $10 \times 10^6/L$，蛋白量大于 500mg/L，且无其他引起这些异常的原因；荧光梅毒螺旋体抗体吸收试验（FTA – ABS）及性病研究实验室玻片试验（VDRL）阳性。

（3）组织病理：有三期梅毒的组织病理改变。

3. 诊断分类　如下所述：

（1）疑似病例：根据临床表现和非梅毒螺旋体抗原血清学试验阳性，可有或无流行病学史。

（2）确诊病例：应同时符合疑似病例的要求和暗视野显微镜检查阳性、梅毒螺旋体抗原血清学试验阳性中的任一项。

4. 鉴别诊断 如下所述：

（1）结节性梅毒疹：需与寻常狼疮、结节病、瘤型麻风等鉴别。

（2）树胶肿：需与寻常狼疮、瘤型麻风、硬红斑、结节性红斑、小腿溃疡、脂膜炎、癌肿等鉴别。

（3）神经梅毒：梅毒性脑膜炎需与结核性脑膜炎、隐球菌性脑膜炎、钩端螺旋体病引起的脑膜炎等相鉴别。脑膜血管梅毒需与各种原因引起的脑卒中鉴别。麻痹性痴呆需与脑肿瘤、动脉硬化、阿尔茨海默病（老年性痴呆）、慢性酒精中毒和癫痫发作等鉴别。脊髓痨需与埃迪（Adie）综合征、糖尿病性假脊髓痨等鉴别。

（4）心血管梅毒：梅毒性主动脉瘤需与主动脉硬化症鉴别。梅毒性冠状动脉病需与冠状动脉粥样硬化鉴别。梅毒性主动脉瓣闭锁不全需与感染性心内膜炎、先天性瓣膜畸形等引起的主动脉瓣闭锁不全鉴别。

（四）后天获得性潜伏梅毒

1. 临床表现 如下所述：

（1）早期隐性梅毒（early latent syphilis）：病程在 2 年内，根据下列标准来判断：①在过去 2 年内，有明确的非梅毒螺旋体抗原试验由阴性转阳性，或其滴度较原先升高达 4 倍或更高。②在过去 2 年内，有符合一期或二期梅毒的临床表现。

（2）晚期隐性梅毒（late latent syphilis）：病程在 2 年以上。无法判断病程者亦视为晚期隐性梅毒。

（3）无论早期还是晚期隐性梅毒，均无梅毒的临床表现。

2. 诊断要点 如下所述：

1）流行病学史：有多性伴、不安全性行为史或性伴感染史，或有输血史。

2）临床表现：无梅毒的临床症状和体征。

3）实验室检查

（1）梅毒血清学检查：非梅毒螺旋体抗原血清学试验（USR 或 RPR）阳性；梅毒螺旋体抗原血清学试验（TPPA、TPHA 或 FTA – ABS）阳性。

（2）脑脊液检查无异常。

3. 诊断分类 如下所述：

（1）疑似病例：根据临床表现和非梅毒螺旋体抗原血清学试验阳性，可有或无流行病学史。

（2）确诊病例：应同时符合疑似病例的要求和暗视野显微镜检查阳性、梅毒螺旋体抗原血清学试验阳性中的任一项。

（五）先天梅毒

1. 临床表现 如下所述：

（1）早期先天梅毒（early congenital syphilis）：一般在 2 岁以内发病，类似于获得性二期梅毒。患者表现为发育不良，皮损常为红斑、丘疹、扁平湿疣、水疱及大疱；可有梅毒性鼻炎及喉炎；出现骨髓炎、骨软骨炎及骨膜炎；可有全身淋巴结肿大、肝脾肿大、贫血等。

（2）晚期先天梅毒（late congenital syphilis）：一般在 2 岁以后发病，类似于获得性三期梅毒。患者出现炎症性损害（间质性角膜炎、神经性耳聋、鼻或腭树胶肿、克勒顿关节、胫骨骨膜炎等）或标记性损害（前额圆凸、马鞍鼻、佩刀胫、胸锁关节骨质肥厚、赫秦生齿、腔口周围皮肤放射状皲裂等）。

（3）隐性先天梅毒：即先天梅毒未经治疗，无临床症状，梅毒血清学试验阳性，脑脊液检查正常，年龄小于 2 岁者为早期隐性先天梅毒，大于 2 岁者为晚期隐性先天梅毒。

2. 诊断要点　如下所述：

1）流行病学史：生母为梅毒患者。

2）临床表现：符合先天梅毒的临床表现。

3）实验室检查

（1）暗视野显微镜检查：在早期先天梅毒儿的皮肤黏膜损害或胎盘中可查到梅毒螺旋体。

（2）非梅毒螺旋体抗原血清学试验：阳性。其抗体滴度高于母亲 4 倍或以上有确诊意义。

（3）梅毒螺旋体抗原血清学试验：阳性。其 IgM 抗体检测阳性有确诊意义。血清 19s – IgM – FrA – ABS 试验阳性。

3. 诊断分类　如下所述：

（1）疑似病例：根据临床表现和非梅毒螺旋体抗原血清学试验阳性，可有或无流行病学史。

（2）确诊病例：应同时符合疑似病例的要求和暗视野显微镜检查阳性、梅毒螺旋体抗原血清学试验阳性中的任一项。

（六）梅毒的治疗、随访与特殊情况处理

1. 治疗原则　如下所述。

（1）及早发现，及时治疗：早期梅毒经充分足量的治疗，90% 以上的早期患者可以达到根治的目的，而且越早治疗效果越好。

（2）剂量足够，疗程规则：不规则治疗可增加复发机会及促使晚期损害提前发生。

（3）治疗后要经过足够时间的追踪观察。

（4）对所有性伴应同时进行检查和治疗，以免交叉感染。

2. 治疗方案　如下所述：

1）早期梅毒（包括一期、二期及病期在 2 年以内的潜伏梅毒）

（1）推荐方案：普鲁卡因青霉素 G 每天 80 万 U，肌内注射，连续 15d；或苄星青霉素 240 万 U，分为两侧臀部肌内注射，每周 1 次，共 2 次。

（2）替代方案：头孢曲松为 250～500mg，每日 1 次，肌内注射，连续 10d。

（3）对青霉素过敏者用以下药物：多西环素 100mg，每日 2 次，连服 15d；或米诺环素 100mg，每日 2 次，连服 15d；或盐酸四环素 500mg，每日 4 次，连服 15d（肝、肾功能不全者禁用）；或红霉素 500mg，每日 4 次，连服 15d。

（2）晚期梅毒（三期皮肤、黏膜、骨骼梅毒，晚期潜伏梅毒或不能确定病期的潜伏梅毒）及二期复发梅毒

1）推荐方案：普鲁卡因青霉素 G 每天 80 万 IU，肌内注射，连续 20d 为一疗程，也可

考虑给第二疗程，疗程间停药 2 周；或苄星青霉素 240 万 IU，分为两侧臀部肌内注射，每周 1 次，共 3 次。

（2）对青霉素过敏者用以下药物：多西环素 100mg，每日 2 次，连服 30d；或米诺环素 100mg，每日 2 次，连服 30d；或盐酸四环素 500mg，每日 4 次，连服 30d（肝、肾功能不全者禁用）；或红霉素 500mg，每日 4 次，连服 30d。

3）心血管梅毒

（1）推荐方案：如有心力衰竭，首先治疗心力衰竭，待心功能可代偿时，可注射青霉素，但从小剂量开始以避免发生吉海反应，造成病情加剧或死亡。水剂青霉素 G，第 1d 10 万 IU，1 次肌内注射；第 2d 10 万 IU，日 2 次肌内注射；第 3d 20 万 IU，日 2 次肌内注射；自第 4d 起按下列方案治疗：普鲁卡因青霉素 G 每天 80 万 IU，肌内注射，连续 15d 为一疗程，总剂量 1 200 万 IU，共 2 个疗程（或更多），疗程间停药 2 周。不用苄星青霉素。

（2）对青霉素过敏者用以下药物：多西环素 100mg，每日 2 次，连服 30d；或米诺环素 100mg，每日 2 次，连服 30d；或盐酸四环素 500mg，每日 4 次，连服 30d（肝、肾功能不全者禁用）；或红霉素 500mg，每日 4 次，连服 30d。

4）神经梅毒

（1）推荐方案：水剂青霉素 G，1 800 万～2 400 万 IU 静脉滴注（300 万～400 万 IU，每 4h 1 次），连续 10～14d。继以苄星青霉素 G，每周 240 万 IU，肌内注射，共 3 次；或普鲁卡因青霉素 G 每天 240 万 IU，1 次肌内注射，同时口服丙磺舒，每次 0.5g，每日 4 次，共 10～14d。必要时，继以用苄星青霉素 G，每周 240 万 IU，肌内注射，共 3 次。替代方案头孢曲松，每日 2g，肌内注射或静脉注射，连续 10～14d。

（2）对青霉素过敏者用以下药物：多西环素 100mg，每日 2 次，连服 30d；或米诺环素 100mg，每日 2 次，连服 30d；或盐酸四环素 500mg，每日 4 次，连服 30d（肝、肾功能不全者禁用）；或红霉素 500mg，每日 4 次，连服 30d。

5）早期先天梅毒（2 岁以内）

（1）推荐方案：脑脊液异常者水剂青霉素 G，10 万～15 万 IU/（kg·d），出生后 7d 以内的新生儿，以每次 5 万 IU/kg，静脉注射每 12h 1 次；出生 7d 以后的婴儿每 8h 1 次，直至总疗程 10～14d；或普鲁卡因青霉素 G，5 万 IU/（kg·d），肌内注射，每日 1 次，疗程 10～14d。

（2）脑脊液正常者：苄星青霉素 G，5 万 IU/kg，1 次注射（分两侧臀肌）。如无条件检查脑脊液，可按脑脊液异常者治疗。

6）晚期先天梅毒（2 岁以上）

（1）推荐方案：普鲁卡因青霉素 G，5 万 IU/（kg·d），肌内注射，连续 10d 为一疗程（对较大儿童的青霉素用量，不应超过成人同期患者的治疗量）。

（2）替代方案：对青霉素过敏者，可用红霉素治疗，7.5～12.5mg/（kg·d），分 4 次口服，连服 30d。8 岁以下的儿童禁用四环素。

3. 随访　梅毒经足量规则治疗后，应定期随访观察，包括全身体检和复查非梅毒螺旋体抗原血清学试验滴度，以了解是否治愈或复发。

1）早期梅毒

（1）随访时间：随访 2～3 年，第 1 次治疗后隔 3 个月复查，以后每 3 个月复查一次，1 年后每半年复查一次。

（2）复发：如非梅毒螺旋体抗原血清学试验由阴性转为阳性或滴度升高 4 倍以上，属血清复发；或有临床症状复发，均应加倍量进行复治（治疗 2 个疗程，疗程间隔 2 周），还要考虑是否需要做腰椎穿刺进行脑脊液检查，以观察中枢神经系统有无梅毒感染。通常一期梅毒在 1 年内，二期梅毒在 2 年内，血清可由阴性转阳性。

（3）血清固定现象：少数患者在正规抗梅治疗后，非梅毒螺旋体抗体滴度下降至一定程度（一般≤1∶8）即不再下降，而长期维持在低滴度（甚至终生）。其原因可能为：抗梅毒药物剂量不足或治疗不规则，或使用非青霉素药物治疗；梅毒的病程长，开始治疗的时间晚；有过复发或再感染，体内仍有潜在的病灶；发生隐性神经梅毒；或并发 HIV 感染。对于血清固定者，如因药物剂量不足或治疗不规则者应该补治一个疗程；进行全面体检，包括神经系统和脑脊液检查，以早期发现无症状神经梅毒、心血管梅毒。必要时做 HIV 检测。严格定期复查，包括全身体检及血清随访。如滴度有上升趋势，应予复治。

2）晚期梅毒：需随访 3 年，第 1 年每 3 个月一次，以后每半年一次。对血清固定者，如临床上无复发表现，并除外神经、心血管及其他内脏梅毒，可不必再治疗，但要定期复查血清滴度，随访 3 年以上判断是否终止观察。

3）心血管梅毒及神经梅毒：需随访 3 年以上，除定期做血清学检查外，还应由专科医师终生随访，根据临床症状进行相应处理。神经梅毒治疗后 3 个月做第一次检查，包括脑脊液检查，以后每 6 个月一次，直到脑脊液正常。此后每年复查一次，至少 3 年。无症状性神经梅毒、梅毒性单纯性主动脉炎可完全治愈；但梅毒主动脉瓣闭锁不全、冠状动脉口狭窄、梅毒性主动脉瘤及有症状的神经梅毒等，虽经充分治疗，但其症状和体征也难以完全改善。

4. 判愈　梅毒的判愈标准分为临床治愈和血清治愈。

1）临床治愈

（1）判断标准：一期梅毒（硬下疳）、二期梅毒及三期梅毒（包括皮肤、黏膜、骨骼、眼、鼻等）损害愈合消退，症状消失。

（2）以下情况不影响临床判断：①继发或遗留功能障碍（视力减退等）。②遗留瘢痕或组织缺损（鞍鼻、牙齿发育不良等）。③梅毒损害愈合或消退，梅毒血清学反应仍阳性。

2）血清治愈：抗梅毒治疗后 2 年以内梅毒血清反应（非梅毒螺旋体抗原试验）由阳性转变为阴性，脑脊液检查阴性。

5. 性伴的处理　梅毒患者的所有性伴都应通知，进行相应的检查和治疗。

（1）通知检查：对于一期梅毒患者，应该通知其近 3 个月内的性伴进行检查；二期梅毒，通知其近 6 个月的性伴进行检查；早期潜伏梅毒，通知其近 1 年的性伴进行检查；晚期潜伏梅毒，通知其配偶或过去数年的所有性伴进行检查；先天梅毒，对其生母及生母的性伴进行检查。

（2）治疗：如果患者性伴的梅毒血清学检查阳性，应该立即开始驱梅治疗。如果为阴性，推荐在 6 周后和 3 个月后再次复查。如果不能保证其后的随访检查，建议进行预防性驱梅治疗。同样，如果性伴无法立即做血清学检查，也应进行预防性驱梅治疗。早期梅毒的传染性强，因此，在 3 个月之内有过性接触者，无论血清学检查结果如何，都应考虑进行预防性驱梅治疗。

6. 特殊情况的处理 如下所述:

1) 妊娠期梅毒

（1）治疗：在妊娠早期，治疗是为了使胎儿不受感染；在妊娠晚期，治疗是为了使受感染的胎儿在分娩前治愈，同时也治疗孕妇。对分娩过早期先天梅毒儿的母亲，虽无临床症状，血清反应也阴性，仍需进行适当的治疗。治疗原则与非妊娠患者相同，但禁用四环素、多西环素及米诺环素。

A. 推荐方案：普鲁卡因青霉素 G 每天 80 万 IU，肌内注射，连续 15d 或苄星青霉素 240 万 U，分为两侧臀部肌内注射，每周 1 次，共 3 次。

B. 替代方案：对青霉素过敏者，用红霉素治疗（禁用四环素）。服法及剂量与非妊娠患者相同，但其所生婴儿应该用青霉素再治疗，因红霉素不能通过胎盘；或头孢曲松钠 250 ～ 500mg，肌内注射，每天 1 次，连用 10d。

上述方案在妊娠最初 3 个月内，应用一疗程；妊娠末 3 个月应用一疗程。治疗后每月做一次定量 USR 或 RPR 试验，观察有无复发及再感染。

青霉素过敏用上述方法治疗者，在停止哺乳后，要用多西环素复治。早期梅毒治疗后分娩前应每月检查 1 次梅毒血清反应，如 3 个月内血清反应滴度未下降 2 个稀释度，或上升 2 个稀释度，应给予复治。分娩后按一般梅毒病例进行随访。

（2）对于梅毒孕妇所生婴儿的随访：①经过充分治疗的梅毒孕妇所生婴儿婴儿出生时，如血清反应阳性，应每月复查一次；8 个月时，如呈阴性，且无先天梅毒的临床表现，可停止观察。婴儿出生时，如血清反应阴性，应于出生后 1 个月、2 个月、3 个月及 6 个月复查，至 6 个月时仍为阴性，且无先天梅毒的临床表现，可排除梅毒感染。在随访期间出现滴度逐渐上升，或出现先天梅毒的临床表现，应立即予以治疗。②未经充分治疗或未用青霉素治疗的梅毒孕妇所生婴儿，或无条件对婴儿进行随访者，可对婴儿进行预防性梅毒治疗，对孕妇进行补充治疗。

2) 并发 HIV 感染的处理

（1）艾滋病与 HIV 感染使梅毒病程发生改变：表现为病程进展快，可出现不典型的皮肤损害，眼部病损的发生率增加，早期神经梅毒发生率增加。

（2）梅毒血清反应试验结果发生异常变化：①在 HIV 感染的早期，由于激活多克隆 B 细胞使其反应性增强，抗体滴度增高，甚至出现假阳性反应。②在 HIV 感染的晚期，由于机体免疫力已明显降低，梅毒患者的梅毒血清反应可呈阴性，即假阴性。③同时感染 HIV 的患者梅毒血清反应试验（RPR，VDRL 等非梅毒螺旋体抗原血清试验）的滴度下降速度比较慢，在治疗后 6 个月内滴度不能下降大于等于 4 倍（2 个稀释度）或阴转。

3) 处理原则

（1）所有 HIV 感染者应做梅毒血清学筛查；所有梅毒患者应做 HIV 抗体筛查。

（2）常规的梅毒血清学检查不能确定诊断时，可做活检，进行免疫荧光染色或银染色，找梅毒螺旋体。

（3）所有梅毒患者，凡有感染 HIV 危险者，应考虑做腰椎穿刺以排除神经梅毒。

（4）对一期、二期及潜伏梅毒推荐用治疗神经梅毒的方案进行治疗。

（5）对患者进行密切监测及定期随访。

第二节　艾滋病

一、概述

艾滋病，医学全名为"获得性免疫缺陷综合征"（acquired immune deficiency syndrome, AIDS），是人体感染了人类免疫缺陷病毒（HIV），又称艾滋病病毒所导致的传染病。艾滋病主要通过血液、不洁性行为、吸毒和母婴遗传四种途径传播。国际医学界至今尚无防治艾滋病的特效药物和方法。

二、临床表现

1）潜伏期一般 2～15 年，平均 8～10 年。

2）HIV 感染临床分类很多，1986 年美国 CDC 建议的分类如下。

Ⅰ组：急性 HIV 感染期，临床表现类似一过性传染性单核细胞增多症，血清 HIV 抗体阳性。

Ⅱ组：无症状 HIV 感染期，无临床症状，血清 HIV 抗体阳性。

Ⅲ组：有持续性全身淋巴结肿大，非腹股沟部位，数目在 3 个以上，直径 >1cm，持续 3 个月而原因不明者。

Ⅳ组：有其他的临床症状，又分五个亚型：

A 亚型：有非特异性的全身症状，如持续 1 个月以上的发热、腹泻、体重减轻 10% 以上而找不出其他原因者。

B 亚型：表现为神经系统症状，如痴呆、脊髓病、末梢神经病而找不到原因者。

C 亚型：由于 HIV 感染后引起细胞免疫功能缺陷，导致二重感染，又分为两类。

C1：导致卡氏肺囊虫性肺炎、慢性隐孢子虫病、弓形虫病、类圆线虫病、念珠菌病、隐球菌病、组织胞浆菌病、鸟型结核分枝杆菌感染、巨细胞病毒感染、慢性播散性疱疹病毒感染、进行性多灶性白质脑炎等。

C2：导致其他感染如口腔毛状黏膜白斑病、带状疱疹、复发性沙门氏菌血症、奴卡菌症、结核及口腔念珠菌病等。

D 亚型：继发肿瘤，如 Kaposi 肉瘤、非霍奇金淋巴瘤及脑的原发性淋巴瘤等。

E 亚型：其他并发症如慢性淋巴性间质性肺炎。

3）皮肤表现

（1）非特异性皮肤表现：如脂溢性皮炎、瘙痒性丘疹性皮损、皮肤干燥等，皮损常见于面、上肢及躯干部。

（2）感染性皮肤病：①病毒感染性皮肤病：如单纯疱疹、生殖器疱疹、传染性软疣、毛状黏膜白斑、带状疱疹等。水痘带状疱疹病毒感染，常累及多个皮区，皮损广泛，皮疹除水疱、大疱外，还可见血疱。②细菌感染性皮肤病：如脓疱疮、丹毒等，皮损一般较重。③真菌感染性皮肤病：HIV 感染者常见的浅部真菌感染如体股癣、手足癣、花斑癣，皮损广泛而不典型。白念珠菌感染多发生于口咽部，称为鹅口疮，是免疫缺陷最早出现的一种表现。新型隐球菌感染多数发生在中枢神经系统，皮损有带脐窝状丘疹、结节和紫色斑块，可与传染性软疣及卡波西肉瘤相似。

（3）肿瘤：①卡波西肉瘤：开始为粉红色斑疹，以后颜色变暗，形成淡紫色或棕色的斑疹或斑块，最后为出血性皮损和结节。②其他恶性肿瘤：淋巴瘤、鳞状细胞癌、基底细胞癌、恶性黑素瘤、肛门生殖器肿瘤等。

4）系统损害

（1）神经系统：20%～40%的 AIDS 患者有周围神经炎。此外还可见隐球菌性脑膜炎、脑弓形虫病、B 细胞淋巴瘤、亚急性脑炎等。

（2）肺：85%的 AIDS 患者有卡氏肺囊虫肺炎。此外，还可见巨细胞病毒性肺炎、结核病、肺部卡波西肉瘤。

（3）消化系统：口腔、肛周及食管念珠菌病；胃肠道感染，恶心、厌食、呕吐、中上腹痛、腹泻、吸收不良、体重减轻等；胆管系统病变。

三、传染途径

1. 性传播　通过性行为传播是艾滋病病毒的主要传染途径。

2. 血液传播　通过静脉注射毒品的人共用未经过消毒的注射器，输用未经艾滋病病毒抗体检查的供血者的血或血液制品。

3. 母婴传播　已受艾滋病病毒感染的孕妇可通过胎盘，或分娩时通过产道，也可通过哺乳，将病毒传染给婴儿。

4. 其他途径　器官移植、人工授精以及与艾滋病患者接触的职业人员（如医务人员、警察、理发师、监狱看守、殡葬人员）皮肤有破损时，接触被艾滋病病毒污染的物品，则可能被感染。尽管艾滋病患者的唾液中含有艾滋病病毒，但至今未发现通过唾液或共用口杯而发生艾滋病传播的病例。因此，接吻可能不是艾滋病的传播途径。1988 年 7 月《美国医学协会杂志》刊登了有关艾滋病传播途径的报道，该报道指出，目前没有任何迹象表明艾滋病病毒是通过唾液、泪液、尿液、餐具、偶然的接触或昆虫传播的，说明艾滋病病毒不会通过日常生活接触而传染。

四、诊断要点

1. 急性 HIV 感染　如下所述：

（1）接触史：①同性恋或异性恋有多个性伴史，或配偶、性伴抗 HIV 抗体阳性。②静脉吸毒史。③输入过未经抗 HIV 抗体检测的血制品。④使用过受 HIV 污染的血液制品。⑤与 AIDS 患者有密切接触史。⑥有过梅毒、淋病、非淋菌性尿道炎等性病史。⑦出国有非婚性接触史，或可能的医源性感染史。⑧HIV 抗体阳性孕妇所生的子女。

（2）临床表现：①有发热、乏力、肌痛、关节痛、咽痛、腹泻、全身不适等似流感样症状。②可有散在性皮疹，主要表现为躯干部位的斑丘疹、玫瑰疹或荨麻疹。③少数出现头痛、脑膜脑炎、周围神经炎或急性多发性神经炎。④颈、腋、枕部有肿大淋巴结，类似传染性单核细胞增多症。⑤肝脾肿大。

（3）实验室检查：①周围血白细胞总数及淋巴细胞总数起病后下降，以后淋巴细胞总数上升可见异形淋巴细胞。②CD4/CD8 比值大于 1。③抗 HIV 抗体由阴性转阳性者，一般经 2～3 个月才转阳，最长可达 6 个月。在感染窗口期抗体阴性。④少数患者初期血清 P24

抗原阳性。

2. 无症状 HIV 感染诊断标准　如下所述：

（1）接触史同急性 HIV 感染。

（2）临床表现常无任何症状及体征，部分感染者可出现持续性的全身淋巴结肿大。此期为艾滋病潜伏期，一般 2～15 年，平均 8～10 年，但亦可短至数月，长至 20 年。

（3）实验室检查：①抗 HIV 抗体阳性，经确诊试验证实者。②CD4 淋巴细胞总数正常，CD4/CD8 大于 1。③血清 P24 抗原阴性。

3. AIDS 诊断标准　如下所述：

（1）接触史同急性 HIV 感染。

（2）临床表现：①原因不明的免疫功能低下。②持续不规则低热 1 个月以上。③持续原因不明的全身淋巴结肿大（淋巴结直径大于 1cm）。④慢性腹泻多于 4～5 次/d，3 个月内体重下降大于 10% 以上。⑤并发有口腔念珠菌感染、卡氏肺囊虫肺炎、巨细胞病毒（CMV）感染、疱疹病毒感染、弓形虫病、隐球菌脑膜炎，进展迅速的活动性肺结核、皮肤黏膜的卡波西（kaposi）肉瘤、淋巴瘤等。⑥青年患者出现痴呆症。

（3）实验室检查：①抗 HIV 抗体阳性，经确诊试验证实者。②P24 抗原阳性（有条件单位可查）。③CD4 淋巴细胞总数小于 $200/mm^3$ 或 $200～500/mm^3$。④CD4/CD8 小于 1。⑤周围血 WBC、Hb 下降。⑥β_2 微球蛋白水平增高。⑦可找到上述各种并发感染的病原体依据或肿瘤的病理依据。

五、治疗方案及原则

由于目前对病毒感染性疾病没有特效的治疗药物，所以对 AIDS 也没有有效的治疗办法。加之 HIV 病毒核酸与宿主染色体 DNA 整合，利用宿主细胞进行复制，给药物治疗带来了困难。HIV 感染的早期治疗十分重要。通过治疗可减缓免疫功能的衰退。HIV 感染者患结核、细菌性肺炎和卡氏肺囊虫肺炎的危险性增加，进行早期预防十分重要。

1. 营养　营养支持。

2. 免疫调节剂治疗　如下所述：

（1）白细胞介素 2（IL-2）：提高机体对 HIV 感染细胞的 MHC 限制的细胞毒性作用，亦提高非 MHC 限制的自然杀伤细胞（NK）及淋巴因子激活的杀伤细胞（LAK）的活性。

（2）粒细胞集落刺激因子（G-CSF）及粒细胞-巨噬细胞集落刺激因子（GM-CSF）：增加循环中性粒细胞，提高机体的抗感染能力。

（3）灵杆菌素：激活下丘脑-垂体-肾上腺皮质系统，调整机体内部环境与功能，增强机体对外界环境变化的适应能力，刺激机体产生抗体，使白细胞总数增加，巨噬功能加强，激活机体防御系统抗御病原微生物及病毒的侵袭。

（4）干扰素（IFN）：α-干扰素（IFN-α），对部分患者可略提高 $CD4^+T$ 细胞，40% Kaposi 肉瘤患者有瘤体消退；β-干扰素（IFN-β），静脉给药效果与 IFN-α 类似，但皮下注射抗 Kaposi 肉瘤作用较弱；γ-干扰素（IFN-γ）提高单核细胞-吞噬细胞活性，抗弓形虫等条件性致病菌感染可能有一定效果。

3. 抗病毒制剂　如下所述：

（1）抑制 HIV 与宿主细胞结合及穿入的药物：可溶性 rsCD4 能与 HIV 结合，占据 CD4

结合部位，使 HIVgp120 不能与 CD4 T 淋巴细胞上的 CD4 结合，不能穿入感染 CD4 T 淋巴细胞。剂量：rsCD4 临床试验 30mg/d，肌内注射或静脉注射，连续 28d。

（2）抑制 HIV 逆转录酶（RT）的药物通过抑制逆转录酶，阻断 HIV 复制。效果较好的药物有：齐多夫定（叠氮胸苷）、双脱氧胞苷等。

4. 机会性感染的防治　如下所述：

（1）弓形虫病：联用乙胺嘧啶和磺胺嘧啶治疗。

（2）隐球菌性脑膜炎：给予两性霉素 B 或氟康唑治疗。

（3）巨细胞病毒性肺炎或视网膜炎：更昔洛韦或膦甲酸治疗。

（4）卡氏肺囊虫肺炎：复方磺胺甲基异恶唑或喷他脒治疗。

（5）口腔和食管念珠菌感染：可局部使用制真菌素，严重者系统使用氟康唑。

5. 并发恶性肿瘤的治疗　如下所述：

（1）卡波西肉瘤：可用长春新碱或博来霉素，也可放疗，手术效果不佳。

（2）淋巴瘤：可选用环磷酰胺、长春新碱、丙卡巴肼、泼尼松等治疗。

第三节　淋病

一、概述

淋病（gonorrhea）是一种由奈瑟淋球菌（Neisseria gonorrheae）引起的泌尿生殖系统的化脓性炎症，主要通过性接触传播，也可通过非性接触传播。临床上，男性淋病主要表现为尿道炎，不及时治疗可引起附睾炎、尿道球腺炎、包皮腺炎及前列腺炎等。女性淋病以子宫颈炎最为常见，但多数患者无自觉症状，若上行感染可引起盆腔炎，严重者会导致不孕症。未经治疗的孕妇，产道分娩时可引起新生儿淋菌性眼炎，少数患者出现血行播散引起播散性淋病及淋菌性败血症。

二、临床表现

1. 男性无并发症淋病　潜伏期 2～10d，常为 3～5d。患者出现淋菌性尿道炎（gonococcal urethritis），表现为尿痛，尿急，或尿道灼热、不适感，有尿道分泌物，开始为黏液性，以后出现脓性或脓血性分泌物。出现包皮龟头炎者，龟头表面和包皮红肿，有渗出物，局部破溃。本病可并发包皮嵌顿。严重者腹股沟淋巴结红肿疼痛。少数可发生尿道瘘管，瘘管外开口处有脓性分泌物流出。少数患者可出现后尿道炎，尿频明显，会阴部轻度坠胀，夜间常有痛性阴茎勃起。部分患者症状可不典型，仅有少量稀薄的脓性分泌物。有明显症状和体征的患者，即使未经治疗，一般在 10～14d 后逐渐减轻，1 个月后症状基本消失，感染可继续向后尿道或上生殖道扩散，甚至发生并发症。

2. 女性无并发症淋病　常因病情隐匿而难以确定潜伏期。

（1）子宫颈炎：白带增多、呈脓性，子宫颈充血、红肿，子宫颈口有黏液脓性分泌物，可有外阴刺痒和烧灼感。

（2）尿道炎、尿道旁腺炎：尿频、尿急，排尿时有烧灼感。尿道口充血，有触痛及少量脓性分泌物。挤压尿道旁腺时尿道口有脓性分泌物渗出。

（3）前庭大腺炎：多为单侧，大阴唇部位红、肿、热、痛，严重时形成脓肿，局部剧痛，有全身症状和发热等。

（4）肛周炎：肛周红、肿、瘙痒，表面有脓性渗出物，局部可破溃。

3. 儿童淋病　如下所述：

（1）男性儿童多发生前尿道炎和包皮龟头炎，龟头疼痛，包皮红肿，龟头和尿道口潮红，尿道脓性分泌物。

（2）幼女表现为外阴阴道炎，阴道脓性分泌物较多，外阴红肿，可有尿频、尿急、尿痛和排尿困难。

4. 男性淋病并发症　如下所述：

（1）附睾炎：常为单侧，伴发热，患侧阴囊肿大，表面潮红，疼痛明显，触痛剧烈，同侧腹股沟和下腹部有反射性抽痛。

（2）精囊炎：急性期可伴发热，有尿频、尿急、尿痛、终末尿浑浊带血，亦可有血精，有时可有下腹痛。慢性时自觉症状不明显。

（3）前列腺炎：会阴部不适、坠胀感、放射性疼痛等。

（4）系带旁腺（Tyson 腺）或尿道旁腺炎和脓肿：少见（小于 1%），系带的一侧或两侧疼痛性肿胀，脓液通过腺管排出。

（5）尿道球腺（Cowper 腺）炎和脓肿：少见，会阴部跳痛、排便痛、急性尿潴留，直肠指检扪及有触痛的肿块。

（6）尿道周围蜂窝织炎和脓肿：罕见，脓肿侧疼痛、肿胀，破裂产生瘘管。可扪及有触痛的波动性肿块。常见于舟状窝和球部。

（7）尿道狭窄：少见，因尿道周围蜂窝织炎、脓肿或瘘管形成而致尿道狭窄。出现尿路梗塞（排尿无力、困难、淋漓不尽）和尿频、尿潴留等。

5. 女性淋病并发症　多为淋菌性子宫颈炎未及时治疗，淋球菌上行感染而致，表现为淋菌性盆腔炎，包括子宫内膜炎、输卵管炎、输卵管卵巢脓肿、盆腔腹膜炎、盆腔脓肿等。其表现为：月经后发作，突发高热，体温常高于 38℃，伴有寒战、头痛、食欲缺乏、恶心、呕吐等；脓性白带增多；双下腹痛，以一侧为重，咳嗽或打喷嚏时疼痛加剧；可有腹膜刺激症状，肠鸣音减弱，双侧附件增厚、压痛；双合诊检查可在附件处或子宫后凹陷扪及肿物，有波动感，欠活动。

6. 其他部位淋病　如下所述：

（1）淋菌性眼炎：常为急性化脓性结膜炎，于感染后 2～21d 出现症状。新生儿淋菌性眼炎多为双侧感染，成人多为单侧。其表现为眼睑红肿，眼结膜充血水肿，有较多脓性分泌物；巩膜充血，呈片状充血性红斑；角膜浑浊，呈雾状，严重时发生溃疡，引起穿孔。

（2）淋菌性直肠炎：主要见于肛交者，女性可由阴道分泌物污染引起。其表现肛门瘙痒、疼痛和直肠充盈坠胀感。肛门有黏液性或脓性分泌物。重者有里急后重感。检查可见直肠黏膜充血、水肿、糜烂。

（3）淋菌性咽炎：见于口-生殖器接触者，通常无明显症状，有症状者大多数只有轻度咽炎，表现咽干、咽痛和咽部不适。咽部可见潮红充血，咽后壁可有黏液样或脓性分泌物。

7. 播散性淋球菌感染（disseminated gonococcal infection，DGI）　如下所述：

（1）全身不适、食欲缺乏、高热、寒战等。

（2）淋菌性关节炎：开始时以指、趾等小关节红肿为著，其后局限于膝、肘、腕、踝、肩等大关节，关节外周肿胀，关节腔内积液，活动受限。

（3）淋菌性败血症：病情重，可发生淋菌性心内膜炎、心包炎、脑膜炎、肺炎、肝炎等。

三、诊断要点

1. 流行病学　史有多性伴，不安全性行为，或性伴感染史。有与淋病患者密切接触史，儿童可有受性虐待史，新生儿的母亲有淋病史。

2. 临床表现　符合淋病的临床症状和体征。

3. 实验室检查　如下所述：

（1）分泌物涂片：能检出多形核白细胞内革兰阴性双球菌，适用于男性急性尿道感染病例的诊断，不推荐用于口咽、直肠部位感染和女性淋菌性子宫颈炎的诊断。

（2）淋球菌培养：为淋病的确诊试验，适用于男、女性及各种临床标本的淋球菌检查。

（3）核酸检测：聚合酶链反应（PCR）法等检测淋球菌核酸阳性。核酸检测应在通过相关机构认定的实验室开展。

四、诊断分类

1. 疑似病例　符合男性或女性临床表现，有或无流行病学史。

2. 确诊病例　同时符合疑似病例的要求和涂片检查阳性（只限于男性急性尿道炎患者）或淋球菌培养阳性或核酸检测阳性。

五、鉴别诊断

1. 男性淋菌性尿道炎　需与生殖道沙眼衣原体感染和其他原因引起的尿道炎鉴别。

2. 女性淋菌性子宫颈炎　应与生殖道沙眼衣原体感染、念珠菌性阴道炎、滴虫性阴道炎及细菌性阴道炎等鉴别。

3. 淋菌性前列腺炎、精囊炎、附睾炎　需与急、慢性细菌性前列腺炎、精囊炎、附睾炎及由沙眼衣原体引起的前列腺炎、精囊炎、附睾炎鉴别。淋菌性附睾炎还要与睾丸癌、附睾结核等鉴别。

4. 淋菌性盆腔炎　需与急性阑尾炎、子宫内膜异位症、异位妊娠、卵巢囊肿蒂扭转或破溃等鉴别。

5. 淋菌性眼炎　需与细菌性眼结膜炎、沙眼衣原体性眼结膜炎鉴别。

6. 淋菌性直肠炎　需与细菌性痢疾、阿米巴痢疾、直肠息肉等鉴别。

7. 淋菌性咽炎　需与慢性咽炎、扁桃体炎、梅毒性咽黏膜斑鉴别。

8. 淋菌性关节炎　需与急性细菌性关节炎、急性风湿性关节炎、类风湿性关节炎、性病性反应性关节炎鉴别。

9. 淋菌性败血症　需与各种菌血症、脑膜炎球菌引起的脑膜炎、乙型脑炎、急性心肌炎、急性肝炎等鉴别。

六、治疗方案及原则

1. 治疗原则　如下所述：

（1）遵循及时、足量、规则用药的原则。

（2）根据病情采用相应的治疗方案。

（3）注意多种病原体尤其是沙眼衣原体感染。

（4）性伴如有感染应同时接受治疗。

（5）定期复查随访。

2. 治疗方案　如下所述：

（1）淋菌性尿道炎、子宫颈炎、直肠炎

1）推荐方案：头孢曲松250mg，肌内注射，单次给药；或大观霉素2g（子宫颈炎4g），肌内注射，单次给药；或头孢噻肟1g，肌内注射，单次给药。

如果衣原体感染不能排除，应同时用抗沙眼衣原体感染药物。

2）替代方案：头孢克肟400mg，口服，单次给药；或其他第三代头孢菌素类，如已证明其疗效较好，亦可选做替代药物。

如果衣原体感染不能排除，加上抗沙眼衣原体感染药物。

由于耐药性较为普遍，青霉素类、四环素类和氟喹诺酮类药物目前已不作为治疗淋病的推荐药物。

（2）儿童淋病应禁用喹诺酮类药物，年龄小于8岁者禁用四环素类药物，体重大于45kg按成人方案治疗，体重小于45kg儿童按以下方案治疗。

推荐方案：头孢曲松125mg，肌内注射，单次给药；或大观霉素40mg/kg，肌内注射，单次给药。

如果衣原体感染不能排除，同时用抗沙眼衣原体感染药物。

（3）淋菌性前列腺炎、精囊炎、附睾炎

1）推荐方案：头孢曲松250mg，肌内注射，每天1次，共10d；或大观霉素2g，肌内注射，每天1次，共10d；或头孢噻肟1g，肌内注射，每天1次，共10d。

如果衣原体感染不能排除，同时用抗沙眼衣原体感染药物。

2）替代方案：头孢克肟400mg，口服，每天1次，共10d。

如果衣原体感染不能排除，同时用抗沙眼衣原体感染药物。

（4）淋菌性盆腔炎门诊治疗：参照上述治疗方案，任选一种药物，均需加甲硝唑400mg，口服，每天2次，共14d。住院治疗方案如下

1）住院治疗推荐方案A：头孢替坦2g，静脉注射，每12h 1次；或头孢西丁2g，静脉注射，每6h 1次，加多西环素100mg，静脉注射或口服，每12h 1次。如果患者能够耐受，多西环素应尽可能口服。在患者情况允许的条件下，头孢替坦或头孢西丁的治疗不应短于1周。对治疗72h内临床症状改善者，在治疗1周时酌情考虑停止肠道外治疗，并继之以口服多西环素治疗100mg，每日2次，加甲硝唑500mg，口服，每日2次，总疗程14d。

2）住院治疗推荐方案B：克林霉素900mg，静脉注射，每8h 1次，加庆大霉素负荷量（2mg/kg），静脉注射或肌内注射，随后给予维持量（1.5mg/kg），每8h 1次。也可每日1次给药。

患者临床症状改善后 24h 可停止肠道外治疗，继以口服治疗，即多西环素 100mg，口服，每日 2 次；或克林霉素 450mg，口服，每日 4 次，连续 14d 为一疗程。

多西环素静脉给药疼痛明显，与口服途径相比没有任何优越性。孕期或哺乳期妇女禁用四环素、多西环素。妊娠头 3 个月内应避免使用甲硝唑。

5）淋菌性眼炎：推荐方案，①新生儿：头孢曲松 25mg ～ 50mg/kg（总量不超过 125mg），静脉注射或肌内注射，每天 1 次，连续 7d。或大观霉素 40mg/kg，肌内注射，每天 1 次，连续 7d。②成人：头孢曲松 1g，肌内注射，每天 1 次，连续 7d；或大观霉素 2g，肌内注射，每天 1 次，连续 7d。

同时应用生理盐水冲洗眼部，每小时 1 次。新生儿的母亲如患有淋病，应同时治疗。新生儿如并发衣原体感染，应予抗沙眼衣原体药物治疗。

6）淋菌性咽炎：推荐方案，头孢曲松 250mg，肌内注射，单次给药；或头孢噻肟 1g，肌内注射，单次给药。

如果衣原体感染不能排除，同时加用抗沙眼衣原体感染药物。

大观霉素对淋菌性咽炎的疗效差，因此不推荐使用。

7）新生儿播散性淋病及淋球菌性头皮脓肿：推荐方案，头孢曲松 25 ～ 50mg/（kg·d），静脉注射或肌内注射，每天 1 次，共 7d，如有脑膜炎疗程为 14d；或头孢噻肟 25mg/kg，静脉注射或肌内注射，每天 1 次，共 7d，如有脑膜炎疗程为 14d。

8）儿童淋菌性菌血症或关节炎：推荐方案，体重小于 45kg 儿童：头孢曲松 50mg/kg（最大剂量 1g），肌内注射或静脉注射，每天 1 次，共 7d；或大观霉素 40mg/kg，肌内注射，每天 1 次，共 7d。体重大于 45kg 儿童：头孢曲松 50mg/kg，肌内注射或静脉注射，每天 1 次，共 7d；或大观霉素 2g，肌内注射，每天 2 次，共 7d。

9）成人播散性淋病：推荐住院治疗。需检查有无心内膜炎或脑膜炎。如果衣原体感染不能排除，应加上抗沙眼衣原体感染药物。

（1）推荐方案：头孢曲松 1g，肌内注射或静脉注射，每天 1 次，10d 以上。

（2）替代方案：大观霉素 2g，肌内注射，每天 2 次，10d 以上；或头孢噻肟 1g，静脉注射，每天 3 次，共 10d 以上。

淋菌性关节炎者，除髋关节外，不宜施行开放性引流，但可以反复抽吸，禁止关节腔内注射抗生素。淋菌性脑膜炎上述治疗的疗程约 2 周，心内膜炎疗程需 4 周以上。

七、随访

（1）无并发症淋病患者经推荐方案规则治疗后，一般不需复诊做判愈试验。

（2）治疗后症状持续者应进行淋球菌培养，如分离到淋球菌，应做药物敏感性试验，以选择有效药物治疗。

（3）经推荐方案治疗后再发病者，通常是由再感染引起，提示要加强对患者的教育和性伴的诊治。

（4）持续性尿道炎、子宫颈炎或直肠炎也可由沙眼衣原体及其他微生物引起，应进行针对性检查，以做出判断，并加以治疗。

（5）部分淋菌性尿道炎经规则治疗后，仍有尿道不适者，查不到淋球菌和其他微生物，可能是尿道感染受损后未完全修复之故。

（6）淋菌性眼炎患儿应住院治疗，并检查有无播散性感染。

（7）淋菌性附睾炎经治疗后，若3d内症状无明显改善，则应重新评价诊断与治疗。按推荐方案治疗后，若睾丸肿胀与触痛仍持续，则应做全面检查，以排除其他疾病。

（8）盆腔炎门诊患者应在开始治疗72h内进行随访（有发热症状患者在24h内随访），若病情没有改善则入院治疗。患者应在3d内出现明显的临床好转（退热、腹部压痛减轻、子宫、附件和宫颈举痛减轻）。3d内无好转的患者需入院治疗。

（9）淋菌性脑膜炎、心内膜炎如出现并发症，应请有关专家会诊。

八、性伴的处理

（1）成年淋病患者就诊时，应要求其性伴检查和治疗。

（2）在症状发作期间或确诊前60d内与患者有过性接触的所有性伴，都应做淋球菌和沙眼衣原体感染的检查和治疗。

（3）如果患者最近一次性接触是在症状发作前或诊断前60d之前，则其最近一个性伴应予治疗。

（4）应教育患者在治疗未完成前，或本人和性伴还有症状时避免性交。

（5）感染淋球菌新生儿的母亲及其性伴应根据有关要求做出诊断，并按成人淋病治疗的推荐方案治疗。

（6）淋菌性盆腔炎患者出现症状前60d内与其有性接触的男性伴应进行检查和治疗，即便其男性伴没有任何症状，亦应如此处理。

九、特殊情况的处理

1. 过敏和不能耐受　如下所述：

（1）对头孢菌素过敏或对喹诺酮类药物不能耐受者，应予大观霉素治疗，必要时，可选择其他类药物治疗。

（2）若为淋菌性咽炎，且对头孢菌素过敏或对喹诺酮类药物不能耐受，一般不用大观霉素治疗，应选择其他类且疗效较好的药物治疗。

2. 孕妇的处理　孕妇禁用喹诺酮类和四环素类药物。对推断或确诊有沙眼衣原体感染的孕妇，推荐用红霉素或阿莫西林治疗。

推荐方案：头孢曲松250mg，肌内注射，单次给药；或大观霉素4g，肌内注射，单次给药。

如果衣原体感染不能排除，同时用抗沙眼衣原体感染药物。

3. 男性同性性行为者的处理　如下所述：

（1）男性同性恋者感染淋球菌，常发生淋菌性直肠炎，其治疗无特殊要求。

（2）由于男性同性接触者具有感染HIV、其他病毒性和细菌性传播疾病的高度危险，因此医生应做好预防咨询，以减少其感染HIV和其他性传播疾病的危险性。

（3）应建议男性同性接触者至少每年做一次全面的性传播疾病检测。

4. 并发HIV感染的处理　如下所述：

（1）同时感染淋球菌和HIV者的治疗与HIV阴性者相同。

（2）淋菌性盆腔炎、附睾炎同时感染HIV者，如其免疫功能已受抑，治疗时应注意其可能并发念珠菌及其他病原体感染，并予针对性治疗。

第四节 尖锐湿疣

一、概述

尖锐湿疣（condyloma acuminatum，CA）是由人类乳头瘤病毒（human papilloma virus，HPV）引起的性传播疾病。好发于青壮年，主要通过性接触传播，也可通过非性接触传播。引起肛周生殖器部位尖锐湿疣常见的 HPV 有 30 多种型，90% 以上的尖锐湿疣是由 HPV6 型及 HPV11 型引起的。HPV 侵入肛周生殖器部位破损的皮肤和黏膜后，在入侵部位引起增生性病变，早期表现为小丘疹，以后呈乳头状、菜花状、花冠状损害。本病尚无特效疗法，有复发趋势，与癌症有一定关系。

二、临床表现

1）潜伏期 1~8 个月，平均 3 个月。

2）男性好发于龟头、冠状沟、系带、阴茎、尿道口、肛周和阴囊等，女性为大小阴唇、尿道口、阴道口、会阴、肛周、阴道壁、子宫颈等，被动肛交者可发生于肛周、肛管和直肠，口交者可出现在口腔。

3）皮损初期表现为局部出现多个丘疹，逐渐发展为乳头状、鸡冠状、菜花状或团块状的赘生物。可为单发或多发，常为 5~15 个皮损，直径 1~10mm。色泽可从粉红色至深红色（非角化性皮损）、灰白色（严重角化性皮损），乃至棕黑色（色素沉着性皮损）。少数患者因免疫功能低下或妊娠而发生大体积疣，可累及整个外阴、肛周以及臀沟。

4）患者可自觉瘙痒、异物感、压迫感或灼痛感，常因皮损脆性增加而出血或继发感染。女性可有阴道分泌物增多。但约 70% 的患者无任何自觉症状。

5）临床类型

（1）典型尖锐湿疣：皮损为柔软、粉红色、菜花状或乳头状赘生物，大小不等，表面呈花椰菜样凹凸不平。常见于潮湿且部分角化的上皮部位，如包皮内侧、尿道口、小阴唇、阴道口、阴道、子宫颈、肛门，但也可见于腹股沟、会阴等部位。

（2）丘疹状疣：皮损为圆形或半圆形丘疹状突起，非菜花状，直径 1~4mm，见于完全角化的上皮部位。

（3）扁平状疣：皮损稍高出皮面，或呈斑丘疹状，表面可呈玛瑙纹蜡样光泽，有时可见微刺。其可见于生殖器任何部位，易被忽视。

（4）亚临床感染：暴露于 HPV 后，亚临床感染或潜伏感染可能是最常见的后果。亚临床感染的皮肤黏膜表面外观正常，如涂布 5% 醋酸（醋酸白试验），可出现境界明确的发白区域。

三、诊断要点

1. 流行病学史 有多性伴，不安全性行为，或性伴感染史，或有与尖锐湿疣患者密切的接触史，或新生儿的母亲为 HPV 感染者。

2. 临床表现　符合尖锐湿疣的临床症状和体征。

3. 醋酸白试验　用3%～5%醋酸溶液湿敷或涂布于待检的皮损处以及周围皮肤黏膜，在3～5min内，如见到均匀一致的变白区域为阳性反应。该试验并非HPV感染的特异性试验，其敏感性和特异性尚不清楚。局部有炎症、表皮增厚或外伤等时可出现假阳性。醋酸试验阴性也不能排除HPV感染。临床上较典型尖锐湿疣及HPV检查阳性的损害中有7%～9%为醋酸白试验阴性。

4. 阴道镜检查　可发现点状血管、血管袢，以及结合醋酸白试验发现微小、纤细尖锐湿疣疣体。

5. 实验室检查　如下所述：

（1）显微镜检查：通过Pap涂片发现宫颈鳞状上皮内的损害。

（2）病理学检查：符合尖锐湿疣的病理学征象，表现为表皮角化过度及角化不全，棘层肥厚，棘层上部及颗粒层可见空泡细胞。

（3）抗原检测：免疫组织化学法检测HPV抗原阳性。

（4）核酸检测：聚合酶链反应法等检测HPV核酸阳性。核酸检测应在通过相关机构认定的实验室开展。

四、诊断分类

1. 临床诊断病例　符合临床表现，有或无流行病学史。

2. 确诊病例　同时符合临床诊断病例的要求和实验室检查中（除显微镜检查外）的任1项。

五、鉴别诊断

1. 阴茎珍珠状丘疹　多见于青壮年，沿龟头后缘近冠状沟处，为针尖大小表面光滑的乳白色或淡红色小丘疹，圆顶或呈毛刷样，规则地排列成串珠状。皮损互不融合，醋酸白试验阴性。

2. 阴茎系带旁丘疹　好发于阴茎系带两旁的陷窝中，为直径0.5～1.5mm的光泽的实质性粟粒状丘疹，醋酸白试验阴性。

3. 绒毛状小阴唇　对称分布于小阴唇内侧，呈绒毛状或鱼子状外观，为淡红色或灰黑色丘疹，表面光滑，醋酸试验阴性。

4. 皮脂腺异位症　呈片状淡黄色针尖大小丘疹，多见于唇和包皮，境界清楚。

5. 扁平湿疣　系二期梅毒，皮损呈扁平或分叶状的疣状损害，分泌物中有大量梅毒螺旋体，梅毒血清反应强阳性。

6. 鲍恩样丘疹病　皮损为斑疹，苔藓样或色素性丘疹、疣状，组织学类似鲍恩病。

7. 生殖器鳞状细胞癌　多见于中年后，呈浸润性生长、质软，常形成溃疡，病理组织检查可确诊。

六、治疗方案及原则

1. 治疗原则　以去除疣体为目的，尽可能地消除疣体周围的亚临床感染以减少或预防复发，包括新发皮损在内，本病的复发率为20%～30%。同时也应对其性伴进行检查及治疗。患者治疗和随访期间应避免性行为。任何治疗方法都可发生皮肤黏膜反应包括瘙痒、灼热、糜烂以及疼痛。

2. 治疗方案 如下所述。

（1）患者自己用药：男女外生殖器部位可见的中等大小以下的疣体（单个疣体直径 < 5mm，疣体团块直径 < 10mm，疣体数目 < 15 个），可由患者自己外用药物治疗。

1）推荐方案：0.5% 足叶草毒素酊（或 0.15% 足叶草毒素霜）每日外用 2 次，连续 3d，随后，停药 4d，7d 为一疗程。脱落处产生糜烂面时需立即停药。如需要，可重复治疗达 4 个疗程。

该法适用于治疗直径 ≤10mm 的生殖器疣，临床治愈率约 90%。疣体总面积不应超过 10cm^2，日用药总量不应超过 0.5ml。用药后应待局部药物自然干燥。不良反应以局部刺激作用为主，可有瘙痒、灼痛、红肿、糜烂及坏死。该药有致畸作用，孕妇忌用。

2）替代方案：5% 咪喹莫特（imiquimod）霜涂于疣体上，隔天 1 次晚间用药，1 周 3 次，用药 10h 后，以肥皂和水清洗用药部位，最长可用至 16 周。

该法的疣体清除率平均为 56%，优点为复发率低，约为 13%。出现红斑非停药指征，出现糜烂或破损则需停药并复诊，由医生处理创面及决定是否继续用药。不良反应以局部刺激作用为主，可有瘙痒、灼痛、红斑、糜烂。妊娠期咪喹莫特的安全性尚未明确，孕妇忌用。

（2）医院内应用

1）推荐方案：CO_2 激光；或高频电治疗；或液氮冷冻。

CO_2 激光和高频电治疗：适用于不同大小及各部位疣体的治疗，液氮冷冻可适用于较多的体表部位，但禁用于腔道内疣，以免发生阴道直肠瘘等。缺点是复发率高，疼痛明显，皮下组织疏松部位治疗后可致明显水肿。

2）替代方案：80% ~90% 三氯醋酸或二氯醋酸：涂少量药液于疣体上，待其干燥，此时见表面形成一层白霜。在治疗时应注意保护周围的正常皮肤和黏膜，如果外用药液量过剩，可敷上滑石粉，或碳酸氢钠（苏打粉）或液体皂以中和过量的、未反应的酸液。如有必要，隔 1~2 周重复 1 次，最多 6 次。

复方硝酸溶液用涂药棒将药液涂于疣体的表面及根部，至疣体变成灰白色或淡黄色为止，如未愈，3~5d 后可再次治疗。

80% ~90% 三氯醋酸或二氯醋酸和复方硝酸溶液（硝酸、醋酸、草酸、乳酸与硝酸铜的复合制剂）不能用于角化过度、多发性以及面积较大的疣体。不良反应为局部刺激、红肿、糜烂等。

3）外科手术切除：外科手术切除适用于大体积尖锐湿疣的治疗，对药物或 CO_2 激光的治疗表现较为顽固且短期内反复发作的疣体也应考虑外科手术切除。

既往在临床使用的 10% ~25% 足叶草脂安息香酊，药物吸收可发生系统性不良反应，长期应用有潜在致癌性。目前已不推荐该药在临床使用。干扰素具有广谱抗病毒和免疫调节作用。因对其疗效尚缺乏确切的评价，且治疗费用较高，一般不推荐常规应用。有报告干扰素用于疣体基底部注射，每周 3 次，共 4~12 周有一定疗效。

3. 治疗方法选择 如下所述：

（1）男女外生殖器部位可见的中等大小以下的疣体（单个疣体直径小于 0.5cm，疣体团块直径<1cm，疣体数目小于15个），一般外用药物治疗。

（2）男性的尿道内和肛周，女性的前庭、尿道口、阴道壁和宫颈口的疣体；或男女患者的疣体大小和数量均超过上述标准者，建议用物理方法治疗。

（3）物理疗法治疗后，体表尚有少量疣体残存时，可再用外用药物治疗。

（4）无论是药物治疗或物理治疗，必须做醋酸白试验，尽量清除包括亚临床感染在内的损害，以减少复发。

4. 亚临床感染的处理　如下所述：

（1）对无症状的亚临床感染尚无有效的处理方法，一般也不推荐治疗，因尚无有效方法将HPV清除出感染细胞，且过度治疗反而引起潜在不良后果。

（2）处理以密切随访及预防传染他人为主。

（3）对醋酸白试验阳性的可疑感染部位，可视具体情况给予相应治疗（如激光、冷冻）。

七、随访

（1）尖锐湿疣治疗后的最初3个月，应嘱患者每2周复诊1次，如有特殊情况（如发现有新发皮损或创面出血等）应随时复诊，以便及时得到恰当的临床处理。

（2）同时应告知患者注意皮损好发部位，仔细观察有无复发，复发多在治疗后的3个月。

（3）3个月后，可根据患者具体情况，适当延长随访间隔期，直至末次治疗后6个月。

八、判愈与预后

尖锐湿疣的判愈标准为治疗后疣体消失，目前多数学者认为，治疗后6个月无复发者，则复发机会减少。尖锐湿疣的预后一般良好，虽然治疗后复发率较高，但通过正确处理最终可达临床治愈。

九、性伴的处理

（1）患者的所有性伴都应接受检查和随访，同时提供有效的咨询服务。

（2）男性尖锐湿疣患者的女性性伴可做宫颈细胞学筛查。

十、特殊情况的处理

1. 妊娠　如下所述：

（1）妊娠期忌用咪喹莫特、足叶草脂和足叶草毒素。

（2）由于妊娠期疣体易于增生，脆性增加，孕妇的尖锐湿疣在妊娠早期应尽早采用物理或手术治疗。

（3）虽然需要告知患尖锐湿疣的孕妇，HPV6和HPV11可引起婴幼儿的呼吸道乳头瘤病，患尖锐湿疣的妇女所生新生儿有发生该病的危险，如无其他原因，不建议患尖锐湿疣的孕妇终止妊娠，人工流产可增加患盆腔炎性疾病和HPV上行感染的危险。

（4）患尖锐湿疣的孕妇，在胎儿和胎盘完全成熟后，在羊膜未破前可考虑行剖宫产，产后的新生儿避免与HPV感染者接触。

（5）在临近分娩仍有皮损者，如阻塞产道，或阴道分娩会导致严重出血，最好在羊膜未破前行剖宫产。

2. 并发 HIV 感染的处理　由于 HIV 感染或其他原因致免疫功能抑制的患者，常用疗法的疗效不如免疫功能正常者，疗后易复发。

第五节　生殖器疱疹

一、概述

生殖器疱疹（genital herpes，GH）是一种由单纯疱疹病毒（herpes simplex virus，HSV）引起生殖器部位感染的性传播性皮肤病，导致生殖器疱疹的病毒有两种类型：LHSV - Ⅱ 和 HSV - Ⅰ，多数生殖器疱疹是由 HSV - Ⅱ 引起。本病好发于青壮年，主要通过性接触传播，也可通过母婴传播。临床上以外生殖器部位及肛门反复发生成群小水疱为特征。孕妇患病，可通过胎盘或产道传染给胎儿或新生儿，引起死胎、死产或新生儿疱疹病毒感染。

二、临床表现

1. 原发性生殖器疱疹　既往无 HSV 感染，为第一次感染 HSV 出现症状者。

（1）潜伏期 2 ~ 20d（平均 6d）。

（2）男性好发于包皮、冠状沟、龟头、阴茎体等部位；女性好发于大阴唇、小阴唇、会阴、肛周、阴道等处。男性同性性行为者常见肛门、直肠受累。

（3）初起为红斑和丘疱疹，很快发展为簇集的或散在的小水疱，2 ~ 4d 后破溃形成糜烂或溃疡，自觉疼痛、瘙痒、烧灼感。病程多持续 2 ~ 3 周。

（4）常伴发热、头痛、肌痛、全身不适或乏力等全身症状。

（5）可有尿道炎、膀胱炎或子宫颈炎等表现。

（6）腹股沟淋巴结可肿大，有压痛。

2. 非原发的初发生殖器疱疹　既往有过 HSV - Ⅰ 感染（主要为口唇或颜面疱疹），再次感染 HSV - Ⅱ 而出现生殖器疱疹的初次发作。与上述的原发性生殖器疱疹相比，自觉症状较轻，皮损较局限，病程较短，全身症状较少见，腹股沟淋巴结多不肿大。

3. 复发性生殖器疱疹　首次复发多出现在原发感染后 1 ~ 4 月。复发频率的个体差异较大，平均每年 3 ~ 4 次，有达 10 数次者。

（1）多在发疹前数小时至 5d 有前驱症状，表现为局部瘙痒、烧灼感、刺痛、隐痛、麻木感和会阴坠胀感等。

（2）皮损数目较少，为集簇的小水疱，很快破溃形成糜烂或浅表溃疡，分布不对称，局部轻微疼痛、瘙痒、烧灼感。病程常为 6 ~ 10d，皮损多在 4 ~ 5d 内愈合。

（3）全身症状少见，多无腹股沟淋巴结肿大。

4. 亚临床感染　指无临床症状和体征的 HSV 感染，可有传染性。

5. 不典型或未识别的生殖器疱疹　不典型损害可为非特异性红斑、裂隙、硬结（或疖肿）、毛囊炎、皮肤擦破、包皮红肿渗液等。

6. 特殊类型的生殖器疱疹　如下所述：

（1）疱疹性子宫颈炎：表现为黏液脓性子宫颈炎。出现宫颈充血及脆性增加、水疱、糜烂，甚至坏死。

（2）疱疹性直肠炎：多见于有男性同性性行为者，表现为肛周水疱或溃疡，肛门疼痛、里急后重、便秘和直肠黏液血性分泌物，常伴发热、全身不适、肌痛等。

7. 新生儿疱疹　可分为局限型、中枢神经系统型和播散型。常在生后 3～30d 出现症状，侵犯皮肤黏膜、内脏和中枢神经系统。表现为吃奶时吸吮无力、昏睡、发热、抽搐、惊厥或发生皮损，可出现结膜炎、角膜炎，可伴有黄疸、发绀、呼吸困难、循环衰竭以至死亡。

8. 并发症　少见。中枢神经系统并发症，包括无菌性脑膜炎、自主神经功能障碍、横断性脊髓炎和骶神经根病。播散性 HSV 感染，包括播散性皮肤感染、疱疹性脑膜炎、肝炎、肺炎等。

三、诊断要点

1. 流行病学史　有多性伴，不安全性行为，或性伴感染史。
2. 临床表现　符合生殖器疱疹的临床症状和体征。
3. 实验室检查　如下所述：
（1）培养法：细胞培养 HSV 阳性。
（2）抗原检测：酶联免疫吸附试验或免疫荧光试验检测 HSV 抗原阳性。
（3）核酸检测：聚合酶链反应法等检测 HSV 核酸阳性。核酸检测应在通过相关机构认定的实验室开展。

四、诊断分类

1. 临床诊断病例　符合临床表现，有或无流行病学史。
2. 确诊病例　同时符合临床诊断病例的要求和实验室检查中的任一项。

五、鉴别诊断

1. 带状疱疹　多见于老年人，为多发的群簇性水疱排列成带状，沿神经呈单侧分布，不超过人体中线，常伴明显神经痛。
2. 接触性皮炎　有过敏原接触史，皮损多为鲜红斑、丘疱疹及水疱。境界清楚，自觉灼热、瘙痒。
3. 固定型药疹　有用药史，皮损为水肿性圆形或椭圆形鲜红或紫红色斑，重者可有水疱，愈后遗留灰紫色沉着斑，多见皮肤与黏膜交界处。
4. 念珠菌病　阴道黏膜见白色薄膜附着物，有白色或黄色凝乳状的渗出物，黏膜红肿、糜烂、剧烈瘙痒。龟头及冠状沟有浅红色糜烂、乳酪状斑及粟粒大的脓疱。分泌物镜检可找到孢子和菌丝。

六、治疗方案及原则

1. 治疗原则　如下所述：
（1）无症状或亚临床型生殖器疱疹病毒感染无需药物治疗：有症状者的治疗包括全身治疗和局部处理。全身治疗主要是抗病毒治疗和治疗并发症，局部处理包括清洁创面和防止继发感染。

（2）由于生殖器疱疹极易复发，常给患者带来很大的心理压力，引起紧张、抑郁或焦虑等，应在患病早期及时给予医学咨询、社会心理咨询、药物治疗等综合处理措施，以减少疾病复发。

2. 系统性抗病毒治疗　如下所述：

（1）初发生殖器疱疹（包括原发性生殖器疱疹）：推荐方案，阿昔洛韦200mg，口服，每天5次，共7～10d；或阿昔洛韦400mg，口服，每日3次，共7d；或伐昔洛韦300mg，口服，每天2次，共7～10d；或泛昔洛韦250mg，口服，每天3次，共7d。

（2）疱疹性直肠炎、口炎或咽炎：适当增大剂量或延长疗程至10～14d。

（3）播散性HSV感染：指原发感染症状严重和损害广泛者，给予阿昔洛韦5～10mg/kg，静脉滴注，每8h1次，疗程为5～7d或直至临床表现消失。

（4）复发性生殖器疱疹：发作时的抗病毒治疗，最好在出现前驱症状或皮损出现24h内开始用药。

推荐方案：阿昔洛韦200mg，口服，每天5次，共5d；或阿昔洛韦400mg，口服，每日3次，共5d；或伐昔洛韦300mg，口服，每天2次，共5d；或泛昔洛韦125～250mg，口服，每天3次，共5d。

（5）频繁复发（每年复发大于等于6次）者：推荐方案，阿昔洛韦400mg，口服，每天2次；或伐昔洛韦300mg，口服，每天1次；或泛昔洛韦125～250mg，口服，每天2次。需长期持续给药，疗程一般为4个月～1年。

3. 局部处理　如下所述：

（1）皮损局部可采用生理盐水或3%硼酸溶液清洗，要保持患处清洁、干燥。

（2）可外用3%阿昔洛韦霜、1%喷昔洛韦乳膏等，但单独局部治疗的疗效远逊于系统性用药。

七、随访与预后

（1）对无HIV感染及其他并发症者，治疗后一般无需随访。

（2）经治疗后，全身症状消失，皮损消退，局部疼痛、感觉异常及淋巴结肿大消失，即为临床痊愈。

（3）本病易复发，尤其在原发感染后1年内复发较频繁。生殖器HSV-Ⅱ感染较HSV-Ⅰ感染者易复发。随着病程的推延，复发有减少的趋势。

（4）有临床发作的患者均存在亚临床或无症状排毒，生殖器疱疹的性传播和垂直传播大多数发生在亚临床或无症状排毒期间。

（5）生殖器疱疹的复发频率还与诱发因素有关，如饮酒、辛辣食物、疲劳、感冒、焦虑、紧张、性交、月经等。保持规律的生活习惯、适当的体育锻炼、良好的心理状态和避免诱发因素是减少和预防复发的重要措施。

八、性伴的处理

对患者的性伴可视具体情况给予相应的治疗或预防性用药。

九、特殊情况的处理

1. 妊娠期生殖器疱疹 如下所述：

（1）在孕妇中，阿昔洛韦等药物的使用尚有争议。目前主张孕妇初发生殖器疱疹患者可口服阿昔洛韦治疗。有并发症者，应静脉滴注阿昔洛韦治疗。

（2）对于频繁复发或新近感染的孕妇生殖器疱疹患者，在妊娠最后 4 周时，可通过持续的阿昔洛韦治疗以减少活动性损害的出现，从而降低剖宫产率。

（3）对于既往有复发性生殖器疱疹病史，但近足月时无复发迹象的孕妇，可不进行阿昔洛韦治疗。

（4）对于有活动性皮损或有发作前驱症状的孕妇，在无禁忌证的前提下，可于破膜之前进行剖宫产术，但剖宫产术并不能完全防止新生儿疱疹的发生。

（5）对无活动性皮损的孕妇患者，可从阴道分娩，但分娩后要对其新生儿是否出现发热、昏睡、吃奶时吸吮无力、抽搐或发生皮损进行密切监测，以便及时处理。

2. 免疫缺陷者或 HIV/AIDS 感染者的生殖器疱疹 如下所述：

（1）并发 HIV 感染的生殖器疱疹有以下特点：①症状重或不典型，皮损持续时间长，可表现为广泛、多发、慢性坏死性溃疡，痛剧。②临床复发和亚临床复发（有病毒复制和排毒，但无症状）频繁。③并发症多且严重，常并发细菌和白念珠菌感染，易发生疱疹性脑膜炎及播散性 HSV 感染，引起多器官损害。④治疗较困难，治疗时间长，常需做抗病毒抑制治疗，且对阿昔洛韦易产生耐药性。

（2）可适当增加药物的剂量，持续给药直至临床缓解。阿昔洛韦 400mg，一日 3~5 次。

（3）如阿昔洛韦治疗后，皮损或症状持续存在，除了要排除可能存在的其他感染（如梅毒）外，应怀疑 HSV 对阿昔洛韦耐药。

（4）所有耐阿昔洛韦的 HSV 毒株均对伐昔洛韦耐药，大多数也对泛昔洛韦耐药。可改用膦甲酸钠静脉滴注治疗，剂量为 40~60mg/kg，每 8h 1 次，直至临床缓解。

3. 男性同性性行为者 该人群获得 HSV 感染的机会较大，更多的是引起疱疹性直肠炎、口炎和咽炎。治疗时应适当增加剂量和延长疗程。

第六节 软下疳

一、概述

软下疳（chancroid）是由杜克雷嗜血杆菌（又称软下疳杆菌）引起的一种性传播疾病，临床以急性疼痛性生殖器溃疡，局部淋巴结肿大、化脓，形成横痃为特点，既往称为第三性病。已明确软下疳是艾滋病感染的促发因素，并易并发梅毒、生殖器疱疹。本病主要流行于热带及亚热带地区卫生条件差的人群中。

杜克雷嗜血杆菌为革兰染色阴性杆菌，呈短棒状，两端钝圆，长 1.5~2.0μm，宽 0.2μm，呈纵行排列故又称链杆菌，可平行排列呈数排或呈鱼群状，多数存在于细胞外，少数见于细胞内呈团状排列。对热耐受性差，65℃时可很快死亡，但耐寒性强，在低温条件下可长期生存。

二、临床表现

1）本病的潜伏期一般为 2~5d，发病较急。

2）开始时外阴部出现一个或多个红色丘疹，周围有鲜红色的红斑环绕。丘疹很快转变成脓疱，3~5d 后脓疱破溃形成溃疡。溃疡的边缘不规则，较表浅，相邻的溃疡可相互融合，形成大溃疡。溃疡底部附着脓性分泌物和腐肉，有臭味，触痛明显，易出血，触之不硬。由于自体接种，皮肤损害可波及周围组织，出现多发性皮损。

3）女性软下疳好发于大、小阴唇，阴蒂，尿道，会阴部，子宫颈及肛门周围等处，偶可发生在口唇、手指、乳房等部位。

4）软下疳发生 2 周左右，腹股沟淋巴结也出现肿大、疼痛，相互融合，50%~60% 的患者肿大的淋巴结破溃形成窦管。

5）另外，软下疳还可出现一些特殊的表现，称"异型软下疳"

（1）一过性软下疳：病变小，发病快，消失也快，病程仅 4~6d。2~3 周后也可发生腹股沟淋巴结炎。

（2）毛囊性软下疳：多发生在外阴部的阴毛处，类似毛囊炎，可形成小的溃疡，一般 1~2 周内自愈。

（3）巨大型软下疳：患病后皮损范围迅速扩大，形成较大的溃疡。

（4）匐行性软下疳：溃疡的形状又窄又长，愈合后形成不规则的瘢痕。

（5）溃蚀性软下疳：发病后溃疡迅速扩大。常因继发感染引起蜂窝织炎、组织坏死。患者疼痛剧烈，外阴组织大面积受累。

（6）隆起性软下疳：在病变早期形成的斑块状隆起上发生溃疡。

（7）崩蚀性软下疳：指继发于其他病原体感染，引起广泛的蜂窝织炎和组织坏死，导致外阴坏死、破坏。约半数的软下疳患者并发有腹股沟急性淋巴结炎，多为同侧。淋巴结红肿、高出皮面，有明显疼痛和压痛，称为软下疳横痃，最后淋巴结化脓、破溃，溃疡口呈"鱼口"状外翻，脓液黏稠，呈奶油样。

6）由于病原体可沿淋巴管引流，引起阴茎淋巴管炎，阴茎出现条状红肿，呈串珠状的炎症性结节或溃疡。淋巴管炎和淋巴结炎可致淋巴液回流受阻，形成阴囊、阴唇象皮肿。发生在包皮的软下疳由于包皮炎症水肿，可形成炎性包茎或包皮嵌顿。溃疡和瘢痕可引起尿道瘘，尿道狭窄。

三、组织病理

中央为溃疡，溃疡边缘表皮增生。在溃疡下方，可见三个炎症带：①浅表带：以嗜中性白细胞为主，混有纤维素及坏死的组织，有血管外红细胞。②中间带：较宽，组织明显水肿，有许多与表面垂直的新生血管，有嗜中性白细胞、淋巴细胞、组织细胞等浸润，成纤维细胞数量增多。③深在带：以淋巴细胞及浆细胞为主的弥漫性浸润，尤以血管周围为主。

四、实验室检查

1. 直接涂片　最好从横痃处取材，也可取溃疡底部或边缘的分泌物，革兰染色可检出杜克雷嗜血杆菌，为革兰阴性短杆菌，两端钝圆，长 1.0~1.5cm，大多数寄生于细胞外，常平行呈鱼群状排列，涂片阳性率为 30% ~ 50%，阳性可做出初步诊断，但易出现假阳性或假阴性。特异性和敏感性均可能低于 50%

2. 培养检查　杜克雷嗜血杆菌培养结果较可靠，且可做药敏试验，指导临床用药。常用培养基为 GCHgs 培养基和 MHHb 培养基，菌落 1 周后生长，菌落大小不同，色灰黄、凸起、粗糙，能在培养基上推动。可从菌落取材做革兰染色检查及生化试验（碱性磷酸盐、β 内酰胺酶、硝酸盐还原试验阳性，过氧化氢酶试验阴性，卟啉试验阴性）以进一步鉴定确定诊断。由于不同的菌株对营养的需求不同，有人认为平行使用两种培养基，可提高分离率至 90% 以上。

3. 非培养检查　国内由于软下疳病例很少，目前尚未见有关软下疳非培养检查的实验室研究报道；国外在近 10 年中出现了一些新的非培养检查，包括有单克隆抗体免疫检测（免疫荧光法、免疫印迹试验和酶免疫试验）、DNA 探针、聚合酶链式反应（PCR）等，对软下疳的诊断很有价值。

4. 药敏试验　因为已分离出许多耐药菌株，包括四环素、磺胺、青霉素、氨苄西林、氯霉素、卡那霉素，所以应根据药敏试验选择敏感抗生素。

另外，应做相应实验室检查除外梅毒（硬下疳）、生殖器疱疹和性病性淋巴肉芽肿及并发 HIV 感染。

五、诊断要点

（1）患者发病前有不洁性交史。
（2）潜伏期为 2 ~ 5d，发病较急。
（3）表现为急性疼痛性生殖器溃疡，局部淋巴结肿大、化脓，形成横痃。
（4）直接涂片：可检出杜克雷嗜血杆菌，阳性率为 30% ~ 50%。
（5）细菌培养：1 周后可见到色灰黄、凸起、粗糙的菌落。
（6）组织病理：可见溃疡下方有浅表带、中间带、深在带三个炎症带。

六、鉴别诊断

1. 梅毒硬下疳　潜伏期 3 ~ 4 周，损害质硬而不痛，分泌物暗视野检查可找到梅毒螺旋体，梅毒血清学试验阳性。

2. 腹股沟肉芽肿　由肉芽肿荚膜杆菌通过性交传染，表现为外阴部、腹股沟和肛周等处发生单个或多个皮下结节，破溃后呈牛肉色溃疡，易出血，伴明显疼痛。

七、治疗方案及原则

不经治疗的自然病程可持续数月，小的病损可在 2 ~ 4 周内愈合。由于出现了对磺胺和四环素，氯霉素等耐药菌株，使软下疳的治疗有些困难。

1. 全身治疗　如下所述：
（1）大环内酯类抗生素如红霉素、罗红霉素、阿奇霉素。
（2）头孢类抗生素如头孢曲松钠、菌必妥、头孢哌酮、特灭菌。
2. 局部治疗　如下所述：
（1）未破溃的丘疹或结节，外用鱼石脂软膏。

（2）溃疡，先用 1∶5 000 高锰酸钾或 3% 过氧化氢冲洗，再外用莫匹罗星或夫西地酸软膏，因软下疳易于自身接种，应做好局部清洁消毒。

（3）淋巴脓肿应在远处正常皮肤穿刺入脓腔，抽吸脓液。

3. 并发 HIV 感染的处理　这类患者溃疡愈合更慢，疗程更长，短程治疗往往失败，应用两种以上抗生素联合用药。有条件时应从病灶中分离杜克雷嗜血杆菌做抗生素敏感试验。

治疗 3～7d 后，应对患者进行再次检查，若治疗有效，3d 内溃疡即有改善，7d 内溃疡即可见明显愈合。否则，应考虑：诊断是否正确，是否同时并发其他 STDS 病原体感染；是否同时有 HIV 感染；或杜克雷嗜血杆菌是否对抗生素耐药。通常，溃疡愈合的时间和溃疡大小有关，较大的溃疡可能需要两周才能愈合。

八、注意事项

（1）由于软下疳的临床表现缺乏特异性，实验室检查特异性和敏感性均不高，所以软下疳的诊断应综合考虑。首先应排除生殖器溃疡中最常见的疾病。对缺乏相应实验室检查设备的地区，在排除其他性病的条件下，可给予试验治疗。

（2）杜克雷嗜血杆菌耐药性发展较快，注意选用敏感抗生素。

（3）软下疳患者的性伴如果在患者出现症状之前 10d 内，与患者有过性接触，无论有无此病的症状，都必须进行检查和治疗。

（4）在治愈前，应避免性生活在随诊期间，性生活应有防护（使用避孕套）。

参考文献

[1] 刘洪普，刘翠杰．实用基层医生皮肤性病科诊疗手册［M］．郑州：郑州大学出版社，2010．

[2] 沈冬，王煜明．皮肤瘙痒防治百问［M］．北京：金盾出版社，2016．

[3] 杨蓉娅，戴耕武，潘宁．皮肤外科学［M］．北京：科学出版社，2015．

[4] 马振友，张建中，郑怀林．中国皮肤科学史［M］．北京：北京科学技术出版社，2015．

[5] 胡绍清．神经性皮炎如何治疗［M］．健康指南：医疗保健服务，2015（1）：55－56．

[6] 刘国艳，张晓杰．白癜风的中西医发病机制研究进展［M］．山东中医杂志，2014（3）：242－243．

[7] 张德民．皮肤病性病治疗处方手册［M］．郑州：郑州大学出版社，2007：312．

[8] 常建民．色素减退性皮肤病［M］．北京：人民军医出版社，2014．

[9] 李慎秋，陈兴平，周礼义．皮肤病性病诊疗指南［M］．3版．北京：科学出版社，2017．

[10] 张学军．皮肤性病学［M］．人民卫生出版社，2010．

[11] 李邻峰．皮肤病安全用药手册［M］．北京：科学出版社，2015．

[12] 孙乐栋，于磊．儿童皮肤病学［M］．辽宁：辽宁科学技术出版社，2016．

[13] 项蕾红，周展超．皮肤美容激光治疗原理与技术［M］．北京：人民卫生出版社，2014．

[14] 安国芝．皮肤病诊疗与自我康复［M］．北京：化学工业出版社，2015．

[15] 高兴华．白癜风诊疗高兴华2017观点［M］．北京，科学技术文献出版社，2017．

[16] 张建中．皮肤性病学［M］．北京：人民卫生出版社，2015．

[17] 单士军．皮肤性病病理诊断［M］．北京：人民卫生出版社，2015．

[18] 晋红中，朱学骏．简明皮肤病手册［M］．北京：人民卫生出版社，2016．

[19] 欧阳恒，杨志波．白癜风诊断与治疗［M］．北京：人民军医出版社，2013．

[20] 李斌．银屑病防治［M］．北京：人民军医出版社，2011．

[21] 高东明，张莉．皮肤、感觉器官与神经系统［M］．北京：科学出版社，2016．

[22] 赵辨．中国临床皮肤病学［M］．南京：江苏凤凰科学技术出版社，2017．